Boulogne pinx.

TRAITÉ GENERAL

DES

ACCOUCHEMENS,

Qui inſtruit de tout ce qu'il faut faire
pour être habile Accoucheur.

Par M. DIONIS, *premier Chirurgien de
feues Meſdames les Dauphines, & Maître
Chirurgien Juré à Paris.*

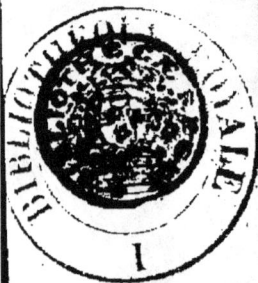

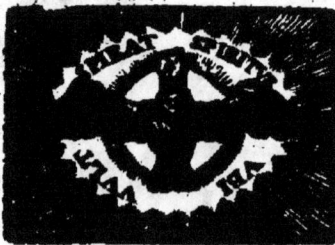

A PARIS,

Chez CHARLES-MAURICE D'HOURY, en la maiſon
de LAURENT D'HOURY, Imprimeur-Libraire,
au bas de la rue de la Harpe, au St Eſprit,
devant la rue S. Severin.

M. DCCXVIII.

Avec Approbation & Privilege du Roy.

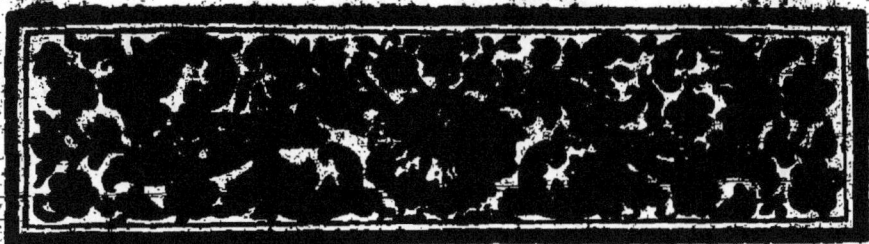

PREFACE.

O N sera peut-être surpris de voir un nouveau Traité des Accouchemens, après tous ceux qui ont paru ci-devant, & principalement après celui qu'en a donné M. Mauriceau ; on convient qu'il a été un des plus experts Accoucheurs de son tems ; qu'il a poussé l'Art des Accouchemens au de-là de ce qu'il étoit avant lui, & qu'il en a fait un Livre qui a eu une approbation universelle ; mais on conviendra aussi qu'il n'est pas impossible d'ajoûter à ce qu'il a dit, & à ce qu'il a fait sur cette matiere, parce qu'il n'est pas permis à un homme de tout sçavoir, & que jufqu'à prefent il ne s'en eft point trouvé qui ait été univerfel.

Si tous les hommes, chacun dans leur profeſſion , font obligez de travailler, pour enrichir leur Art de quelques nouvelles découvertes , il faut que profitant des lumieres de leurs prédéceſſeurs , ils faſſent des efforts pour les ſurpaſ-ſer , & qu'aprés s'être rendus habi-les , & avoir été à la tête des autres, ils foient perfuadez qu'ils auront auſſi des fucceſſeurs qui iront en-core au de-là des connoiſſances qu'ils auront acquifes , parce que les Arts fe perfectionnent tous les jours, à mefure que les hommes avancent en âge, & croiſſent en lumieres.

En effet n'a-t-on pas obligation aux premiers Pilotes de nous avoir decouvert des Terres qui n'étoient connues de perfonne? ne crayoit-on pas alors qu'il n'y avoit rien à

defirer au de là de ces Ifles fameu-
fes, jufqu'où ces Pilotes avoient
pouſ leur navigation ? & pourtant dans ces derniers fiecles, il
s'en eft trouvé encore de plus hardis, qui convaincus des lumieres
qu'ils avoient de l'étendue du
Globe terreftre, ont ofé engager
des Monarques à contribuer à des
navigations affez heureufes pour
découvrir un Monde prefque entier : L'on peut dire auffi que fans
eux, ce nouveau Monde nous feroit encore inconnu, fi l'on en
étoit demeuré aux découvertes des
premiers Pilotes.

De même la Medecine feroit-
elle auffi floriffante, fi l'on s'étoit
contenté de tant de Volumes que
les premiers Medecins nous ont
laiffé par écrit? Auroit-on découvert tant de remedes fpecifiques
inventez de nos jours, pour une
infinité de maladies, dont la plûpart paffoient pour incurables ? la

la Chirurgie feroit-elle parvenue
au degré de perfection où elle eft
àujourd'hui, fi l'on pratiquoit encore les operations avec la même
cruauté, & avec les mêmes inftrumens dont les Anciens fe fervoient
dans leur tems ? Connoîterions-
nous l'homme & tous les refforts
dont notre admirable machine eft
compofée, fi l'on s'en étoit tenu
àux feules lumieres qu'en avoient
les Dulaurens, les Riolans, les Bar-
tholins, & plufieurs autres qui ont
été les plus habiles Anatomiftes
de leur tems? En effet fi dans le
dernier fiecle il ne s'étoit pas trouvé des Anatomiftes plus pénétrans,
qui nous ont fait voir une infinité
de chofes inconnues aux Anciens,
nous ignorerions encore la circulation du fang ; & nous ne fçau-
rions pas que c'eft le cœur qui eft
l'auteur de la fanguification, fi l'on
n'avoit pas découvert les veines
lactées, le canal thorachique, &

une infinité d'autres parties in-
connuës aux Anciens.

Ces raisons generales ne font
que trop fuffifantes pour nous engager à n'avoir pas une foumif-
fion aveugle pour tout ce que nos
Anciens nous ont laiffé dans leurs
Ecrits ; nous leurs avons l'obligation de nous avoir tracé le chemin, & de nous avoir donné les
premieres lumieres de l'Anatomie ;
mais c'eft à nous, en les fuivant
pas à pas, à examiner fi les faits
qu'ils avancent, font veritables ou
non, parce que, comme tous les
autres hommes, ils n'ont pas été
infaillibles.

Dans la Defoription Anatomique des parties de la femme qui
fervent à la generation, par où
Mauriceau commence fon Livre,
il fuit entierement l'ancienne opinion dans l'hiftoire de la generation qu'il nous donne ; il prétend
qu'elle fe fait par le mêlange de la

femence de l'homme avec celle de la femme , & il en eſt tellement perſuadé, que quoique de ſon rems on ait fait des découvertes qui prouvoient qu'elle ſe faiſoit par le moyen d'un œuf, il n'a jamais voulu changer de ſentiment ; & comme il l'avoit écrit de cette ma-niere dans la premiere Edition de ſon Livre, qu'il donna en l'année 1668, il a continué à le mettre dans les autres Editions qui en ont été faites dans la ſuite.

Il eſt donc à propos que le jeune Chirurgien ſoit deſabuſé de ces anciennes erreurs , & qu'il ſoit in-ſtruit de la veritable maniere qu'un homme eſt produit; c'eſt pourquoi au commencement de ce Traité, je donnerai une explication ſur la generation de l'homme par le moyen d'un œuf, dans laquelle je ferai voir qu'elle ne ſe peut pas faire autrement , & que l'Auteur de la Nature s'eſt ſervi de ce moyen uniforme pour produire tous les Etres, dont il a voulu peupler l'Univers.

Le Traité que nous a donné Mauriceau eſt diviſé en trois Livres ; dans le premier il enſeigne comment il faut conduire une femme groſſe ; dans le ſecond il apprend comment il la faut accoucher ; & dans le troiſiéme il inſtruit comment il la faut gouverner dans ſes couches : ſa matiere ne pouvoit pas mieux être diſpoſée ; mais il y ajoûte beaucoup de maladies qui pour être gueries, ne demandent point la main du Chirurgien, & qui dépendent plutôt de la Medecine que de la Chirurgie ; c'eſt ce qui fait que ſon Livre eſt tres gros, & plus ample qu'il n'auroit été s'il ſe fut renfermé dans ce qui regarde l'Art des Accouchemens.

Dans l'Ouvrage que je donne, je ne parlerai point des maladies qui regardent les femmes ou les

enfans, qui la plûpart font du reffort de la Medecine. Je me renfermerai dans les bornes prefcrites
aux Chirurgiens, qui font de ne
traiter que de celles où la main
du Chirurgien eft neceffaire ; &
des accidens qui arrivent aux
femmes groffes, aux Accouchées
& aux enfans.

L'art d'Accoucher ne demande
point de grands raifonnemens,
c'eft pourquoi je n'en fais que le
moins que je puis pour venir au
fait de la pratique, fur lequel j'ai
tâché de ne rien oublier ; de forte
que ce Traité contenant en abrégé
tout ce que celui de Mauriceau a
de meilleur, & tout ce qu'on voit
dans les obfervations que d'autres
Accoucheurs ont faites fur cette
matiere, il fera un guide affuré
pour tous les jeunes Chirurgiens
qui voudront embraffer la pratique des Accouchemens.

Quoique j'aye donné une def-

cription exacte des parties de la
generation, tant de l'homme que
de la femme, dans mon Anatomie,
qui a été fi bien reçue du Public,
j'ai neanmoins trouvé à propos de
la repeter ici, plutôt que d'y renvoyer le Lecteur, afin de lui éviter la peine d'aller chercher dans
plufieurs Livres ce qu'il doit connoître abfolument, avant que de
vouloir entrer dans le myftere de
la generation, qu'il eft impoffible
de pénétrer fi on ignore la difpofition naturelle des organes où elle
fe paffe.

Il y a dans les Livres de *Guillemeau*, de *Mauriceau*, & de plufieurs autres qui ont écrit des Accouchemens, une infinité de Planches qui montrent les differentes
fcituations des enfans dans la matrice, je n'ai pas jugé à propos de
les repeter ici, eftimant qu'elles
feroient inutiles, parce que ce ne
font point les yeux de l'Accou-

cheur qui lui apprennent comment l'enfant eſt tourné dans la matrice, c'eſt en la touchant qui'l s'en inſtruit ; de ſorte qu'il n'y a que le toucher de neceſſaire en ce rencontre, & non point la vûe.

Je n'ai pas pû me diſpenſer d'y mettre les Planches qui repreſentent les parties de la generation, parce que ſans elles on ne peut pas être ſuffiſamment inſtruit de leur ſtructure ; il y en a auſſi quelques-unes qui font connoître les inſtrumens neceſſaires pour faire les operations convenables à quelques maladies qui ſont des ſuites des Accouchemens.

Quoique dans le ſixiéme Livre de cet Ouvrage, il ne ſoit point parlé ni de maladies, ni d'operations, il n'eſt pas pour cela moins curieux, ni moins utile que les cinq precedens, puiſqu'il marque les qualitez que l'Accoucheur & la Sage-femme doivent avoir pour

bien faire leur exercice ; & que ſi
l'on entre dans le détail des choſes qui les regardent, il y a des
raiſons qui peuvent faire donner la préference à l'un ou à l'autre. On y prouve auſſi les obligations que les meres ont de nourrir leurs enfans : enfin on y fait
voir comment doit être une bonne Nourrice, & les qualitez que
doit avoir une Garde d'Accouchées ; de ſorte que ſans ce dernier
Livre, l'on conviendra que ce Traité qui renferme une pratique exacte ſur les Accouchemens, auroit
pû paſſer pour imparfait.

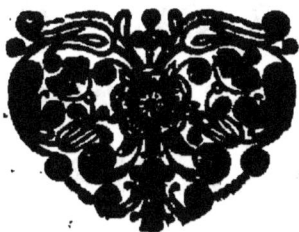

TOUT CE TRAITÉ

general des Accouchemens eſt renfermé dans ſix Livres, qui ſont cha-
cuns compoſez de pluſieurs Chapitres.

LIVRE PREMIER,

De la generation de l'homme.

LIVRE SECOND.

Comment il faut gouverner une femme groſſe.

LIVRE TROISIE'ME.

Ce qu'il faut faire durant l'accouchement.

LIVRE QUATRIE'ME.

*Comment il faut conduire une femme après
l'accouchement.*

LIVRE CINQUIE'ME.

Ce qu'il faut faire aux enfans nouveaux nez.

LIVRE SIXIE'ME.

*Du choix de l'Accoucheur, de la Nourrice,
& de la Garde.*

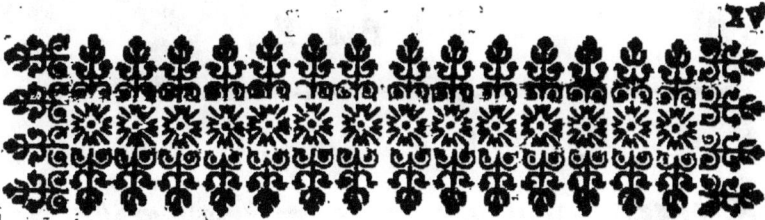

TABLE

Des Chapitres contenus en ce Volume.

LIVRE PREMIER.

LIVRE SECOND.

LIVRE TROISIE'ME.

Ch. V.

ε

LIVRE QUATRIEME.

LIVRE CINQUIE'ME.

LIVRE SIXIE'ME.

Fin de la Table des Chapitres.

Approbation du Cenſeur Royal.

J'A y lû par l'ordre de Monſeigneur le Chancelier ce *Traité general des Accouchemens*, par M. Dionis, &c. & je n'y ay rien trouvé que de tres-inſtructif pour ceux qui veulent s'appliquer avec ſuccès à la pratique de cet Art, dont il ſeroit à ſouhaiter pour la vie de bien des meres, & de bien des enfans, qu'il n'y eut que des Chirurgiens qui s'en mêlaſſent. Fait à Paris ce 2 Octobre 1716,

ANDRY.

PRIVILEGE DU ROY.

LOUIS par la grace de Dieu Roy de France & de Navarre : A nos amez & feaux Conſeillers, les Gens tenans nos Cours de Parlement, Maiſtres des Requeſtes ordinaires de nôtre Hôtel, Grand Conſeil, Prevoſt de Paris, Baillifs, Senechaux, leurs Lieutenans Civils, & autres nos Juſticiers qu'il appartiendra, SALUT, notre bien amé LAURENT D'HOURY, Imprimeur & Libraire à Paris, Nous ayant fait expoſer qu'il deſiroit imprimer un Livre nouveau qui a pour titre : *Traité general des Accouchemens*, par le ſieur DIONIS, s'il Nous plaiſoit lui accorder nos Lettres de Privilege ſur ce neceſſaires : A ces cauſes, voulant favorablement traiter l'Expoſant, Nous lui avons permis & permettons par ces Preſentes d'imprimer ou faire imprimer ledit Livre en telle forme, marge & caracteres, conjointement ou ſeparement, & autant de fois que bon lui ſemblera, & de le vendre, faire vendre & débiter par tout nôtre Royaume pendant le tems de *dix années* conſecutives, à compter du jour de la datte defdites Prefentes. Faifons défenfes à toutes perfonnes de quelque qualité & condition qu'elles puiffent être, d'en introduire d'impref-fion étrangere, dans aucun lieu de nôtre obéif-fance ; & à tous Imprimeurs, Libraires & autres, d'imprimer, faire imprimer, vendre, débiter, ni contrefaire ledit Livre en tout ni en partie, ni d'en faire aucun extrait, fous quelque pretexte que ce foit, d'augmentation, correction, chan-gement de titre, ou autrement, fans la per-miffion expreffe & par écrit dudit Expofant, ou de ceux qui auront droit de lui, à peine de confifcation des Exemplaires contrefaits, de *quinze cens livres d'amende*, contre chacun des contrevenans, donc un tiers à Nous, un tiers à l'Hôtel Dieu de Paris, l'autre tiers audit Expo-fant, & de tous dépens, dommages & interefts ; à la charge que ces Prefentes feront enregiftrées tout au long fur le Regiftre de la Communauté des Imprimeurs & Libraires de Paris, & ce dans trois mois de la datte d'icelles. Que l'impreffion dudit Livre fera faite dans nôtre Royaume, & non ailleurs, & ce en bon papier, & en beaux caracteres, conformement aux Reglemens de la Librairie ; & qu'avant de l'expofer en vente, il en fera mis deux Exemplaires dans nôtre Biblioteque publique, un dans celle de nôtre Château du Lou-vre, & un dans celle de nôtre tres-cher & féal Chevalier, Garde des Sceaux de France, le Sieur d'Argenfon ; le tout à peine de nullité des Pre-fentes. Du contenu defquelles Vous mandons & enjoignons de faire jouir l'Expofant ou fes ayans Caufe, pleinement & paifiblement, fans fouffrir qu'il leur foit fait aucun trouble ou empêche-ment. Voulons que la copie defdites Prefentes qui fera imprimée au commencement ou à la fin dudit Livre, foit tenue pour dûement fignifiée,

& qu'aux copies collationnées par l'un de nos Amez & féaux Conseillers & Secretaires, foy soit ajoutée comme à l'Original. Commandons au premier nôtre Huissier ou Sergent sur ce requis, de faire pour l'execution desdites Presentes tous Actes requis & necessaires, sans autre permission, & nonobstant clameur de Haro, Chartre Normande, & Lettres à ce contraires. Car tel est nôtre plaisir. Données à Paris le dix-septiéme jour de Fevrier, l'an de grace mil sept cens dix-huit, & de nôtre Regne le troisiéme. Par le Roy en son Conseil.

DE SAINT-HILAIRE.

Regiſtré ſur le Regiſtre No IV. de la Communauté des Libraires & Imprimeurs de Paris, page 279, No 313, conformement aux Reglemens, & notamment à l'Arreſt du Conſeil du 13 Aouſt 1703. Fait à Paris ce 18 Fevrier 1718.

DE LAULNE, Syndic.

Avis au Relieur pour placer les Figures gravées.

TRAITE'

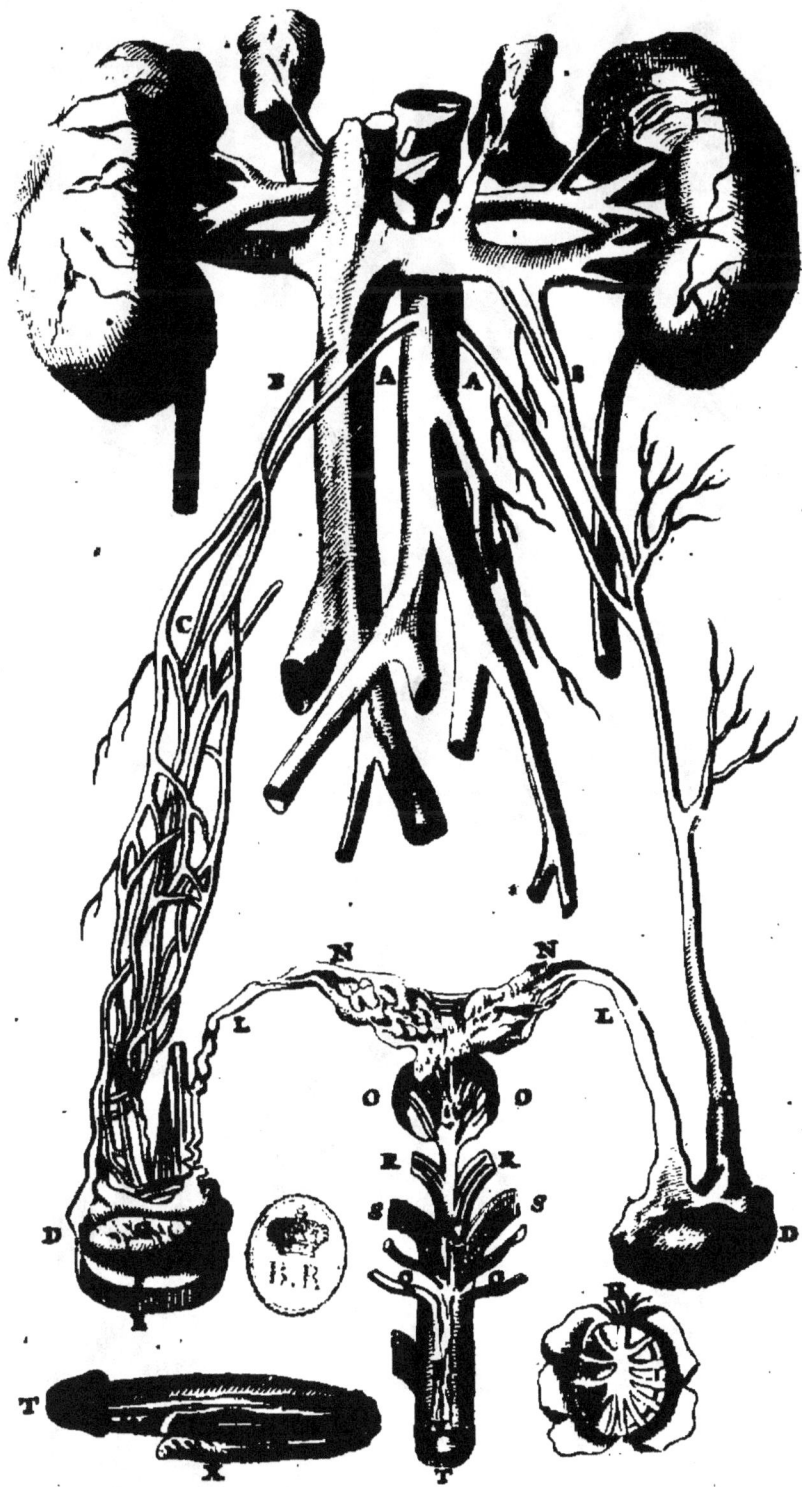

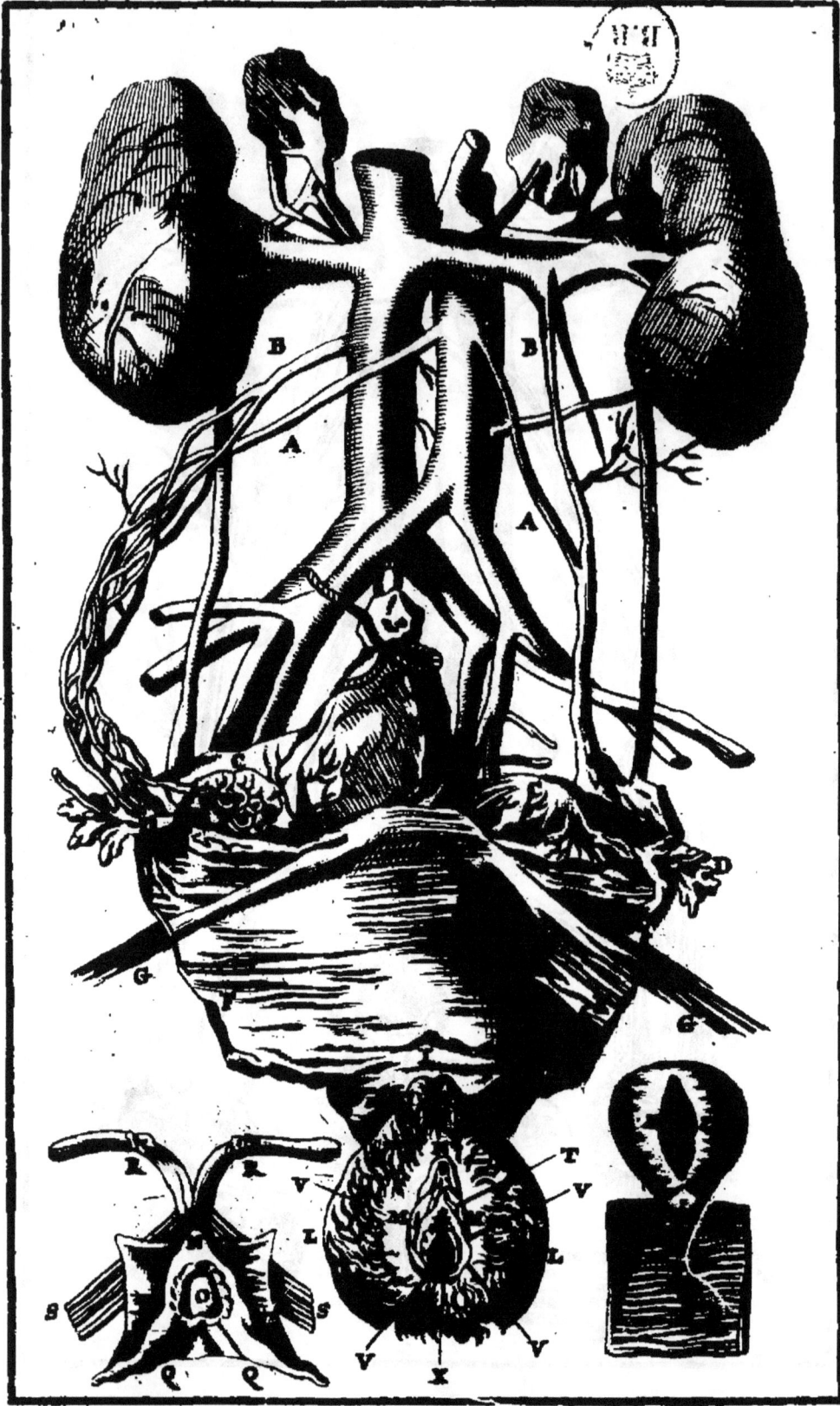

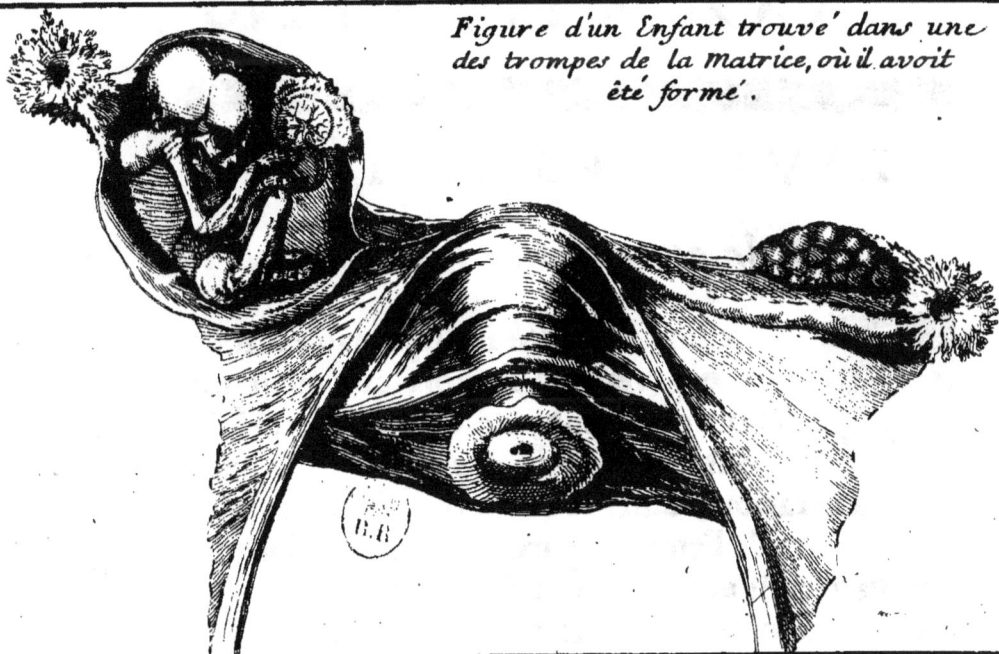

Figure d'un Enfant trouvé dans une
des trompes de la matrice, où il avoit
été formé.

TRAITÉ GENERAL

DES

ACCOUCHEMENS.

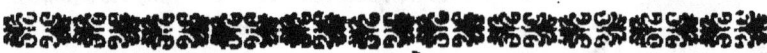

LIVRE PREMIER.

De la generation de l'Homme.

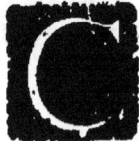

C'EST une neceſſité indiſpenſable à tous ceux qui veulent ſçavoir comment un Enfant eſt formé, de connoître parfaitement la ſtructure des parties deſtinées à la generation, tant de celles de l'Homme que de celles de la Femme, parce que de l'union de ces parties ſi en ſort un enfant : je ne conſeille point à ceux qui en veulent être inſtruits de les étudier chez les Anciens, ils étoient tous dans l'erreur ſur le fait de la production de l'Homme, & l'opinion qu'ils ont ſuivi par tradition les uns après les autres, ne ſe peut plus ſoutenir aujourd'hui.

Pour ſçavoir comment l'Homme eſt formé, il faut connoître ſes parties deſtinées à la generation.

C'eſt chez les Anatomiſtes modernes qu'il faut chercher la verité ; ce ſont eux qui ont penetré dans les ſecrets de la Nature les plus cachez, & qui en diſſequant à loiſir & avec reflexion les parties de nôtre corps, en ont découvert la ve-

A

ritable mecanique : Ce font donc eux qui nous
en peuvent donner des lumieres certaines , & par
confequent ce font eux qu'il faut confulter , &
qu'il en faut croire.

Ce n'eft donc pas fans raifon, ou plutôt c'eft une
neceffité abfolue, de connoître ces parties dans
l'homme & dans la femme, puifque fi la connoiffance des refforts admirables qui les font agir,
n'avoit precedé , il feroit impoffible de rien comprendre dans la fuite de ce difcours. En effet fi
mon deffein étoit d'expliquer la generation par
des *facultez*, après une pareille explication, le
Lecteur n'en feroit pas plus éclairci qu'auparavant, parce que ce mot de *faculté* n'eft qu'un
terme dont les Anciens fe fervoient, en parlant
de tout ce qui fe paffe dans la Nature , attribuant
pour raifon des mouvemens de chaque partie, la
faculté qu'elle avoit de faire, ce qu'elle ne pouvoit pas, par fa difpofition naturelle, fe difpenfer d'executer : mais comme je prétens faire voit
que la generation , auffi-bien que toutes les autres actions qui fe paffent dans l'homme , font
des fuites de la mecanique des parties qui le compofent ; il faut avant toutes chofes, pour donner
jour aux matieres que j'ai à traiter dans ce Livre ,
que je commence par la defcription Anatomique
des parties deftinées à la generation , dont le
premier Chapitre contiendra celles de l'Homme ,
& le fecond celles qui appartiennent à la Femme.

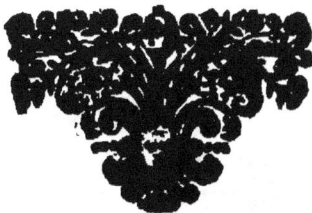

CHAPITRE PREMIER.

Description des parties naturelles de l'Homme.

L'Homme ne vient au monde que pour mourir, c'est une verité constante que tous les pas qu'il fait le conduise à la mort ; rien ne le peut rendre immortel, & tous les secours qu'il implore de la Medecine, ne font tout au plus que retarder la mort de quelques jours, sans la pouvoir éviter. La seule consolation qu'il a dans cette necessité indispensable de mourir, c'est de se voir revivre dans un fils, & ce sont les parties de la generation qui lui procurent cet avantage ; car c'est par leur moyen que la Nature se perpetue, en produisant de nouvelles créatures qui remplissent les places de celles qui perissent ; & afin que l'homme fût excité à produire son semblable, elle a mis aux parties qu'elle destinoit à cet effet, un sentiment si exquis, & un chatouillement si vif, que souvent sans écouter la raison, il ne cherche qu'à se satisfaire ; & l'idée de ce plaisir, autant que le desir de s'éterniser, lui échauffe tellement l'imagination, qu'il s'abandonne avec précipitation à cette passion naturelle que ressent chaque animal en particulier pour les embrassemens, & pour la multiplication de son espece.

Les parties qui servent à la generation sont communes, ou propres ; les communes sont celles qui se trouvent dans l'un & dans l'autre sexe, comme les vaisseaux spermatiques, les testicules, & les vaisseaux déferens ; les parties propres sont ou particulieres à l'homme, comme les parastates, ou épidydimes, les vessicules seminaires, les

Plusieurs parties de la generation.

proftates & la verge ; ou à la femme, comme la matrice.

Voilà, Messieurs, toutes les parties de la generation, dont j'ai à vous entretenir dans la suite des matieres qui composent nôtre Ouvrage. Je commencerai par une explication des organes de l'homme, dans laquelle je ferai voir non seulement ceux qui lui sont propres, mais encore ceux qu'il a de communs avec la femme, afin qu'on reconnoisse en quoi ils different : Je suivrai ce même ordre dans tout ce que je vous démonstrerai.

Plusieurs Auteurs ont prétendu que toutes ces parties meritoient le titre de parties nobles, aussi bien que le cerveau & le cœur. Il y en a même qui encherissent, & qui leur donnent la preference sur toutes les autres parties, disant que le cerveau & le cœur ne tendent qu'à la conservation d'un seul animal, & que ces parties travaillent à celle de l'espece, qui a rapport à plusieurs individus.

LES parties qui paroissent les premieres à l'Homme, sont les vaisseaux spermatiques, qui sont quatre, sçavoir deux artéres, & deux vénes.

Quatre vaisseaux spermatiques

Les deux artéres spermatiques viennent du tronc de l'aorte partie anterieure, environ deux doigts au dessous des émulgentes ; celle du côté droit en sort environ un demi doigt au dessus de celle du côté gauche ; elles s'étendent obliquement sur les ureteres, & descendent le long du muscle psoas jusqu'aux aînes, où elles trouvent une production du peritoine qui les reçoit, & les conduit jusqu'aux testicules, en passant par les anneaux des aponévroses des muscles de l'abdomen.

AA Deux artéres spermatiques.

Les deux vénes spermatiques sortent des testi-

cules, pour aller aboutir à la véne cave, au tronc
de laquelle celle du côté droit va immediatement;
au lieu que celle du côté gauche ne va qu'à l'é-
mulgente ; pendant que ces vénes avancent, il y
a de petites branches de vénes qui viennent du
peritoine & des muscles voisins, se joindre à elles,
& leur rapporter le residu du sang de ces parties
pour être conduit dans la véne cave.

BB
*Deux vé-
nes sperma-
tiques.*

L'artére & la véne, dont l'une monte & l'autre
descend de chaque côté, s'approchent l'une de
l'autre, & se couvrent du peritoine. Les differens
rameaux que la véne y produit en remontant, se
reflechissent & serpentent, de maniere qu'elles
forment seules ce corps, qu'on appelle variqueux
ou piramidal, dont la base est auprès du testicule,
l'artére n'y contribuant en rien, puisqu'elle descend presqu'en ligne droite dans le testicule, sans
se diviser, excepté trois doigts au dessus de son
insertion, où elle se partage en deux rameaux,
dont le plus petit va se terminer à l'épidydime,
& l'autre au testicule ; & ainsi il ne faut pas dire
comme ceux qui ont écrit depuis peu, que la véne
& l'artére s'entre-lacent par plusieurs circonvolutions, & qu'elles font le pampiniforme.

C
*Corps pam-
piniforme.*

Les vaisseaux spermatiques sont plus grands
aux hommes qu'aux femmes ; & tant aux uns
qu'aux autres les artéres se sont quelquefois trou-
vés plus amples que les vénes : ils ne percent
point le peritoine, comme aux chiens, mais ils
sont conduits dans sa production, accompagnez
de quelques rameaux de nerfs qui partent d'un
plexus situé dans l'hypogastre, & de ceux de la
vingt & uniéme paire de l'épine, qui s'en vont
aux testicules pour y porter l'esprit animal, ou
suivant quelques-uns, la matiere de la semence ;
ce qui ne peut pas être, parce que les nerfs
n'ayant pas de cavité, ne peuvent servir de con-

*Grandeur
des vais-
seaux sper-
matiques.*

duits, qu'à une liqueur auſſi ſubtile, que le ſuc animal, & non pas à une matiere auſſi épaiſſe que la ſemence. Ces mêmes vaiſſeaux ſpermatiques ſont non ſeulement envelopez enſemble dans une production du peritoine, ils ſont encore attachez les uns aux autres par quantité de pellicules & de fibres membraneuſes qui tiennent à cette envelope exterieure : on y remarque auſſi de petits vaiſſeaux lymphatiques qui vont au ré-ſervoir.

La véne ſpermati-que gauche va à l'é-mulgente.

On a cherché la raiſon pourquoi la véne ſpermatique gauche n'alloit qu'à l'émulgente, & non pas au tronc de la véne cave, comme la droite ; & on a rencontré aſſez juſte quand on a dit que c'eſt à cauſe qu'elle auroit pû ſe rompre par le battement continuel de l'aorte, en paſſant par deſſus ; & que ce mouvement joint à la groſſeur de cette artére, auroit empêché le retour du ſang de la véne ſpermatique dans la véne cave, cette humeur lente & affoiblie au ſortir du teſticule, ayant encore aſſez de peine à être portée juſqu'à l'émulgente, quoique la Nature ait mis dans les vénes ſpermatiques pluſieurs valvules de diſtance en diſtance, qui ſervent comme d'échelons au ſang pour monter.

Ces vaiſ-ſeaux étoient ap-pellez les vaiſſeaux préparans.

Ces deux arteres & ces deux vénes ſpermatiques ont été nommées vaiſſeaux préparans par les Anciens, parce qu'ils croyoient que la ſemence commençoit à s'y préparer, & pour cela ils ſuppoſoient que ces vaiſſeaux s'uniſſoient par des ouvertures ſenſibles, qu'on appelle anaſtomoſes, par le moyen deſquelles ils diſoient qu'il ſe faiſoit un mélange du ſang arteriel avec le venal, & que ces deux ſangs arrêtez enſemble quelque tems dans ces corps pampiniformes, y recevoient la premiere teinture de la ſemence.

Mais le principe que nous ſuivons eſt bien oppoſé à leur erreur, puiſqu'il nous apprend que le ſang eſt directement porté par les deux artéres aux teſticules, & que ſi elles ſe diviſent chacune en deux petites branches un peu avant que d'y entrer, c'eſt afin d'en mieux penetrer la ſubſtance, en y entrant par pluſieurs endroits à la fois, & de faire que les principes ſeminaux que le ſang artériel amene avec lui, en ſoient plus exactement ſeparez : d'ailleurs la circulation nous fait voir que le réſidu de ce ſang eſt reporté par les vénes ſpermatiques à la véne cave, & qu'il n'y a point d'anaſtomoſes des artéres avec les vénes, non ſeulement en cet endroit, mais encore dans aucune partie du corps ; car il eſt certain que ſi le ſang paſſoit des extremitez des artéres dans celles des vénes, comme il arriveroit s'il y avoit anaſtomoſe, la nourriture des parties ni la ſeparation des liqueurs ne ſe pourroit faire ; & ce ſeroit en vain que la Nature auroit donné aux artéres des tuniques ſi fortes pour contenir le ſang artériel, ſi elle avoit abbouché ces tuyaux avec les vénes qui n'ont que des membranes tres-minces ; car alors les artéres & les vénes ne ſeroient plus que comme un même vaiſſeau. On peut ajoûter à ces raiſons, qui ſont toutes tres-convainquantes, que ſi le ſang, auſſi violent qu'il eſt dans les artéres, avoit la liberté d'entrer de ces canaux immediatement dans les vénes, il les dilateroit, & les romproit infailliblement.

Les ſens ne ſont pas moins oppoſez que la raiſon à la doctrine des Anciens. Voici une experience que j'ai faite pluſieurs fois : je prenois deux liqueurs que je compoſois avec de l'huile & de la cire fondues enſemble ; à l'une je mêlois un peu de vermillon, & à l'autre une teinture verte pour les rendre de differentes couleurs ; j'en ſeringuois fort aiſément une dans l'artére ſpermatique, & je ne pouvois pas faire entrer l'autre dans la véne, parce que les valvules, qui regardent de bas en haut, s'y oppofoient : mais lorfque j'allois chercher le principal rameau de cette véne proche le tefticule, & que je feringuois ma liqueur, elle y entroit facilement, & en rempliffoit toutes les branches pour fe dégorger dans la véne cave. Ainfi ces liqueurs qu'il faut feringuer chaudes, étant refroidies, fe congeloient, & me donnoient une grande facilité d'en diffequer jufqu'aux moindres rameaux ; je trouvois la liqueur rouge dans toutes les branches des artéres, & la verte dans toutes celles des vénes, fans m'être jamais aperçû qu'il y en fut paffé de l'une dans l'autre, d'où je conclus avec certitude qu'il n'y a point d'anaftomofes, & que le fang de l'artere fpermatique eft porté au tefticule, & celui de la véne reporté au tronc de la cave fans aucun mêlange.

Obfervations fur cette experience.

Il faut obferver en faifant cette experience, de ne diffequer ces vaiffeaux qu'à l'endroit où vous les voulez ouvrir pour y conduire le bout de la feringue, parce qu'en les découvrant davantage, on pourroit en couper quelque petit rameau, par lequel la liqueur s'échaperoit en feringuant. Et fi vous faites cette experience, vous n'aurez point de regret à la peine que vous vous ferez donnée, parce qu'en vous convainquant de la verité, vous verrez encore les circonvolutions, & les entrelacemens des vénes, qui meritent d'être examinez.

Ufage des circonvolutions.

Je fuis perfuadé que ces circonvolutions de vénes, aident au fang qu'elles contiennent, à fe transporter de bas en haut, & que la Nature s'eft fervie de la même induftrie dont nous nous fervons, lorfque nous voulons monter une montagne, car nous n'allons pas directement au fom-

met, mais tantôt à droite, & tantôt à gauche ;
& faisant un chemin oblique en forme de zigza-
gue, nous parvenons enfin jusqu'au lieu le plus
élevé.

Les valvules qui sont dans la cavité des vénes,
sont aussi d'un grand secours au sang pour le faire
monter ; elles y sont disposées d'espace en espace,
afin de le soutenir, & de l'empêcher de tomber ;
de maniere que cette dispposition naturelle le conduit dans la véne cave, pour peu qu'il y soit
poussé par le nouveau sang qui entre dans la véne
spermatique.

La description que je viens de vous faire des
vaisseaux spermatiques, nous enseigne leur veritable usage ; le sang est porté par les artéres à la
partie superieure de chaque testicule ; de-là il
s'insinue dans toutes les parties de cet organe, qui
en ayant separé les particules seminaires, & celles
dont il a besoin pour sa nourriture, renvoye le
reste de ce sang dans les branches des vénes qui le
reportent dans la véne cave.

LEs testicules sont ainsi appellez du mot Latin
testes, qui signifie *témoins*, parce qu'ils le sont
de la force & de la vigueur de l'homme : & que
chez les Romains on n'appelloit point en témoignage ceux qui étoient privez de ees parties.
On les appelle encore *didymes*, c'est-à-dire, *ge-*
meaux, à cause qu'ils sont ordinairement deux ;
car il est rare d'en trouver trois, ou de n'en trouver qu'un ; cependant des gens dignes de foy ont
dit que tous les mâles d'une certaine famille il-
lustre d'Allemagne en avoient trois, & qu'ils
avoient aussi plus d'ardeur pour le sexe. J'en ai
vû trois à une personne de qualité qui m'a assuré
que la plus grande partie de ceux de sa famille en
avoient trois comme lui.

Il y a des Auteurs qui rapportent que les testicules & la verge même, sont demeurez cachez dans l'abdomen jusqu'à l'âge de puberté à quelques personnes, à qui ces parties ne sont sorties au dehors que par quelque effort violent qu'elles ont fait, & qu'ayant passé pour des filles jusqu'alors, ces parties ont rendu témoignage que c'étoit des hommes.

Situation des testicules. Ils sont situez à l'homme hors de l'abdomen à la racine de la verge, dans le scrotum, qui est une bourse faite de deux membranes, qu'on nomme communes, à cause qu'elles entourent également les deux testicules. La raison de cette situation est selon quelques-uns, afin que les vaisseaux qui portent la semence fussent plus longs, & que le sang y restât plus long-tems, pour mieux prendre la forme de la semence : mais ces tuyaux n'ont de part à cette formation, que parce qu'ils charient le sang dont la semence doit être separée dans le testicule. D'ailleurs, si la Nature avoit eu dessein de faire le chemin de ces vaisseaux plus long, elle pouvoit les faire sortir d'un endroit plus haut de l'aorte : mais il y a plus lieu de croire qu'ils sont placez au dehors pour empêcher que leur chaleur naturelle ne fût augmentée par celle des parties du bas ventre ; ce qui auroit rendu l'homme trop lascif ; car l'experience fait voir que les animaux qui les ont en dedans, sont plus chauds & plus feconds que les autres.

Figure & grandeur des testicules. Les testicules sont d'une figure ovale, & de la grosseur d'un œuf de pigeon : on prétend neanmoins que le droit est toujours un peu plus gros que le gauche, que la semence qui s'y filtre, est plus cuite, & que c'est lui, comme le plus vigoureux, qui engendre les mâles.

Erreur des Anciens. Ce qui a donné lieu à cette erreur, c'est qu'on croyoit que le sang étant apporté par les vénes fpermatiques, celle du côté droit, qui venoit immediatement du tronc de la cave, en fournissoit de plus chaud, que celle du côté gauche qui vient de l'émulgénte ; & qu'ainsi ce devoit être le testicule gauche qui engendroit les femelles. Mais cette opinion se détruit d'elle-même, parce que les vénes ne portent rien aux testicules, que les artéres qui leur distribuent le sang, viennent toutes deux du tronc de l'aorte, & que ceux à qui on a ôté un testicule, soit le droit, soit le gauche, engendrent également des mâles & des femelles.

Les tuniques qui envelopent les testicules sont cinq ; sçavoir deux communes, qui sont le scrotum & le dartos ; & trois propres, qui sont l'éritroïde, l'élitroïde, & l'albugineuse. Les deux premieres sont appellées communes, parce qu'elles renferment les deux testicules ; & les trois autres sont nommées propres, à cause qu'elles n'en envelopent que chacun un. *Cinq membranes aux testicules.*

La premiere des membranes communes, est le scrotum, ou la bourse ; elle est composée de la cuticule, & de la peau, qui est plus déliée & plus mince en cet endroit qu'aux autres parties du corps ; elle est molle, ridée, & sans graisse ; elle se couvre de poils à quatorze ou quinze ans, elle est divisée en partie droite, & en partie gauche, par une ligne ou suture, qui commence à l'anus, qui passe par le perinée, & qui finit au gland. Quand on ouvre le scrotum, on doit éviter de couper cette ligne, à cause des vaisseaux qui y concourent de diverses parties. *Le scrotum.*

La seconde membrane commune, s'appelle dartos. Selon les Anciens c'étoit une continuation du panicule charnu ; mais à present on reconnoît que c'est un muscle cutané tissu de beaucoup de fibres charnues : c'est par le moyen de ce muscle que le scrotum se resserre, & devient *Le dartos.*

tout ridé ; il a plusieurs artéres & vénes qui lui viennent des honteuses ; il n'enveloppe pas seulement les deux testicules, comme le scrotum, mais il s'avance entr'eux pour les separer l'un de l'autre, & empêcher par ce moyen qu'ils ne se froissent en s'entre-touchant.

b
L'éritroïde. La premiere des tuniques propres, est l'éritroïde, c'est-à-dire rouge ; elle est parsemée de fibres charnues qui la font paroître rougeâtre ; elle est produite par le muscle suspenseur des testicules, appellé cremaster, qui tire son origine de l'épine de l'os pubis.

F
L'élitroïde. La seconde est l'élitroïde ; elle ressemble à une guaine ; c'est ce qui la fait nommer vaginale ; elle est formée par la dilatation de la production du peritoine dans laquelle les vaisseaux spermatiques sont renfermez, & descendent jusqu'au testicule où cette envelope se dilate pour l'embrasser ; elle a sa superficie interne égale & polie, & l'externe rude & inégale ; ce qui la rend fort adherente à la premiere des propres.

G
L'albugineuse. La troisiéme est l'albugineuse, qu'on appelle ainsi, parce qu'elle est blanche : elle est nerveuse, forte & épaisse ; c'est elle qui couvre immediatement la substance du testicule, dont elle a la même figure, ou plutôt c'est elle qui lui donne celle qu'il a ; elle prend son origine des tuniques qui enferment les vaisseaux spermatiques. Sa superficie externe est polie, & toujours humide ; entre cette surface & l'interieur de la tunique precedente, on trouve vers le bas du testicule une separation où se peut amasser de l'eau qui cause quelquefois une hydropisie en cette partie : mais la surface interne de cette troisiéme envelope est inégale, & tient de tous côtez au corps du testicule.

On n'a pas plutôt coupé cette derniere tuni-

que, qu'on découvre la substance du testicule qui **H**
*Un testi-
cule ouvert*
est blanche, molle & lâche, parce qu'elle est com-
posée de plusieurs petits vaisseaux seminaires, &
de quantité d'autres capillaires, qui sont des rameaux d'artéres, de vénes, de nerfs, de vaisseaux
limphatiques, & des racines des vaisseaux qu'on
appelle déferens ; de maniere que toute cette substance n'est qu'un tissu & un lassis d'une infinité
de vessicules & de petits tuyaux, dont la structure
est surprenante ; on avoit crû qu'elle étoit moël-
leuse & glanduleuse, parce qu'on ne s'étoit pas
donné la peine de l'examiner.

Deux muscles qu'on nomme cremasters ou sus- **I**
*Le muscle
cremaster,*
penseurs, tiennent les testicules suspendus. Ils
prennent leur origine d'un ligament qui est à l'os
du penil, où les muscles transverses de l'abdomen
finissent, & desquels ils paroissent être une con-
tinuité ; ils sortent par la production du péritoi-
ne, & envelopent les testicules comme deux tuniques, ce qui fait que quelques uns les confondent
avec la premiere des propres. Quand ces muscles
cutanés se trouvent plus forts qu'ils n'ont accoutumé d'être, on peut mouvoir les testicules à son
gré, par la contraction de ces muscles, comme
on le voit à quelques uns qui les font monter & les
laissent descendre selon leur volonté. Les vaisseaux
du dedans du testicule vont de sa circonference
vers son milieu, étant disposez par paquets dans
de petites cellules formées par des membranes
trés-delicates, qui representent assez bien les cellules d'une orange coupée par la moitié.

Pour comprendre l'usage des testicules, il faut *Usage des
testicules.*
remarquer que l'artere spermatique va toûjours
entre les circonvolutions de la véne, & cela afin
que le sang qu'elle contient soit échauffé, rare-
fié & mis en mouvement par la chaleur du sang
de la véne, ce qui le dispose à être filtré dans le

tefticule où il commence à faire fa précipitation ;
& c'eft pour cette raifon que dans les bêtes, l'artére fait plufieurs détours comme la véne, afin de
recompenfer par la longueur du chemin, qui eft
beaucoup plus court dans les bêtes que dans l'homme, la filtration qui fe doit faire dans le tefticule.

La partie la plus délicate, la plus fermentative,
la plus fubtile, & la plus penetrante du fang, eft
filtrée & feparée du refte dans le tefticule par fa
fubftance glanduleufe qui ne permet le paffage
qu'à une portion de fang qui eft parvenue à un
certain degré de volatilité & de force, & le refte
eft repris par les vénes. Cette partie du fang ainfi
filtrée, eft perfectionnée par la longueur des
tuyaux où elle paffe ; car plus une liqueur coule
lentement, plus les parties ont de tems pour fe
fubtilifer. Elle eft encore rafinée par les détours &
les anfractuofitez de ces tuyaux, fes particules
étant brifées à tout moment, en fe defuniffant, en
bricolant & en pirouettant continuellement les
unes fur les autres. Mais elle eft encore épurée dans
le canal excretoire du tefticule qui va former l'épididyme ; ce canal eft fait de la réunion de trois ou
quatre petits tuyaux qui en font comme les racines, & qui en traverfant le tefticule par le milieu,
reçoivent par plufieurs ruiffeaux tout ce qui a été
filtré dans les paquets des vaiffeaux, & dans les
cellules dons nous venons de parler. La femence fe
rectifie de plus en plus en paffant par le canal déferent où elle commence à blanchir, & à devenir
écumeufe, & un peu confiftante ; au lieu que dans
le tefticule elle étoit encore grisâtre & fluide : elle
reçoit enfin fon dernier degré de perfection, c'eft
à dire, l'activité & les caractéres qui la rendent
fermentative & feconde par l'influence des efprits
dans les paffions amoureufes ; car les folies & les
jeux d'amour ne mettent pas feulement la femence

en mouvement, mais ils l'attenuent & l'animent, en la faisant petiller dans ses reservoirs.

Cette semence est conservée pour le besoin dans les dilatations du canal déferent ; & celle que les vessicules seminales ont filtrée, reste dans leur propre capacité, d'où elle sort quand une fois l'imagination s'est échauffée par un pensée lubrique, ainsi que nous dirons en parlant du sens de l'amour. Alors la passion la met en mouvement, & la rarefie de telle maniere qu'elle force les soupapes qui garnissent ses conduits, & leurs ouvertures : mais ce qui contribue davantage à sa sortie, c'est la compression des membranes charnues qui en couvrent les reservoirs, & qui se contractent par l'ébranlement des nerfs, & par l'affluence des esprits.

Dans le même tems les prostates poussent une liqueur grasse & oleagineuse, qui envelope & embarasse cette semence si penetrante & si subtile, qui sans cela se dissiperoit & s'évaporeroit ; c'est ce que nous enseigne l'artifice dont les Parfumeurs se servent si avantageusement pour conserver leurs essences, en y mêlant des huiles pour retenir les parties les plus penetrantes & les plus volatiles : & il coule toujours un peu de cette liqueur onctueuse dans le canal de l'uretre, pour le garentir des pointes & de l'acrimonie de l'urine.

Les épididymes ou parastates sont de petits corps ronds, qui sortent d'un des bouts du testicule, tout le long de la partie superieure, duquel ils se reflechissent & se replient plusieurs fois ; ils sont ainsi nommez, à cause qu'ils sont couchez sur les testicules, qu'on appelle didymes ; ils sont semblables à des vers à soye, & sont fortement attachez à la tunique albugineuse du testicule, laquelle leur fournit une membrane qui les lie & les resserre.

LL
Les épididymes.

Usage des épididymes. On donne beaucoup de differens usages aux épididymes, mais leur veritable est de recevoir la semence separée dans le testicule, & de la verser dans le tronc du vaisseau déferent, auquel ils sont continus.

M Vaisseaux déferens. LEs vaisseaux déferens sont ainsi appellez à cause de leur usage ; d'autres qui croyent que la semence dans le tems des approches est éjaculée par ces vaisseaux, les appellent éjaculatoires ; mais ils ne meritent pas ce nom, puisqu'ils ne font que conduire la semence goutte à goutte dans les vesssicules seminaires.

Leur sub-stance & leur figure. La substance de ces vaisseaux est blanche & nerveuse, épaisse & forte, leur grosseur est comme un tuyau de plume, leur cavité est obscure dans leur commencement, plus sensible dans leur milieu, & tres-apparente dans leur fin, mais presque par tout d'inégal diametre.

Situation des vais-seaux dé-ferens, Leur situation est en partie dans le scrotum, & en partie dans l'abdomen ; car ils ont leur racines dans l'épididyme d'où ils sortent par un bout, & montent en haut dans la même production du peritoine qui envelope les vaisseaux spermatiques : Lorsqu'ils sont parvenus à la partie superieure du penil, ils se courbent pardessus les ureteres, & vont en s'approchant l'un de l'autre à la partie posterieure de la vessie, où ils vont finir au commencement des vessicules seminales, entre la vessie & le rectum.

NN Vessicules seminaires. Ce sont ces extremitez des déferens que *Du Laurens* appellent parastates ; quoique *Bartholin* ne donne ce nom qu'à leur commencement. On ne sçauroit mieux comparer ces capsules membraneuses, ou vessicules seminaires qu'à une grappe de raisin, & leurs cellules qu'aux cavitez des grains de grenade, dont ils imitent parfaitement l'ordre & la figure.

Il y en a qui les font reſſembler à des inteſtins d'oiſeaux, qui ſe dilatent en quelques endroits de leurs circonvolutions, & qui ſe retreciſſent en d'autres ; elles ſont longues de trois doigts & plus groſſes dans un des côtez que dans l'autre : leur largeur eſt environ d'un pouce à l'endroit même où elles ſont le plus dilatées ; leur cavitez ſont inégales ; car il y en a de plus grandes les unes que les autres ; & quoiqu'on les compare à une grappe de raiſin, elles ne ſont pas pour cela ſeparées chacune par une membrane, comme les grains, ayant communication les unes avec les autres : celles du côté droit ſont ſeparées de celles du côté gauche ; elles ſont ſituées entre la veſſie & le rectum proche les proſtazes ; elles ſervent de reſervoirs à la ſemence.

Figure des veſſicules ſeminaires.

Leur uſage.

Il ſort de ces veſſicules deux petits conduits qui n'ont pas plus d'un pouce de longueur : ils ſont larges proche les veſſicules, & diminuent à meſure qu'ils approchent de l'uretre qu'ils percent enſemble à ſa partie poſterieure ; ils ſont ſeparez l'un de l'autre par une cloiſon qui avance, & que quelques-uns appellent tête de coq, dont les deux yeux ſont repreſentez par les deux orifices de ces conduits, qui forment au dedans de l'uretre, à l'endroit par où ils entrent, une caroncule ou crête, qu'on appelle *verumontanum*. C'eſt une eſpece de petite valvule qui empêche que l'urine en paſſant par l'uretre, ne ſe gliſſe dans les ouvertures de ces deux petits conduits. Elle a encore un autre uſage, qui eſt de déterminer la ſemence quand elle ſort par ces ouvertures, à prendre le chemin de la verge, & non pas celui de la veſſie.

Deux petits conduits qu'on appelle éjaculatoires.

Il y a beaucoup de Chirurgiens qui ont pris cette caroncule pour une carnoſité, à cauſe de la reſiſtance qu'ils y ont ſentie en introduiſant la ſonde dans l'uretre : c'eſt à quoi on doit prendre garde.

Avertiſſement pour les Chirurgiens.

Ce ſeroit avec juſte raiſon qu'on appelleroit ces deux conduits, vaiſſeaux éjaculatoires, vû que c'eſt principalement par leur conſtriction & par le reſſerrement des fibres muſcnleuſes des veſſicules ſeminaires, que la ſemence eſt pouſſée de ces veſſicules dans l'uretre au tems de l'acte venerien. Il y a auſſi apparence que ces canaux ont un ſentiment tres-vif, parce que le plaiſir qui s'excite au moment de l'éjaculation, ſe fait ſur tout appercevoir vers l'endroit où ils ſont ſituez.

Ces vaiſſeaux éjaculatoires ont été inconnus aux Anciens qui diſoient, que la ſemence étoit portée des veſſicules dans deux glandes, qu'on nomme proſtates, que de ces glandes elle paſſoit par pluſieurs petits trous imperceptibles dans l'uretre; & que ce qui cauſoit le plaiſir, c'étoit la violence que la ſemence faiſoit pour traverſer les poroſitez de ces glandes; mais ces deux conduits dont je vous viens de parler, détruiſent cette opinion, & nous font connoître le veritable chemin de la liqueur ſeminale.

Les proſtates ſont deux corps glanduleux blanchâtres, ſpongieux, & plus durs que les autres glandes : il y en a qui les appellent petits teſticules, parce qu'ils prétendent qu'ils ſeparent une ſemence qui eſt plus glaireuſe & plus griſe que l'autre : ils ſeparent à la verité une humeur, mais on ne peut pas dire que ce ſoit de la ſemence, puiſque les châtrez ont cette humeur, & n'engendrent point.

Ils ſont placez à côté l'un de l'autre, & ſituez à la racine de la verge ſous le col de la veſſie au commencement de l'uretre, qui paſſe même entre eux deux à l'endroit où il a cette petite caroncule que nous avons appellé *verumontanum*; ils ont dans toute leur ſubſtance beaucoup de veſſicules pleines d'une humeur glaireuse, qu'ils déchargent dans la cavité de l'uretre par plusieurs petits tuyaux qui vont s'y rendre. La figure de ces corps est à peu près globuleuse, étant larges à leur partie superieure, & de forme ovalaire à l'inferieure : à les regarder ensemble, ils paroissent de la grosseur d'une noix.

Les orifices de ces petits tuyaux qui apportent l'humeur glaireuse de ces corps glanduleux dans l'uretre, sont autour du trou par où sort la semence. Il n'y en a jamais dans l'homme moins de dix ou douze. Ces orifices ont chacun une petite caroncule qui sert à les boucher, & qui empêche l'écoulement continuel de cette viscosité, qui précede toujours la sortie de la semence : ces caroncules servent aussi à faire couler l'urine par dessus ces orifices, qui par ce moyen ne sont point irritez par son acrimonie.

Trous des prostates.

On prétend que le siege ordinaire des gonorrhées est en cet endroit, à cause que quelques sels volatils s'y attachant, y causent des ulceres, qui ayant rongé ces caroncules, & les orifices de ces tuyaux par lesquels se répand la liqueur visqueuse dont nous parlons, donne occasion à cette humeure de couler quelquefois toute la vie.

Le siege des gonorrhées est dans les prostates.

L'usage des prostates est donc de separer du sang une humeur tenace & huileuse ; de la garder quelque tems dans leur substance vasculeuse & spongieuse, & de l'exprimer peu à peu dans l'uretre par ces dix ou douze tuyaux qui y aboutissent. Par le secours de cette onctuosité, le conduit de l'uretre étant incessamment graissé, humecté & enduit, ne se desseiche, ni ne se fletrit point, & il demeure au contraire toujours glissant. Elle fait en cela deux bons effets ; le premier est qu'elle empêche que ce canal ne soit offensé par l'acreté de l'urine qui y passe tres-souvent ; & l'autre, qu'elle

Usage des prostates.

Usage de l'humeur glaireuse.

sert de vehicule à la semence dans le tems de l'éjaculation ; car il est certain que si l'uretre n'étoit pas humecté par quelque liqueur, la semence venant à sortir, il s'en arrêteroit quelque portion aux parois de ce tuyau ; de maniere que ce ferment seminal n'arrivant pas à la matrice aussi spiritueux qu'il l'étoit au sortir des vessicules séminaires, la generation ne se pourroit accomplir.

On ne peut pas disconvenir de cet usage, si on observe que c'est particulierement dans les fortes érections que cette humeur est exprimée dans l'uretre, d'où on en voit ordinairement alors sortir quelques goutes, parce que les prostates sont comprimées par la tension & par le gonflement de la verge, à laquelle elles touchent.

Les vaisseaux deferens que plusieurs nomment éjaculatoires, reçoivent leurs arteres & leurs vénes des spermatiques, & leurs nerfs des parties voisines, & il sort des parastates quelques limphatiques qui se rendent avec ceux des testicules dans le reservoir du chyle. Quant aux arteres & aux venes qui appartiennent aux vessicules seminales & aux prostates, ce sont des branches des hypogastriques, des honteuses & des mesaraïques inferieures, & leurs nerfs partent des plexus qu'on remarque dans le bassin de l'hypogastre.

T
La verge.

LA peine que la Nature s'est donnée à travailler une semence qui eût toutes les qualitez necessaires pour former un homme par le developement, & par la fermentation de l'œuf dans l'ovaire, auroit été inutile, si elle ne lui avoit donné quelque partie pour la porter dans la matrice : c'est par le moyen de la verge que ce levain est conduit & versé dans ce lieu. La verge est appellée assez communement le membre viril, parce que c'est elle qui distingue l'homme d'avec la femme ; on lui donne encore plufieurs autres noms que la bien-féance ne nous permet pas de rapporter.

Elle eft placée à la partie inferieure & externe du bas-ventre ; elle eft adherente, & attachée à la partie moyenne & inferieure de l'os pubis : cette fituation lui eft d'autant plus avantageufe qu'elle n'incommode pas les autres parties dans les embraffemens. *Situation de la verge.*

La fubftance de la verge eft particuliere, elle fe divife en parties contenantes, & en parties contenues ; les premieres, qui font l'épiderme & la peau, lui fervent d'envelope. Les parties contenues, font les vaiffeaux, les mufcles, le gland, les deux corps caverneux, & l'uretre. On remarque que la peau en eft plus fine qu'aux autres parties, ce qui contribue à la rendre auffi fenfible qu'elle l'eft. Elle n'a point de graiffe, parce que fi elle engraiffoit comme les autres parties, elle deviendroit trop groffe, trop lourde & trop molle, outre que la graiffe étant infenfible & affoupiffante, elle émoufferoit le fentiment qu'il faut qu'ait la verge pour déterminer l'homme à cette action. Il y a des animaux qui ont la verge offeufe, comme les chiens, les loups, les renards ; & dans les chiens qui manquent de vefficules feminales, elle eft environnée de plufieurs glandes qui dans le tems du coit s'enflent, de maniere qu'ils ne peuvent plus la retirer qu'après que cette tumefaction eft diminuée, afin que par les efforts que font ces animaux pour fe débaraffer, la femence puiffe être exprimée de leurs tefticules, & paffer dans l'uterus de la chienne. *Subftance de la verge.*

La verge a beaucoup de nerfs, d'arteres & de venes, & même plus qu'elle n'en auroit befoin, fi nous en jugions par fa groffeur ; mais par rapport à fon action, elle n'en a pas plus qu'il en faut. *Vaiffeaux de la verge*

Elle a deux nerfs qui la rendent trés-senfible : ils
viennent de la derniere paire de la moëlle de l'é-
pine, & fortant par les trous de l'os facrum, ils
montent par le milieu de la bifurcation, & par-
courant le dos de la verge, ils fe diftribuent à tout
fon corps, au gland & aux mufcles ; fes plus petites branches vont à la peau ; les plexus du baffin
lui envoyent encore d'autres nerfs. Elle reçoit des
arteres des hypogaftriques & des honteufes : les
deux qui viennent des hypogaftriques font les plus
confiderables, elles s'inferent au commencement
de l'endroit où fe fait l'union des deux corps caverneux ; leurs plus gros rameaux entrent dans ces
corps après que les deux branches des plus confiderables ont rampé de part & d'autre fur fon
dos, & les moindres fe diftribuent le long de la
verge : celles des honteufes ne font que des rameaux qui fe perdent dans fa circonference. Les
venes font en auffi grand nombre que les arteres ;
elles reçoivent le refte du fang qui a été épanché
dans la verge, tant pour la nourrir que pour l'enfler, & le reportent dans les venes hypogaftriques
& honteufes. On remarque que ces venes de la
verge, s'uniffant au deffous du concours des corps
nerveux, forment un tronc particulier qui s'é-
tend vers le gland, & dans ce tronc vers l'endroit
de fa divifion, il y a des valvules qui empêchent
le retour du fang des rameaux dans ce même canal : l'ordre de ces principaux vaiffeaux eft tel
que la vene occupe toujours le milieu, le nerf la
partie laterale, & l'artere un lieu moyen entre
les deux.

Quatre
mufcles à
la verge.

Quatre mufcles, fçavoir deux érecteurs, &
deux éjaculateurs, fervent à la verge à faire tous
fes mouvemens ; les deux érecteurs prennent leur

RR
Les deux
érecteurs.

origine de la partie interne de la tuberofité de
l'ifchion, & vont s'inferer lateralement au corps

caverneux, & répandre leurs fibres dans ces membranes ; les deux éjaculateurs sont plus longs que les précedens, ils naissent du sphincter de l'anus, ils s'avancent le long de l'uretre jusqu'à son milieu où ils s'inserent lateralement.

Les noms qu'on a donné à ces muscles, nous marquent leur action, les premiers aident à l'érection de la verge, comme nous l'expliqueront incontinent & ceux-ci à l'éjaculation de la semence, parce qu'en se gonflant dans leur corps, & se racourcissant, comme font tous les muscles, ils compriment les vessicules seminaires, & obligent la semence d'entrer dans l'uretre, d'où elle sort ensuite avec impetuosité.

La verge a un ligament fort, qui l'attache aux os du penil, & qui prend son origine du cartilage qui joint ces os ensemble, & va s'inserer à la partie superieure & moyenne de la verge ; ce ligament lui est d'un grand secours, non seulement dans le tems de l'érection, mais encore lorsqu'elle s'amollit & se relâche ; car il la suspend, & empêche qu'elle ne tombe trop sur les testicules.

On considere à la verge son corps & ses extrémitez ; son corps est cette partie moyenne, qui n'est pas tout-à-fait ronde ; il y faut observer quatre parties ; une superieure qui se nomme le dos de la verge ; deux latterales qui sont faites des corps caverneux ; & une inferieure par où passe l'uretre. Ses extrémitez sont deux, l'une où est le gland, qu'on appelle la tête du membre viril, & l'autre qui tient au ventre, qu'on nomme la racine de la verge ; cette extrémité est environnée de poils, principalement à sa partie superieure qu'on nomme le penil.

Le balanus ou gland, ainsi nommé à cause de sa ressemblace à un gland de chesne, est ce que nous avons appellé la tête du membre viril ; cette

partie eſt la plus charnue de la verge, elle eſt polie
& douce, afin de ne point bleſſer la matrice. Il ſe
termine un peu en pointe, afin d'y entrer plus facilement : il eſt couvert d'une membrane fort déliée & fort fine, qui n'eſt qu'une expanſion mince
du prépuce, elle rend le gland tres-ſenſible au
chatouillement cauſé par la friction. Quand le
ſang & les eſprits y affluent, comme dans le tems
de l'érection, il s'enfle & devient vermeil ; mais
quand ıs ſe retirent, il pâlit & ſe ride : il eſt environné d'un cercle comme d'une couronne, ſon
extrémité percée pour laiſſer ſortir la ſemence &
l'urine. Quand les enfans viennent au monde,
ſans y avoir d'ouverture, comme cela arrive
quelquefois, il ne faut pas manquer d'y en faire,
& lorſque l'ouverture eſt naturellement trop petite, il faut l'agrandir, afin qu'on ne ſoit pas trop
long-tems à piſſer, & afin que la ſemence puiſſe
être jettée promptement dans la matrice.

V
Le prépuce.
    Le prépuce eſt l'extremité de l'envelope qui
couvre la verge, il eſt fait de la peau même de la
verge, qui eſt lâche afin de s'alonger pour couvrir
le gland, ou de ſe redoubler pour le découvrir. Il
eſt attaché ſous le gland par un petit ligament fort
délié, qu'on nomme le frein, ou filet ; lorſqu'il
eſt trop court, il tire en bas l'ouverture du gland,
& alors il faut couper comme on fait celui de
deſſous la langue, parce qu'il smpêche que la ſemence ne ſoit éjaculée en droite ligne dans le vagin. Il arrive quelquefois que l'extrémité du prépuce eſt ſi ſerrée, qu'on ne peut pas découvrir le
gland, alors on appelle cette incommodité phy-
moſis ; & quand on la coupe, ou par maladie, ou
par ordonnance de quelque loy, cette operation ſe
nomme circonciſion.

Uſage du
prépuce.
    L'uſage du prépuce eſt de ſervir de chaperon,
& de couverture au gland, & d'augmenter le

plaifir dans l'action. C'eft ce qui a fait dire à *Riolan*, que les femmes des pays où les hommes font circoncis, en avoient moins que les autres.

Les corps caverneux font deux, un de chaque côté, ce font eux qui compofent la partie la plus grande & la plus confiderable de la verge ; leur figure eft ronde & longue, & ils naiffent des parties inferieures de l'os du penil & de l'ifchion, comme d'un fondement ferme & inébranlable ; ils y font atachez par deux ligamens, dont le premier tient à la commiffure de l'os pubis, & le fecond s'étend d'une des tuberofitez de l'os ifchion à l'autre ; dans leur origine ces corps font feparez l'un de l'autre ; mais en s'approchant peu à peu ils fe joignent, & font la figure de la lettre Y : ces deux corps couvrent & embraffent le conduit de l'urine, & vont finir au gland.

Ces deux corps ou nerfs caverneux ont deux fubftances, l'une externe, qui eft épaiffe, dure, nerveufe, & femblable aux membranes des arteres ; & l'autre interne, qui eft fongueufe, rare & fpongieufe, comme de la moëlle de fureau, excepté qu'elle eft d'un rouge tirant fur le brun, & que celle du fureau eft blanche. Je vous ai dit que les deux pricipales branches des arteres hypogaftriques entroient dans ces corps, qu'elles alloient finir à leur extremité proche le gland, & qu'elles diminuoient à mefure qu'elles avançoient, parce qu'elles jettent une infinité de branches à droite & à gauche, qui verfent le fang dans ces parties. Il fe rencontre entre l'un & l'autre de ces corps une membrane qui fait une feparation qui devient infenfible proche le gland, jufqu'où cette cloifon ne s'étend pas ; d'ailleurs étant interrompue en plufieurs endroits, elle permet à la liqueur qui entre dans l'un de paffer dans l'autre ; en forte qu'ils ne peuvent fe gonfler que tous les deux à la fois.

Ce qui fait la tension de la verge. Experience.

Lorſque la verge ſe roidit, ce ſont ces corps caverneux qui s'enflent en s'empliſſant, non pas d'eſprits ſeulement, comme le vouloient les Anciens, mais de ſang ; car en ſeringuant quelque liqueur dans les arteres hypogaſtriques, je l'ai fort bien fait entrer dans les corps caverneux ; ce qui m'a fait croire que c'étoit le ſang arteriel qui y étoit épanché, qui en faiſoit la tenſion, & que la verge devenoit lâche & molle, quand ce même ſang ſe vuidoit par les venes hypogaſtriques.

Autre experience.

J'ai encore fait pluſieurs experiences qui m'empêchent de douter que ce ne ſoit le ſang qui faſſe cette tenſion ; car ayant coupé la verge à des chiens, lorſqu'elle étoit tendue, j'en voyois ſortir tout autant de ſang qu'il en falloit pour faire la groſſeur qu'elle avoit lorſqu'elle étoit roide.

Confirmation de ces experiences

D'ailleurs la ſubſtance ſpongieuſe qui emplit les corps caverneux, me confirme dans cette opinion ; car s'il n'y avoit eu qu'une cavité ſimple, le ſang arteriel y étant porté, ſe ſeroit trop promptement vuidé par les venes ; mais cette ſubſtance l'y arrête quelque temps, & fait que l'érection en eſt plus forte. De plus, la couleur rougeâtre de cette ſubſtance eſt un effet du ſang qui y étant entré & ſorti dans les érections, y a imprimé cette couleur ; car les enfans ont cette ſubſtance preſque toute blanche. Je ne prétens pas nier qu'il ne s'y porte auſſi des eſprits, & qu'il ne ſoit même neceſſaire qu'il y en ſoit verſé par les nerfs ; mais je dis que ce qui fait principalement l'érection, c'eſt le ſang, cet eſprit étant en trop petite quantité pour la faire.

L'érection eſt faite de ſang & d'eſprits.

Ce qu'il faut donc avouer ici, c'eſt que l'imagination étant frapée par le reſſentiment du plaiſir de la copulation, l'eſprit animal s'excite, ſe détache, & courre avec impetuoſité par les nerfs aux parties de la generation qu'il gonfle en ſe mê-

lant avec le fang arteriel qui y eft porté par les
arteres, & que par le mélange de ces deux liqueurs
il s'y fait une fermentation, & comme une ébul-
lition qui dilate extrêmement toutes les cellules
des corps nerveux, qui étant entre-tiffus de fibres
charnues fe roidiffent, & fe durciffent de plus en
plus par la contraction que les pointes & la chaleur que ces liqueurs excitent dans ces fibres.
Quant à la premiere caufe de cette influence du
fang dans ces petites cavernes, l'opinion la plus
fuivie & la plus vrai-femblable, la rapporte à
l'action des mufcles de la verge, lefquels étant
excitez dans les mouvemens de volupté, fe contractent & preffent les venes à leur fortie du corps
de la verge, de maniere que le fang diftribué par
les arteres à tous les vaiffeaux de cette partie, ne
pouvant plus retourner à la maffe des humeurs,
s'amaffe peu à peu dans les cellules du corps caverneux, qui en s'étendant ferment encore plufieurs foupapes pour empêcher le fang de retourner par la racine de la verge vers où ces mufcles
tirant principalement, ils relevent le membre viril, lorfqu'il eft tendu par l'abondance du fang :
la partie fpongieufe de l'uretre fe gonfle de la
même façon, & en même tems que les corps caverneux.

L'Uretre eft un canal qui s'étend depuis le col
de la veffie jufqu'au bout de la verge, ayant
quelque continuïté avec le gland ; il eft fitué au
deffous & au milieu des corps caverneux ; il a une
partie fpongieufe & dilatable. Sa capacité eft
prefqu'égale depuis le commencement jufqu'à la
fin.

Y
L'uretre.

L'uretre eft compofée de deux membranes dont
l'exterieure eft charnue & tiffue de fibres tranf-
verfes ; c'eft pourquoi l'uretre étant ouverte par

Deux mem-
branes à
l'uretre.

quelque operation, elle fe cicatrife. L'interne eft déliée, nerveufe, & enduite d'une humeur onctueufe, dont je vous ai fait remarquer ci-deffus les deux bons effets.

Figure de l'uretre. La figure de ce conduit eft comme une S ; car il defcend de la veffie pour paffer par-deffous les os du penil, puis il remonte en haut pour accompagner la verge jufqu'à fon extrémité où il finit. Les Chirurgiens doivent bien obferver cette figure pour introduire la fonde avec adreffe dans la veffie. Cette partie reçoit des venes & des arteres des hypogaftriques, & des hemorroïdales internes ; & dans les femmes elle en reçoit encore des fpermatiques ; les nerfs lui viennent des deux plexus du baffin de l'hypogaftre.

Ufage de de l'uretre. L'ufage de l'uretre eft de tenir lieu de conduit commun à la femence & à l'urine, & non pas, comme quelques-uns l'ont voulu, à l'humeur glaireufe qui y vient des proftates par ces petits tuyaux dont je vous ai parlé ; parce que l'uretre n'eft pas faite pour cette humeur, mais cette humeur eft faite pour l'uretre.

Voilà toutes les parties que nous trouvons dans l'Homme qui foient employées à la generation ; je ferai voir celles de la Femme dans le Chapitre fuivant.

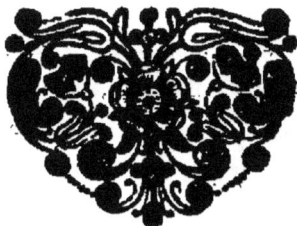

CHAPITRE II.

Description des parties de la Femme qui servent à la generation.

IL ne suffit pas d'avoir parlé amplement dans le Chapitre précedent, des parties de l'Homme qui servent à la generation, il faut aussi, pour être pleinement instruits comment elle se fait, faire voir dans la suite les parties de la Femme qui contribuent également à ce grand œuvre de la Nature. La structure admirable de ces parties, & le nombre qui les composent, n'étant pas moins considerable que tout ce que nous avons fait voir dans l'Homme ; nous allons les examiner à fonds, puisque la connoissance de leur constitution & de leur fabrique, est le seul moyen qui puisse nous donner les lumieres que nous cherchons sur le fait de la generation.

MAis afin de suivre le même ordre que j'ai observé dans la description que j'ai faite des parties de l'Homme, je commencerai par les vaisseaux spermatiques. Ils sont quatre, deux arteres & deux venes. Il y a, comme dans les hommes, une artere & une vene de chaque côté.

Les arteres sortent de la partie anterieure de l'aorte, à quelque distance l'une de l'autre ; leur origine est semblable à celle des hommes, mais leur insertion est differente ; car au milieu de leur chemin elles se divisent en deux branches, dont l'une va au testicule, & à la trompe de Fallope de chaque côté, après avoir fait plusieurs détours ; & la plus petite à la matrice, où elle se divise

Pour sçavoir comment la Femme est formée, il faut connoître ses parties destinées à la generation.

Quatre vaisseaux spermatiques

AA Deux arteres spermatiques.

en quantité de rameaux dont les uns vont à ſes côtez, à ſes trompes, à ſon col, & les autres à la partie ſuperieure du fond..

BB
Deux vé-
nes ſperma-
tiques.

Cette diſtribution d'artere eſt accompagnée d'autant de branches de venes, qui remontant de la matrice & du teſticule, ſe joignent enſemble, & font deux venes conſiderables qui vont ſe terminer, ſçavoir celle du côté droit à la vene cave, & celle du côté gauche à l'émulgente.

Les vaiſſeaux ſpermatiques des femmes different de ceux des hommes en deux manieres; car premierement ils ne ſont pas ſi longs, à cauſe que les arteres & les venes ont moins de chemin à faire dans les femmes que dans les hommes, depuis leur origine juſqu'à leur inſertion, ſoit que les arteres deſcendent de l'aorte dans les teſticules, ou que les venes remontent des teſticules dans la vene cave, puiſque les femmes ont leurs teſticules

Ces vaiſ-
ſeaux diffe-
rent de
ceux des
hommes.

qu'on appelle ovaires, comme nous l'expliquerons ci-après, dans la capacité du bas ventre, & que les hommes les ont dans le ſcrotum. En ſecond lieu, ils different encore en ce que les arteres ſpermatiques ne deſcendent pas en droite ligne aux teſticules dans les femmes comme dans les hommes; mais en ſerpentant & ſe reflechiſſant de côté & d'autre, autant afin d'empêcher par ces circonvolutions, & par ce corps variqueux qu'elles forment avec les venes qui remontent, que le ſang arteriel ne ſe porte avec trop de précipitation au teſticule; qu'afin d'aider le ſang venal à remonter dans la vene cave.

Je vous ai déja dit que les Anciens appelloient ces vaiſſeaux préparans: j'ai même refuté les raiſons qu'ils avoient de les appeller ainſi, lorſque je vous ai entretenu des arteres & des venes ſpermatiques des hommes; mais leur opinion me paroît encore plus mal fondée à l'égard de la femme;

car premierement s'il étoit vrai que l'artere spermatique, qui se divise en deux rameaux, dont
l'un va au testicule, & l'autre à la matrice, pré-
parât le sang, & commençât à le changer en semence, il s'ensuivroit non seulement qu'il n'y
auroit qu'une partie de ce sang ainsi preparé qui
seroit portée au testicule ; mais encore que la matrice seroit nourrie, pour ainsi dire, de semence,
puisque tout le sang qui y est porté doit être principalement employé à la nourrir, lorsqu'elle ne
contient ni fœtus ni embryon. D'ailleurs j'ai déja
fait voir qu'il n'y a point d'anastomoses entre les
arteres & les venes spermatiques ; de sorte que ce
prétendu mêlange du sang arteriel avec le venal, *Les arteres*
avant que d'aller au testicule, ne se fait point ; & *n'ont point*
ainsi il faut remarquer que les vaisseaux spermati- *d'anasto-*
ques n'ont point d'autre usage que celui qu'ont *moses avec*
toutes les arteres & les venes du corps, sçavoir *les venes.*
qu'une artere porte par une de ses branches du
sang au testicule pour le nourrir, & pour en separer la semence comme étant un corps glanduleux
destiné à la filtration de cette humeur, & par
l'autre du sang à la matrice pour sa nourriture ;
& que le sang qui n'y a pas été tout employé,
est reporté par deux branches de venes, dont l'une
vient du testicule, & l'autre à la matrice, lesquelles branches se joignant ensemble, font la vene
spermatique.

Les femmes ont deux testicules aussi-bien que *CC*
les hommes : c'est ce que les Modernes appel- *Testicules.*
lent ovaires ; ils sont situez dans la capacité du *Leur situa-*
bas ventre aux côtez du fond de la matrice, du- *tion.*
quel ils ne sont pas éloignez que de deux doigts.

On nous a voulu persuader que la Nature ne *Raisons de*
les avoit placez ainsi, qu'à dessein d'échauffer la *cette situa-*
semence qu'ils contiennent, & de la mieux per- *tion.*

fectionner que s'ils avoient été en dehors comme ceux des hommes : d'autres ont dit que c'étoit afin de rendre les femmes plus portées à la generation ; mais sans trop sonder les desseins de la Nature, nous pouvons dire que la place qu'ils occupent leur est plus commode qu'aucune autre, parce qu'ayant beaucoup de commerce & de rapport avec la matrice, ils n'en devoient pas être éloignez.

En quoi ils different de ceux des hommes. — Les testicules des femmes ne different pas seulement de ceux des hommes en situation, mais encore en grandeur, en figure, en connexion, en tegumens, & en substance.

Leur grandeur. — La grandeur est differente, selon la difference des âges, de maniere qu'on ne la peut marquer précisement ; elle n'excede pas neanmoins pour l'ordinaire la grosseur d'un petit œuf de pigeon.

Leur figure — Leur figure n'est pas absolument ronde, mais large, & applatie dans leur partie anterieure & superieure, & leur superficie externe est inégale & bosselée, & non pas absolument unie, comme est celle des hommes.

Leur connexion. — Ils sont attachez & retenus dans leurs places par un ligament large, & ils tiennent aux côtez de la matrice par un ligament court & fort, que les Anciens ont appellé mal à propos vaisseau déferent, puisqu'il n'est aucunement creux ; ils sont encore comme liez vers la region de l'os des îles par les vaisseaux spermatiques, & par une membrane appellée aîle de chauve-souris, qui n'est autre chose que le peritoine qui va de la trompe aux testicules, & qui lui sert comme de mesentere.

Leur membrane. — Ils sont couverts du peritoine, aussi-bien que les vaisseaux de l'Antiquité a toujours appellez spermatiques, & on y distingue encore une membrane propre, faite de fibres charnues.

Il faut remarquer que les testicules des femmes sont

font bien differens de ceux des hommes dans leur *Leur fub-*
fubftance, car ce n'eft autre chofe qu'un amas de *ftance,*
vefficules qu'on prend communement pour des
œufs ; d'où vient qu'on appelle maintenant les
tefticules des femmes, ovaires. L'heriffon femelle
& la truye ont ces petites vefficules feparées les
unes des autres, comme le font tous les œufs dans
une poule. Quand on examine les vefficules contenues dans l'ovaire de la femme, on y voit un
million de vaiffeaux fanguins d'une extrême déli-
cateffe qui fe ramifient fur leurs tuniques. Sans
doute qu'il y a auffi de petites glandes imperceptibles à la vûe, qui fervent à filtrer une liqueur
laiteufe, laquelle en fe perfectionnant dans la cavité de ces vefficules, compofe la matiere de l'œuf
qui renferme le germe où le fœtus eft contenu.

Es parties qu'on voit à droite & à gau- D
che de la matrice, fe nomment les trompes, *Les trompes*
à caufe qu'elles approchent de la figure des trompettes ; elles naiffent de fon fond par une production fort petite, & fe dilatent enfuite infenfiblement jufqu'à leur extremité : elles ont autour de
leur orifice fuperieur, qui eft toujours ouvert, de
petites membranes déchirées ou déchiquetées à
peu prés comme de la frange ; c'eft cet endroit
qu'on appelle le morceau du diable, ou le pavillon
de la trompe.

Les trompes font attachées au deffous des tefti- *Figure des*
cules par des membranes larges & déliées, qui ref- *trompes.*
femblent aux aîles des chauve-fouris. Le dedans
de ces trompes eft ridé. Leur grandeur n'eft pas
toujours la même dans toutes fes parties ; leur longueur eft de quatre à cinq doigts, & leur groffeur
eft environ d'un petit tuyau de plume : elles ont
les mêmes vaiffeaux que les tefticules ; fçavoir
des vénes, des arteres, & des nerfs qui fe diftri-

buent aux ovaires, & des limphatiques qui vont au reservoir.

Substance des trompes La substance de ces trompes est charnue & membraneuse, pour avoir du mouvement, & pouvoir se dilater, & se resserrer selon qu'il est necessaire, afin que l'œuf descende plus facilement dans la matrice ; car elles servent à conduire l'œuf depuis l'ovaire jusques dans la capacité de la matrice, & non à donner issue aux vapeurs qui s'élevent de cet organe, comme les Anciens l'ont crû.

L'opinion la plus reçue sur les œufs. Le sentiment le plus probable sur l'usage des organes dont je viens de parler, est que la partie la plus volatile de la semence de l'homme, passe des trompes jusqu'à l'ovaire pour rendre les œufs feconds. Cet esprit animal ne sçauroit penetrer les trompes sans en irriter & mettre en mouvement les fibres charnues, qui par leur contraction font que le morceau déchiré vient embrasser l'ovaire de tous côtez, de maniere que l'œuf, que les esprits de la semence ont fermenté, se détache insensiblement, & rompt ou écarte les fibres de la membrane qui envelope l'ovaire, pour entrer dans la trompe, & de là descendre dans la matrice.

L'œuf a deux membranes parsemées de vaisseaux tres-délicats dans les premiers tems, mais qui augmentent toujours dans la suite, lorsque l'œuf a pris racine dans la matrice, & que le placenta commence à grossir & à recevoir le suc alimentaire que lui apportent les vaisseaux de cet organe ; ainsi toutes les parties du fœtus croissent par la nourriture qu'il reçoit presque d'abord du placenta par le cordon.

Les gemeaux viennent toujours de deux œufs, qui se sont détachez en même tems de l'ovaire. Mais quelquefois l'œuf ne sçauroit descendre dans la matrice ; quand cela arrive, il prend de la nourriture dans la trompe, & l'enfant croît jufqu'au troifiéme, & même affez fouvent jufqu'au quatriéme ou cinquiéme mois, que la trompe fe déchire, parce que le fœtus manquant d'alimens, & ayant acquis une groffeur confiderable, fait des efforts extraordinaires qui caufent à ces parties des convulfions qui les font déchirer. On voit bien que cela ne peut gueres arriver fans un détachement du petit placenta qui s'eft dû former dans la trompe, laquelle jufques-là aura tenu lieu de matrice ; & ce détachement caufe une hemorragie fi confiderable, qu'il arrive tres-fouvent que la mere & l'enfant en meurent.

L E principal organe où s'acheve la generation *La matrice,* eft la matrice, ainfi appellée, parce qu'elle fomente le fœtus comme une tendre mere fait fon enfant ; on la nomme auffi *uterus*, c'eft-à-dire, poche ou fac à caufe de fa figure & de fon ufage. Elle eft fituée au bas de l'hypogaftre, entre le rec- *Situation* tum & la veffie, dans la cavité qu'on nomme le *de la ma-* baffin qui eft plus ample aux femmes qu'aux hom- *trice,* mes, afin de donner à cet organe la liberté de s'étendre dans les groffeffes ; de forte qu'elle eft environnée par fa partie anterieure, de l'os pubis, par fa pofterieure, de l'os facrum, & par les laterales des os ilion & ifchion.

La grndeur de la matrice ne fe peut pas bien *Grandeur* déterminer, étant differente felon les differens *de la ma-* états où fe trouvent les femmes & les filles, par *trice,* exemple, elle n'eft pas plus groffe qu'une noix dans les filles, & dans les femmes elle eft comme la plus petite courge ; au lieu que lorfqu'elle contient un enfant, elle devient d'une grandeur prodigieufe, montant quelquefois jufqu'au de là de nombril. Il faut pourtant remarquer ici que le col ne fuit pas la dilatation de fon fond, confervant toujours fon premier état, fa forme & fa figure, non feulement dans les femmes, mais même dans plufieurs efpces d'animaux, On ne peut pas non plus marquer précifement fa longueur; car étant membraneufe, elle peut s'alonger ou s'étrecir felon la neceffité.

Epaiffeur de la matrice. A l'égard de fon épaiffeur, elle varie auffi beaucoup; dans les vierges elle eft mince, mais dans les femmes qui ont eu des enfans, elle a un peu plus d'épaiffeur; elle eft fort épaiffe proche fon orifice interne, qui eft l'endroit le plus étroit, ce qui fait qu'il peut s'étendre & fe dilater tout autant qu'il le faut pour le paffage de l'enfant. L'épaiffeur de la matrice change encore, & s'augmente notablement dans le temps des ordinaires, parce que le fang qui y aborde pour lors étant verfé dans toute fa fubftance, la tumefie; mais elle diminue à mefure qu'il s'écoule par les purgations. Toutefois dans une femme qui n'eft pas groffe, la longueur la plus ordinaire de l'uterus depuis fon fond jufqu'à fon col, eft d'environ trois doigts & demi, & fon épaiffeur de deux doigts; fa cavité qni eft unique, ne peut contenir alors qu'un corps environ du volume d'une groffe féve.

Diverfité de fentiment fur l'épaiffeur de la matrice. Le fentiment de tous les Anciens fur les membranes de la matrice, étoit qu'elles devenoient plus épaiffes à mefure que la groffeffe s'avançoit, & ils s'écrioient fur la fageffe de la Nature qui les avoit faites ainfi pour donner à l'enfant, pendant qu'il eft dans la matrice, par l'abondance du fang & des efprits, tous les fecours dont il avoit befoin. Mais les recherches des Modernes ont fait voir que ces membranes avoient le même fort que toutes les autres qui fe trouvent dans le corps humain, qui eft de s'amincir à mefure qu'elles fe dilatent, & qu'il étoit neanmoins vrai qu'elles étoient plus épaiſſes à l'endroit de ſon fond ſeulement, où le placenta eſt attaché.

La matrice eſt ronde & oblongue, car d'une baſe large qui eſt ſon fond, elle ſe termine peu à peu en pointe vers ſon orifice interne, qui eſt ſon endroit le plus étroit, ce qui la fait reſſembler à une petite ventouſe, ou bien à une poire. Et ſi on y joint ſon col, elle a la figure d'une fiole renverſée; elle n'eſt pas exactement ronde, mais un peu applatie par devant & par derriere, ce qui la rend plus ſtable, & l'empêche de vaciller. *Figure de la matrice.*

On voit deux petites éminences aux parties laterales & ſuperieures de ſon fond, qu'on appelle les cornes de la matrice, parce qu'elles reſſemblent à celles des veaux, lorſqu'elles commencent à pouſſer. Ces éminences qui répondent à deux petits enfoncemens qui ſont au haut & aux côtez de la cavité de l'uterus, ſe trouvent fort proches des extremitez par leſquelles les trompes s'inſerent dans le fond de cette poche. *Ce qu'on entend par les cornes de la matrice.*

La ſubſtance de la matrice eſt membraneuſe, & en quelque façon charnue, afin qu'elle puiſſe s'ouvrir pour recevoir la ſemence; ſe dilater & s'étendre pour l'accroiſſement de l'enfant; ſe reſſerrer pour l'aider à ſortir dans le tems de l'accouchement, & pour pouſſer après lui l'arriere-faix; & enfin ſe remettre dans ſon état naturel. *Subſtance de la matrice.*

La matrice eſt couverte du peritoine, comme on l'a fait remarquer; & l'envelope qu'elle en reçoit eſt forte & épaiſſe, pouvant aiſement ſe diviſer en deux, elle eſt gliſſante par dehors, & rude par dedans pour s'accrocher aux parties qu'elle revêt, elle embraſſe tout l'uterus, & l'attache au rectum, à la veſſie, &c. La membrane propre qui peut paſſer pour la ſubſtance même de la matrice, eſt compoſée de pluſieurs ſortes de fibres diverſement entre-lacées pour former des eſpaces *Membranes de la matrice.*

cellulaires à peu prés comme dans les glandes con-
globées ; au rang defquelles l'illuftre *Malpihi* a
mis la matrice : toute cette fubftance eft par dedans tapiffée d'une membrane nerveufe qui fert à
la fenfation, & qui appuie les fibres mufculeufes
de la fubftance de la matrice dont la furface con-
cave eft liffe & égale dans fon fond, & s'il arrive
qu'elle foit quelquefois ridée & inégale, ce n'eft
que dans le tems des menftrues, à caufe des orifices des vaiffeaux qui s'ouvrent au dedans de fa cavité, & qui y forment de petites éminences. On
la trouve toujours ridée dans fon col : la membrane nerveufe a connexion avec la tunique interne du vagin, & avec celle des trompes.

Connexion
de la ma-
trice.
　　La matrice eft attachée par fon col & par fon
fond ; le col qui eft couvert du peritoine, eft adherent à la veffie & aux os pubis par devant, &
par derriere au rectum & à l'os facrum. Le fond
ne tient pas fi fortement que le col, parce que ce
fond devoit être libre, afin de fe mouvoir, de
s'étendre, & de fe refferrer felon les occafions;
néanmoins pour empêcher qu'il ne fe jette plus
d'un côté que d'un autre, & qu'il ne foit agité
par des mouvemens continuels, on lui donne
quatre ligamens, fçavoir deux fuperieurs & deux
inferieurs.

FF
Les deux
ligamens
larges.
　　Les fuperieurs, qu'on appelle ligamens larges,
à raifon de leur forme, font membraneux, & entre-tiffus de quelques filets mufculeux : ils ne font
autre chofe que des productions du peritoine qui
viennent des lombes, & vont s'inferer aux parties laterales du fond de la matrice, & à celles du
vagin pour empêcher que le fond ne tombe fur le
col, comme il arrive lorfque ces ligamens font
trop relâchez : on les compare à des aîles de chauve-fouris, dont ils imitent la figure, ils fervent
encore à conduire les vaiffeaux qui vont fe rendre

à la matrice, & à affermir les testicules avec les trompes dans leur situation naturelle.

Les inferieurs, qu'on nomme ligamens ronds, à cause de leur figure ronde, prennent leur origine des côtez du fond de la matrice vers ses cornes, où ils sont un peu larges, mais en s'éloignant de la matrice ils s'arondissent : ils vont passer par les anneaux qui sont aux aponevroses des muscles de l'abdomen pour sortir de cette cavité, & se glisser obliquement sur l'os pubis, afin de se rendre aux aînes, où étant arrivez, ils se divisent en forme d'une patte d'oye en plusieurs petites branches, dont les unes s'inserent auprés du clitoris, quelques-unes aux grandes lévres de la vulve, & les autres aux cuisses, en se confondant avec les membranes qui couvrent la partie anterieure & superieure de ces organes ; c'est de là que viennent les douleurs que les femmes grosses ressentent dans les cuisses, & qu'elles sentent augmenter à mesure que la matrice grossit & monte en haut : c'est aussi la raison pourquoi elles ne peuvent pas être long-tems à genou, parce que les jambes étant ployées, elles tirent la peau des cuisses en enbas, & par consequent la matrice par le moyen de ces ligamens : il arrive encore que les boyaux & l'epiploon se glissant par les mêmes anneaux par où passent les ligamens ronds, font les descentes en tombant dans les aînes, & quelquefois même jusques dans les grandes lévres.

Ces deux ligamens sont composez d'une double membrane, & munis interieurement de toutes sortes de vaisseaux ; ils sont longs, nerveux, ronds, & assez gros proche de la matrice, où quelques Anatomistes les ont trouvez caves, aussi bien que dans leur chemin jusqu'aux os pubis, auquel endroit ils deviennent plus petits, & s'applatissent pour s'inserer comme nous venons de

GG
Les deux ligamens ronds.

Structure des ligamens ronds

dire ; on prétend que ce font eux qui empêchent
que la matrice ne monte trop haut ; mais cet ufage
n'eſt gueres neceſſaire, car le fond de la matrice
eſt trop attaché à ſon col, pour croire qu'il s'en
puiſſe beaucoup éloigner ; d'ailleurs ſi la Nature
ne s'étoit propoſée que de retenir la matrice dans
l'hypogaſtre par leur entre-miſe, elle ſeroit ſouvent trompée, puiſqu'ils lui permettent de monter juſques dans l'épigaſtre pendant la groſſeſſe ;
& ce n'eſt pas ſeulement durant la groſſeſſe que
ces ligamens ne peuvent pas l'aſſujettir dans un
même lieu, mais encore dans les mouvemens con-
vulſifs dont elle eſt ſuſceptible, & qui ſont quelquefois ſi grands, qu'ils ont fait dire à *Platon* &
à *Ariſtote*, que la matrice étoit un animal renfermé dans un autre animal ; car elle ſe meut tantôt
en en haut, tantôt en en bas, & fait des mouvemens ſi extraordinaires dans les vapeurs & dans
les maladies hyſteriques, qu'il eſt impoſſible de ne
pas s'appercevoir qu'alors ces ligamens ne ſuffi-
ſent pas pour la retenir, puiſqu'une bonne ou
méchante odeur eſt capable de la mettre en des
convulſions terribles, & de la faire changer de
place nonobſtant ces ligamens.

*Ils ne peu-
vent aſſu-
jettir la
matrice.*

Par la démonſtration que je viens de vous faire
de ces deux ligamens, il faut convenir qu'ils ont
un autre uſage que celui que tous les Anciens leur
ont donné, qui étoit d'empêcher que la matrice
ne ſe portât trop vers les parties ſuperieures : je
trouve au contraire que leur action eſt d'amener
le fond de la matrice en en bas, & par un mouvement de reſſort dont ils ſont capables, d'approcher le fond de la matrice de la verge dans le
tems de la copulation ; afin que l'orifice interne
reçoive avec plus de facilité la ſemence lorſqu'elle
ſort de l'extremité de la verge. Si on fait reflexion
ſur toutes les circonſtances qui accompagnent

cette action que je passe ici sous silence, & si on examine bien la structure de ces ligamens, on conviendra qu'ils ne peuvent pas avoir un autre usage que celui que je leur donne, & que sans leur secours la generation ne se feroit que tres-rarement.

Les nerfs de la matrice lui viennent de deux *Nerfs de la* endroits, les uns de la paire vague, & les au-*matrice.* tres de ceux qui sortent par l'os sacrum. Tous ces nerfs se vont répandre tant à son fond qu'à son col, ils la rendent susceptible de plaisir & de douleur, & ils la font sympathiser avec tou-tes les parties du corps; quand elle est bien dis-posée, ou quand elle souffre, le reste du corps s'en ressent; c'est ce qui fait appeller la matrice l'horloge qui marque la santé ou la maladie des femmes.

Les arteres qui vont à la matrice sont de deux *Arteres de* sortes; les unes sont partie de l'artere spermati-*la matrice,* que, que je vous ai démontrée; & les autres par-tent des arteres hypogastriques; les premieres se perdent toutes dans le fond; & ces dernieres qui sont les plus grosses, se distribuent principale-ment à son col, & à ses parties laterales; de sorte que la matrice est arrosée de toutes parts par le sang qu'elle reçoit de ces arteres. Les hemorroï-dales lui en fournissent aussi qui se distribuent à la partie inferieure du vagin.

Il n'eût pas fallu tant d'arteres à la matrice, *Pourquoi* si elles n'eussent porté du sang que pour sa nour-*tant d'ar-* riture; mais elles portent encore celui qui est *teres à la* necessaire pour la nourriture de l'enfant; elles le *matrice.* versent par une infinité de petits rameaux, prin-cipalement dans la partie glanduleuse à laquelle tient tout le corps du placenta, pour être con-duit par le cordon à l'enfant; & lorsque la femme n'eft pas groffe, ce même fang s'échape par plufieurs petits tuyaux qui s'ouvrent dans toute la circonference de fon fond, & tombe dans fa cavité, d'où il fort par le vagin; c'eft ce fang qui coule tous les mois, qu'on appelle les menftrues, ou les ordinaires. Ces tuyaux fe voyent manifeftement en celles qu'on ouvre peu de tems aprés qu'elles font accouchées, ou qu'elles ont eu leurs menftrues.

Arteres qui vont à l'o-rifice inter-ne de la matrice.

Il y a des rameaux de ces arteres qui vont à la partie exterieure ou la plus avancée de l'orifice interne, y porter du fang pour fa nourriture : ils laiffent quelquefois échaper de ce fang dans le tems de la groffeffe, particulierement lorfque les femmes en ont plus qu'il n'en faut pour la nourriture de l'enfant; c'eft pourquoi on ne doit pas s'étonner s'il y a des femmes qui ont leurs ordinaires plufieurs fois durant leur groffeffe, & qui ont porté leur enfant à terme; parce qu'alors ces purgations viennent des vaiffeaux qui font au col de la matrice, & non pas de ceux de fon fond, qui feroit obligé de s'ouvrir pour les laiffer paffer, ce qui cauferoit l'avortement.

Venes de la matrice.

Le nombre des venes n'eft pas moindre que celui des arteres; il y en a deux principales, qui font une fpermatique, & une hypogaftrique, qui accompagnent les arteres du même nom. Elles font faites d'une infinité de branches qui viennent de toutes les parties de la matrice, & qui reportent le fang dans le tronc de la vene cave; ces veines s'entr'ouvrent en plufieurs endroits les unes dans les autres, de maniere qu'elles s'abouchent par un grand nombre d'anaftomofes; ce qui eft un peu plus facile à voir que dans les arteres, car en foufflant dans une feule des venes de la matrice, on voit enfler non feulement toutes les autres, mais encore celles du col & des testicules.

On remarque encore à la matrice plusieurs vaisseaux limphatiques qui rampent sur sa partie exterieure, & qui vont se décharger dans le reservoir du chyle, après s'être réunis peu à peu en de
gros rameaux. Ces trois sortes de vaisseaux, aussi
bien que les nerfs, font mille circonvolutions dans
la substance de cet organe, afin que lorsqu'il
vient à s'étendre, ils se puissent allonger presque
sans efforts & sans distraction violente. *Ses vaisseaux lim-
phatiques.*

Après vous avoir démontré tout ce qui regarde
la matrice en general, il faut, pour en avoir une
parfaite connoissance, entrer dans le détail des
parties qui la composent ; puisque nous l'avons
comparée à une fiole, elle doit avoir comme elle
un fond, un col, & deux orifices ; l'un interne ;
qui est celui du fond ; & l'autre externe, qui est
celui du col ; nous commencerons par l'orifice
externe, parce qu'il se presente le premier. *Examen de
la matrice
en particu-
lier.*

JE ne rapporterai point les differens noms qu'on
a donnez à cette partie, je me contenterai de
vous dire qu'elle se nomme ordinairement la partie honteuse ; je ne sçai si elle a ce nom, parce
qu'elle se cache d'elle même, ou bien parce qu'on
est honteux de la montrer. Elle est composée de
plusieurs parties, dont les unes paroissent d'elles-
mêmes à l'exterieur, comme le penil, la motte,
les lévres, & la grande fente ; & les autres au contraire ne se peuvent voir qu'en écartant les lévres,
comme les nymphes, le clitoris, le meat de l'urine, & les caroncules. *H
L'orifice
externe de
la matrice.*

La premiere de toutes ces parties est le penil ; il
est situé à la partie anterieure des os pubis, ce
n'est autre chose que le dessus de la partie honteuse ; il est un peu élevé, parce qu'il est tout fourré
de graisse, qui sert comme de coussin, pour em- *Le penil.*

pêcher que la dureté des os ne blesse dans l'action.

K
La motte.

La motte est située un peu au dessous du penil ; c'est ce qu'on appelle le mont de Venus ; elle est élevée comme une petite colline au dessus des grandes lévres ; elle est, aussi bien que le penil, couverte de petits poils qui commencent à y croître à l'âge de quatorze ans. Ce poil empêche que les parties de l'homme ne se froissent contre celles de la femme dans les embrassemens ; il peut servir encore à entretenir ces endroits plus chauds.

LL
Les grandes levres.

De la motte descendent deux parties, l'une à droite, & l'autre à gauche, qui se joignent au perinée ; ce sont ces parties qu'on appelle les grandes levres : elles sont faites de la peau redoublée & garnie interieurement de chair spongieuse & de graisse, ce qui leur donne assez d'épaisseur : elles sont plus fermes aux filles qu'aux femmes ; elles sont molasses & pendantes à celles qui ont eu beaucoup d'enfans : elles sont seulement par dehors revêtues de poils, qui sont moins forts que ceux du penil & de la motte. Leur partie inferieure qu'on nomme le frein des levres, est une peau ligamenteuse qui se relâche beaucoup par le réiteration de l'acte venerien, & dans les accouchemens.

La grande fente.

L'espace qui est entre ces deux levres s'appelle la grande fente, parce qu'elle est beaucoup plus grande que l'entrée du col de la matrice, qu'on nomme la petite fente. Elle va depuis la motte jusqu'au perinée.

MM
Les nymphes.

En écartant les cuisses, & ouvrant les deux lévres, on découvre deux productions ou excroissances charnues, molles & spongieuses qu'on appelle nymphes, parce qu'elles président aux eaux en conduisant l'urine au dehors ; elles sont deux, l'une à droite & l'autre à gauche : elles sont situées entre les deux lévres à la partie superieure.

Leur figure est triangulaire, ou plutôt comme *Figure des* la moitié d'une ovale coupée suivant sa longueur, *nymphes.* ressemblant à cette membrane qui pend au dessous du gosier des poules ; leur couleur est rouge comme la crête d'un coq : leur substance est en partie charnue & en partie membraneuse, étant faite du redoublement de la peau interne des grandes lévres. Elles descendent du haut du clitoris par les côtez du conduit urinaire jusqu'environ le milieu des parties laterales du vagin, où elles s'attenuent & se perdent insensiblement ; leur largeur est environ d'un demi doigt, mais leur grandeur n'est pas toujours égale ; car il arrive quelquefois que l'une est plus grande que l'autre : il y a même des femmes qui les ont plus grandes les unes que les autres ; elles croissent à quelques-unes de telle sorte, qu'elles excedent les grandes lévres, & qu'on est obligé de les couper.

Elles s'avancent vers la partie superieure de la *Structure* grande fente, où en se joignant elles forment une *des nym-* petite membrane qui sert de chaperon au clitoris. *phes.* Les filles ont les nymphes si fermes & si solides, que lorsqu'elles pissent, l'urine sort avec sifflement. les femmes les ont molles & flasques, & principalement aprés avoir eu des enfans.

On prétend que les usages des nymphes sont *Usage des* de conduire l'urine comme entre deux parois, & *nymphes.* d'empêcher que l'air n'entre dans la matrice, mais je croi que leur usage, outre celui de donner du plaisir à la femme, est plutôt de s'étendre, afin de permettre aux grandes levres de prêter tout autant qu'il le faut pour le passage de l'enfant dans le tems de l'accouchement ; & cela est si vrai, qu'en ouvrant quelques femmes mortes peu de tems aprés être accouchées, je les ai trouvées presque effacées ; parce qu'étant faites de la peau interne & redoublée des grandes lévres, elles s'étoient tellement étendues qu'elles ne paroiſſoient plus.

NN
Le clitoris.

ON voit à la partie interne de la grande fente, au deſſus des nymphes, un corps glanduleux rond, long, & un peu gros à ſon extremité ; on l'appelle le clitoris. Il eſt inutile de rapporter tous les noms qu'on a impoſez à cette partie qu'on dit être le ſiege principal du plaiſir dans les embraſſemens ; il eſt vrai qu'elle eſt fort ſenſible, & il y a des femmes qui ſont d'un temperament ſi amoureux, que par la friction de cette partie, elles ſe procurent du plaiſir qui ſupplée au défaut des hommes ; c'eſt ce qui la fait appeller par quelques-uns, le mépris des hommes.

Grandeur
du clitoris.

Le clitoris eſt pour l'ordinaire aſſez petit, c'eſt ce qui fait qu'il ne paroît preſque point aux femmes mortes : il commence à paroître aux filles à l'âge de quatorze ans ou environ, & groſſit à meſure qu'elles avancent en âge, & ſelon qu'elles ſont plus ou moins amoureuſes : il enfle & devient dur dans l'ardeur des approches ; ce qui ſe fait par le moyen du ſang & des eſprits dont il ſe remplit dans cette action, de la même maniere que fait la verge de l'homme dans l'érection ; c'eſt pourquoi on l'appelle auſſi la verge de la femme, parce qu'elle lui reſſemble en beaucoup de choſes : il y a des femmes qui l'ont extrémement gros, & à qui il ſort hors des levres ; il y en a d'autres qui l'ont ſi long, qu'il a la grandeur de la verge d'un homme, & celles-là peuvent en abuſer avec d'autres femmes : il faiſoit paſſer autrefois pour hermafrodites les femmes en qui il étoit devenu d'une groſſeur conſiderable, comme cela arrive aſſez ſouvent aux femmes d'Egypte, & de quelques autres pays chauds où on eſt quelquefois obligé de le retrancher.

Les mêmes parties qui entrent dans la compoſition de la verge de l'homme, entrent dans celle du clitoris; ſon extremité reſſemble au gland, excepté qu'elle n'eſt pas percée, quoiqu'on y voye les veſtiges d'un conduit : il a une membrane d'une même nature que celle qui tapiſſe la ſurface interne des côtez de la grandeur; cette peau ſe joignant à angle aigu dans la partie ſuperieure de la fente, forme une production membraneuſe, & toute ridée, qu'on appelle le prépuce du clitoris, à cauſe qu'elle en recouvre l'extremité, & à ſa partie inferieure on voit un petit frein comme à la verge. Il y a deux nerfs caverneux, un de chaque côté, qui viennent de l'os iſchion : ce ſont ces nerfs, qu'on appelle, avant que de ſe joindre, les jambes du clitoris, & qui ſe réuniſſant, en font le corps, qui cependant eſt toujours diſtingué en deux parties droite ou gauche par une eſpece de cloiſon membraneuſe, comme la verge virile; le corps du clitoris eſt la moitié plus court que les jambes; à la difference de celui de la verge qui d'ordinaire eſt quatre fois plus long que ce qu'on nomme ſes jambes ou ſes racines. On trouve ſouvent les jambes du clitoris pleines d'un ſang noir & épais, embaraſſé dans leurs fibres.

Il a quatre muſcles qui vont s'attacher au clitoris; ſçavoir deux érecteurs & deux éjaculateurs; les deux premiers prennent leur origine comme vous voyez de l'éminence de l'iſchion; ils ſont couchez ſur les nerfs caverneux, & vont s'inſerer aux parties laterales du clitoris; ils peuvent par leur contraction comprimer des canaux ſanguins, & les obliger de ſe décharger dans la ſubſtance ſpongieuſe du clitoris pour la groſſir & la dreſſer; les deux autres, qu'on appelle éjaculateurs, ſont larges & plats, ils ſortent du ſphincter de l'anus, & s'avançant lateralement le long des

Compoſition du clitoris.

O
Le gland du clitoris.

P
Le prepuce du clitoris.

QQ
Les jambes du clitoris.

Quatre muſcles du clitoris.

RR
Deux éjaculateurs.

levres, s'inferent à côté du clitoris tout proche le conduit de l'urine. Dans leur action ils doivent un peu retrecir l'orifice du conduit urinaire.

Usage de ces muscles. Quoique ces quatre muscles finissent au clitoris, ils ne servent pas seulement à le relever & à le roidir, mais encore à resserrer & à retrecir l'orifice du vagin, parce qu'en se gonflant ils obligent les levres de se serrer l'un contre l'autre, de maniere qu'elles en compriment mieux la verge dans le tems des approches ; c'est aussi par le moyen de ces muscles que quelques femmes font mouvoir ces levres selon leur volonté.

Vaisseaux du clitoris. Le clitoris reçoit un nerf assez considerable qui vient de l'intercostal ; les arteres honteuses lui fournissent du sang, & les vene du même nom reportent ce même sang dans la vene cave : tous ces vaisseaux sont plus gros que ne le demande une partie aussi petite que le clitoris ; ce qui persuade qu'y étant porté plus d'esprits & de sang qu'il n'en faut pour sa nourriture, le reste est employé à quelqu'autre usage, par exemple, à le dresser, à le roidir, & à lui causer d'agreables titillations.

Usage du clitoris. Le clitoris étant d'un sentiment aussi exquis qu'il est, ne peut avoir d'autres usages que d'être le siege du plaisir que les femmes ressentent dans l'action.

Au dessous du clitoris on voit un trou rond, qui est l'entrée du conduit de l'urine ; ce canal est plus large & plus court que celui des hommes ; c'est pourquoi les femmes ont plutôt vuidé leur urine.

T Le conduit urinaire. Elles en reçoivent encore un autre avantage, qui est que l'urine sortant promptement, entraîne avec soi les petites pierres, le sable & le gravier qui reste souvent au fond de la vessie des hommes ; ce qui empêchent qu'elles ne soient aussi sujettes qu'eux à la pierre. Ce conduit qui s'avancent par un petit tubercule dans la grande fente, est environné

ronné d'un sphincter, qui est un muscle qui sert à retenir ou à lâcher l'urine quand on veut.

Il y a entre les fibres charnues de l'uretre & la membrane du vagin, un corps blanchâtre & glanduleux, épais d'un doigt, qui s'étend le long & autour du col de la vessie : il a plusieurs conduits qui sont autant de canaux excretoires que *Graëf* appelle lacunes, qui se terminent au bas du commencement de l'uretre à la partie anterieure de la vulve, où ils versent une humeur glaireuse qui enduit les parties exterieures de la vulve, & les lieux voisins, sans se mêler avec la semence du mâle. *Les prostates des femmes.*

EN descendant plus bas, & écartant les deux levres, on void une cavité oblongue, qu'on appelle la fosse naviculaire, au milieu de laquelle paroissent quatre caroncules appellées mirtiformes, parce qu'elles ressemblent aux grains de mirte ; elles sont situées de maniere que chacune occupe un angle, & qu'elle forment toutes ensemble un quarré : ce sont quatre petites éminences membraneuses charnues qui environnent la petite fente ; la plus grande au dessous du conduit de l'urine, les deux moyennes aux parties laterales, & la plus petite est placée posterieurement à l'opposite de la premiere. Leur nombre & leur arrangement varient neanmoins assez souvent, selon la difference des sujets. *Quatre caroncules mirtiformes.*

Ces caroncules sont rougeâtres, fermes, & relevées aux vierges, dans lesquelles elles sont jointes l'une à l'autre par leurs parties laterales, par le moyen de quelques petites membranes, qui les tenant aussi sujettes, leur font avoir la figure d'un bouton de rose à demi épanoui ; mais aux femmes elles sont separées les unes des autres, & particulierement à celles qui ont eu des enfans, parce que les membranes qui les unissent, étant une fois rompues, ou par l'entrée de la verge, ou par la sortie de l'enfant, ne se rejoignent jamais.

Substance des caroncules mirtiformes.

Elles sont faites des rides membraneuses & charnues du vagin, ce qui en rend l'entrée plus étroite ; elles ont deux usages, l'un d'embrasser & de serrer la verge lorsqu'elle est entrée, ce qui augmente le plaisir mutuel dans l'action ; & l'autre de pouvoir s'étendre aisement, afin de faciliter la sortie de l'enfant dans le tems de l'accouchement ; on a même observé qu'elles ne paroissent plus dans les premieres jours après l'enfantement, à cause de la grande dilatation du vagin, & qu'on ne les revoit qu'après que cette partie est retresse, & revenue dans son premier état.

XX Le col de la matrice.

LE col de la matrice est un canal rond & long, qui est situé entre l'orifice interne & l'externe ; il reçoit l'épée du mâle, & lui sert de fourreau ; c'est pourquoi on l'appelle vagin ou vagina, qui signifie une guaine.

Substance du col de la matrice.

Ce col est d'une substance nerveuse & un peu spongieuse, ce qui fait qu'il peut s'étendre & se resserrer : il est composé de deux membranes, l'une exterieure, qui est rouge & charnue, ayant ses fibres dirigées suivant la longueur de la partie, & faisant l'office d'un sphincter, c'est elle qui attache la matrice avec la vessie & le rectum ; & l'autre interieure, qui est blanche, nerveuse & ridée orbiculairement comme le palais d'un bœuf, sur tout à la partie qui approche de l'orifice externe. Aux femmes qui n'ont point eu d'enfans,

Grandeur de la matrice.

ce col a environ quatre pouces de longueur, & un pouce & demi de largeur ; mais à celles qui en ont eu, on ne peut en limiter la grandeur : les rides qui sont à la membrane interne, servent à le rendre plus capable de s'alonger ou de se racourcir, de ſe dilater ou de ſe reſſerrer pour s'accommoder à la longueur & à la groſſeur de la verge, & pour donner paſſage à l'enfant quand il ſort de la matrice.

Quelques Anatomiſtes prétendent qu'il y a une membrane qu'ils appellent hymen, ſituée dans le vagina proche les caroncules ; ils veulent qu'elle ſoit placée en travers, qu'elle ſoit percée dans ſon milieu pour laiſſer couler les mois ; qu'elle demeure ainſi tendue juſqu'à ce que par l'approche de l'homme, ou autrement elle ſoit rompue & déchirée ; & qu'enfin c'eſt cet hymen qui eſt la marque du pucelage. *Ce qu'on appelle hymen.*

Quelque diligence que j'aie faite pour chercher cette membrane, je ne l'ai point encore vue, quoique j'aye ouvert des filles de tout âge, c'eſt pourquoi je ne puis pas en convenir : on peut avoir trouvé le col de la matrice fermé d'une membrane à quelques-unes, comme on l'a trouvé à l'endroit des caroncules à quelques autres : mais ce ſont des faits particuliers & extraordinaires. *L'hymen ne ſe trouve point.*

Je ne veux pas nier qu'il n'y ait quelque marque de la virginité ; que la premiere copulation ne donne ſouvent de la peine à l'un & à l'autre ſexe ; qu'il ne s'y puiſſe répandre quelques goutes de ſang ; & que les filles vierges ne reſſentent un peu de douleur dans les premieres approches, mais je ne croi pas que cela arrive comme on le prétend, par la rupture & le déchirement de cette membrane imaginaire, y ayant bien plus lieu de croire que c'eſt par l'effort que fait la verge pour enrrer dans le vagin, en forçant ces caroncules mirtiformes, & en rompant ou dilatant les petites membranes qui les tiennent jointes enſemble ; ce qui rend cette ouverture fort étroite : voilà en quoi conſiſte la veritable marque du pucelage. Toutes les filles chaſtes ne peuvent pourtant pas *Le veritable ſigne du pucelage.*

D ij

donner à leur nouvel époux ces foibles témoignages de leur vertu, y en ayant à qui la Nature a
épargné cette petite douleur, en disposant ces
caroncules, de maniere que la verge peut entrer
sans faire violence, quoiqu'elles ayent toujours
été fort sages : & enfin on ne doit pas être si
prompt à décider sur l'honneur des filles, puisque
d'ailleurs ni l'étrecissement de l'orifice du vagin,
ni le linge taché de sang, ne sont pasdes marques
assurées de la défloration des filles.

L'Orifice interne de la matrice est un trou semblable à celui qui est au bout de la verge de
l'homme : c'est le commencement d'un conduit
étroit qui s'ouvre pour donner entrée à ce qui
doit être reçu dans la matrice, ou pour laisser
passer ce qui en doit sortir. Cette partie ressemble tout-à-fait bien au museau d'un petit chien
nouveau né, ou à celui d'une tanche.

Cet orifice est fort épais, parce qu'il est composé d'une chair spongieuse, & de membranes
froncées & ridées, qui peuvent se dilater & s'é-
tendre beaucoup ; quoique cette ouverture soit
si petite dans les vierges, qu'à peine y peut-on
introduire un stilet des plus menus, neanmoins
quand elles sont devenues femmes, elle s'ouvre
suffisamment pour laisser passer un enfant : je croi
que cela ne se fait pas sans peine, puisque c'est cette
partie qui retarde le plus l'accouchement, en ne
s'ouvrant que peu à peu par des efforts que l'enfant fait pour l'obliger à se dilater. Quand les
Accoucheurs touchent cet orifice, ils trouvent
qu'il ceint la tête de l'enfant comme une couronne, ce qui fait appeller cet état le couronnement
de l'enfant : mais aprés que l'enfant est passé, cet
orifice disparoît, & toute la matrice n'est plus
qu'une grande cavité depuis l'entrée du col jus-

qu'à son fond, ce qui ne dure pas long-tems ; car immediatement après l'accouchement, ces parties se retrecissent comme une bourse à jettons, dont on tire les cordons pour la fermer, & elles reprennent leur état naturel.

L'orifice interne s'entr'ouvre pour recevoir la semence dans le moment de l'éjaculation ; il se referme ensuite si exactement après l'avoir reçue que la sonde la plus petite n'y pourroit pas entrer. Il demeure en cet état jusques vers les derniers mois de la grossesse, qu'il s'abbreuve d'une humeur visqueuse & glaireuse, qui transsudant des porositez internes de la matrice, découle par cet orifice, ce qui sert à l'amollir & à l'humecter, afin qu'il puisse s'étendre plus facilement pour laisser sortir l'enfant.

L'orifice interne est fermé pendant toute la grossesse.

L'action de l'orifice interne est purement naturelle, puisqu'il agit par une mecanique necessaire, & indépendante de l'ame : & si les mouvemens en étoient volontaires, il se pourroit trouver des femmes qui lui en feroient faire de tout opposez à ceux qu'il fait.

Action de l'orifice interne.

LA derniere partie qui reste à examiner, est le fond de la matrice, qui est son propre corps, & la partie principale pour laquelle toutes les autres sont faites ; elle est plus ample, plus large, & plus élevée que les autres : je l'ai ouverte de sa longueur, afin que vous voyez sa capacité, qui est l'endroit où se passe ce qu'il y a de plus surprenant & de plus admirable dans la Nature.

ZZ Le fond de la matrice.

Le conduit qui est depuis l'orifice interne jusqu'à la principale cavité de la matrice, est appellé le col court, pour le distinguer du veritable col, qui est le vagina ; il est de la longueur d'un pouce ou environ ; il est assez large pour laisser entrer une plume d'oye ; sa cavité est inégale & ridée.

Le col court de la matrice.

Ce col auffi-bien que l'orifice interne, fe ferme
aprés la conception, & demeure fermé pendant
tout le tems de la groffeffe.

Subftance du fond de la matrice. La fubftance de ce fond eft membraneufe, charnue & glanduleufe, fes parois ont un doigt d'é-
paiffeur, ce qui fait qu'il peut s'étendre commodement ; fa fuperficie externe eft polie & égale,
excepté fes deux côtez où on voit deux éminences
qu'on nomme les cornes, où s'attachent les ligamens ronds ; l'interne eft parfemée de beaucoup
de petits pores & de petits vaiffeaux qui diftilent
tous les mois le fang qui doit être évacué, c'eft ce
qu'on appelle menftrues.

La cavité de la ma- trice eft unique. La matrice des femmes n'a qu'une cavité, non
plus que celle des bêtes : les lapines, les chiennes,
&c. ont une matrice dont les deux cornes fe dilatent & forment des facs particuliers qui contiennent chacun un petit. Ce n'eft pas la même chofe
de la femme, de la cavalle, &c. où la matrice ne
forme qu'une cavité qui s'élargit plus ou moins
felon la groffeur du fœtus, & felon le nombre des
enfans, comme lorfqu'il y a des gemeaux. Les
cotiledons de la matrice font plus petits dans les
femmes que dans les femelles des autres animaux :
& on peut dire que dans celles là, ce ne font que
des inégalitez de la partie glanduleufe, laquelle a
été beaucoup augmentée pour donner racine au
placenta.

La cavité de la ma- trice eft fort petite. Cette cavité eft fi petite, qu'on a de la peine à
comprendre qu'un enfant, & quelquefois même
plufieurs, puiffent être formez dans un efpace fi
refferré ; mais il ne falloit pas qu'elle fût plus grande pour pouvoir embraffer étroitement l'œuf. Et
vous remarquerez que cette cavité n'eft pas abfolument ronde, qu'elle eft un peu applatie, afin
qu'en approchant fes deux parois l'un de l'autre,
elle puiffe pouffer la femence reçue par les trom-

pes jufqu'aux ovaires, comme nous le ferons voir
dans la fuite en parlant de la generation.

CHAPITRE III.

Qu'eſt-ce que generation.

LA generation eſt une production d'un Erre
ſemblable à celui dont il a été detaché, c'eſt
par ſon moyen que les hommes produiſent leurs
ſemblables, auſſi bien que tous les animaux chacun dans leurs eſpeces. L'Auteur de la Nature
n'ayant pas trouvé à propos de rendre les Etres
qui peuplent l'Univers immortels par eux-mêmes, il a voulu qu'ils ſe perpetuaſſent en s'en-
gendrant les uns des autres, juſques à ce qu'il
lui plût de détruire le monde qui eſt l'ouvrage
de ſes mains.

C'eſt donc l'intention du Createur que tous
les êtres ſe multiplient par le ſecours de la generation, & pour cet effet, il leurs a donné à
tous les parties qui y étoient neceſſaires, il a
doué ces parties d'un certain plaiſir qui les dé-
termine à s'accoupler & qui les y porte malgré
eux ſans pouvoir s'en deffendre : il a fait plus,
il a donné à tous les animaux une tendreſſe naturelle qui leurs fait aimer leurs petits, les couver, les deffendre, les allaiter, & leurs apporter dequoi les nourrir, juſques à ce qu'ils ſoient
en état d'en aller chercher eux-mêmes.

L'homme & la femme ne ſont pas exempts
de cette loi generalle, leurs parties ſont ſenſibles
au plaiſir comme celles des animaux, & c'eſt
ſouvent ce plaiſir, plûtôt que le deſir d'avoir
des enfans qni les fait ſoûmettre aux loix du mariage, & c'eſt en quoi le Seigneur a donné des

marques de sa sagesse & de sa prévoyance, sçachant bien que la generation deviendroit une action indifferente à l'homme, s'il n'attachoit aux parties destinées pour la faire un aiguillon de plaisir qui l'y entrainât, & dont il lui fût difficile de se deffendre.

Nous voyons neanmoins quantité d'hommes qui ne se soûmettent pas à ce principe universel, les uns par devotion qui se jettent dans des cloîtres, les autres par libertinage qui ne veulent pas subir le joug du mariage, & d'autres par avarice qui craignent la dépense qu'il faut faire pour élever les enfans. Je ne sçai point s'ils font bien suivant les regles des Casuistes ; mais je croi qu'ils péchent contre l'intention du Createur dont le dessein est de peupler l'Univers, car si tous les hommes prenoient ce parti, les Etats se détruiroient, & le monde deviendroit un désert.

Puisqu'il y a des gens insensibles aux avantages & aux plaisirs du mariage, qui ne se souciant point de se voir revivre dans des successeurs qui sont d'autres eux-mêmes, & qui deviennent inutils à l'Etat, en lui refusant des sujets qui le soûtiendroient, je voudrois qu'ils le dedommageassent par quelqu'autre endroit, si j'en étois crû ; car tout homme qui auroit atteint l'âge de vingt cinq ans, payeroit un impôt à l'Etat que l'on augmenteroit tous les ans jusques à ce qu'il se mariât, & qui finiroit au jour de son mariage, & cet argent seroit employé pour l'éducation des enfans dont les peres n'auroient pas un bien suffisant pour les élever.

Platon, & aprés lui, les plus grands Philosophes disent que celui qui refuse de se marier & d'avoir des enfans commet un crime, parcequ'outre qu il devient un membre inutil à la république, il renonce à l'immortalité, & meurt tout entier.

J'ai dit qu'avant que d'entrer dans le détail de ce qui se passe dans la generation, il falloit connoître les parties de l'homme & de la femme ; mais cette connoissance seule ne suffit pas, il y a deux liqueurs, l'une est la semence que l'homme donne, & l'autre le sang menstruel que fournit la femme qu'il faut examiner, & dont on doit être instruit, c'est ce que nous allons faire.

CHAPITRE IV.

Qu'est - ce que semence.

LA semence est une liqueur blanche écumeuse & animée, separée du sang par les testicules, & absolument nécessaire pour la generation. Ceux qui ont cru qu'elle étoit la cause materielle de l'enfant, l'ont regardée comme un assemblage de quantité de petites particules détachées de toutes les parties du corps dont elles étoient extraites, lesquelles se separoient de la masse du sang en passant par les testicules, & que par l'arrangement de toutes ces particules dans la matrice qui avoient chacunes une idée naturelle des parties dont elles étoient detachées, il s'en formoit un enfant.

Depuis les premiers Anatomistes jusques au dernier siécle, on a cru que c'étoit le sang qui étoit la veritable matiere de la semence qu'étant apporté par les vaisseaux spermatiques dans la substance du testicule par sa vertu & sa chaleur, il s'en feroit une coction, & que ce sang y étoit converti en semence, on croyoit que la véne

& l'artere spermatique de chaque côté s'anasto-
mosoient ensemble, & qu'il s'y faisoit un mêlange de sang vénale & d'arteriel, & que ces
deux sangs dans le chemin qu'ils faisoient ensemble pour parvenir au testicule, ils étoient
preparés pour devenir semence : c'est pourquoi
ils ont apellé cette véne & cette artere vaisseaux
preparans.

Cette opinion sur le mêlange du sang vénal
avec l'arteriel s'est détruite dans le dernier siécle par la découverte de la circulation du sang.
On a connu qu'il n'y avoit que l'artere spermatique qui apporte du sang de la grosse artere
au testicule, & que la véne spermatique repor-
toit ce même sang dans le tronc de la véne cave ; mais l'opinion que c'étoit du sang qui devenoit semence dans le testicule a toûjours subsisté, avec cette difference, qu'on n'y admettoit
plus le sang vénal, & qu'il n'y avoit que l'arteriel qui en étoit l'unique maître : c'etoit le
sentiment de Mauriceau dans lequel il a persisté
tant qu'il a vécu.

Ces trois opinions que je viens de rapporter
ne sont pas plus vraïes les unes que les autres,
on a obligation aux Anatomistes modernes qui
ont fait voir qu'il ne se faisoit point de coction
dans la substance du testicule, que la semence
y étoit seulement separée & filtrée, comme toutes les autres liqueurs le sont par les glandes,
de sorte pue sans avoir recours à des vertus &
à des facultez, je vais vous expliquer ce que
c'est que la semence, & comment elle se fait,
j'entens la semence des hommes, car pour celle
des femmes j'en parlerai ailleurs.

Le sang porté du tronc de la grosse artere
par l'artere spermatique au testicule, se répand
dans toute sa substance, qui n'est qu'un compo-

fé d'une infinité de petits filets entrelaffés les uns dans les autres, femblables à un tamis tres fin dont les porofités font tres-petites, & neanmoins capables de laiffer échaper la liqueur feminale mêlée avec le fang dont tout le tefticule eft arrofé : ces petites particules feminales ainfi feparées, fe coulent le long des filamens jufques à l'épidydime qui eft à la partie fuperieure du tefticule, & qui fait le commencement du vaiffeau déferent, & affemblées enfemble elles font un corps de liqueurs qui eft conduit par le vaiffeau déferent dans les refervoirs de la femence, qui font des gardouches ou veffucules feminaires placées entre le col de la veffie & le rectum : c'eft là où nous laiffons la femence, d'où elle fortira dans quelque tems pour porter la fecondité dans l'ovaire de la femme.

CHAPITRE V.
Du fang menftruel

LE fang que les femmes perdent de tems en tems, eft appellé fang menftruel, parce que cette évacuation fe fait & fe doit faire chez elles, tous les mois ; c'eft une loy impofée aux femmes par la Nature, d'avoir de petites pertes de fang douze fois l'année, à jour marqué. Elles y font tellement accoutumées, qu'elles regardent ces pertes comme des ordinaires qui ne doivent pas manquer ; car lorfqu'elles fe dérangent, elles font iucommodées ; c'eft pourquoi la matrice qui fait ces fortes d'évacuations, eft comme l'horloge des femmes, qui marque leur bonne ou leur mauvaife fanté.

Il y a neanmoins deux tems pendant lefquels la femme ne doit point avoir fes ordinaires, le premier, pendant qu'elle eft groffe, parce que le

fang qu'elle perdoit, est employé pendant la groffeffe à la nourriture de l'enfant ; le fecond quand
elle est nourrice, à caufe que le chyle qui deviendroit fang, est converti en lait ; il n'y a pour
lors point de fang fuperflu, & par conféquent
point befoin d'évacuation : ainfi la femme ne
doit rien voir dans ces deux occafions.

Les filles commencent à avoir leurs ordinaires
à quatorze ans ; & lorfqu'elles ont une fois paffé
ce tems, elles font reputées grandes filles ; fi elles
avancent ce tems, ou qu'elles reculent, c'est contre les regles de la Nature. Les femmes ceffent de
les avoir à cinquante ans ou environ ; de forte
que depuis quatorze ans jufqu'à cinquante,
elles font en état d'avoir des enfans.

Les fentimens des Anciens font differens,
fçavoir fi ce fang s'échape par les vaiffeaux du
fond de la matrice, & fi ce font les arteres ou les
veines qui le fourniffent ; mais fans m'arrêter à
leurs opinions, je vous dirai que ce fang fort par
les vaiffeaux du fond de la matrice, & qu'il y est
apporté par les arteres ; car la circulation nous
apprend que les veines n'apportent rien de la
maffe du fang à la matrice, qu'elles ne font que
reporter dans la veine cave le fuperflu du fang
dont elle a été arrofée.

Ces mêmes arteres, quand la femme est groffe,
s'abouchent avec le placenta, d'où part un cordon qui en conduit le fang à l'enfant pour le
nourrir ; le reste de ce fang est reporté par le
même cordon au placenta, qui le verfe dans les
embouchures des veines pour être reporté à la
maffe ; c'est pourquoi les femmes ne voyent rien
pendant la groffeffe, ou ne doivent rien voir ;
car il y en a quelquefois qui dans les premiers
mois ont été reglées, & même quelques-unes durant tout le tems de la groffeffe, mais cela est

rare, & n'arrive qu'à des femmes fanguines, dont le fang, par trop de repletion, cherche à s'échaper par les vaiffeaux du col de la matrice ; & comme ce cas eft extraordinaire, il ne change rien de la loy generale.

La durée de cette évacuation n'eft pas reglée par la Nature, les unes ne l'ont que pendant vingt-quatre heures, à d'autres elle dure pendant deux ou trois jours, & à d'autres elle fe continue jufques au fixiéme ou feptiéme jour, cela dépend du temperament, du plus ou du moins de nourriture que l'on prend, & de l'exercice ou du travail que la femme eft obligée de faire.

Pour la quantité du fang qui doit s'évacuer, on ne peut pas la déterminer ; il y en a qui en perdent tres-peu, & d'autres qui font obligées de mettre des linges, fans quoi on les fuivroit à la pifte de leur fang. Les Dames qui mangent beaucoup, & qui font fedentaires, ont leurs ordinaires en abondance, parce que fourniffant beaucoup de matiere pour faire ce fang, & ne faifant aucun exercice, il faut bien que ce fang forte, ou qu'elles meurent.

La qualité de ce fang eft ordinairement bonne, car étant deftiné, & fervant effectivement pour la nourriture de l'enfant, il ne doit pas être plein d'autant d'impuretez, comme quelques Auteurs lui en donnent, ni produire tous les méchans effets qu'on lui impute ; il eft bien vrai qu'il fe fait des fuintemens des glandes du col de la matrice, dont les ferofitez fe mêlant avec ce fang, font qu'il ne paroît pas de bonne qualité, & qu'il ne teint pas le linge d'une couleur auffi vermeille qu'il auroit fait fans ce mêlange ; mais fi on le confideroit en fortant des embouchures des arteres du fond de la matrice, on le trouveroit d'une belle couleur, & d'une bonne confiftance, & tel qu'il doit être pour nourrir un enfant.

On demande dans lequel de ces trois tems une femme devient groffe, ou fi c'eft éloigné de fes ordinaires, ou fi c'eft avant que de les avoir, ou fi c'eft aprés qu'elles font finies. On répond que c'eft prefque toujours à la fin de fes ordinaires; & les Accoucheurs comptent pour le premier jour de la groffeffe celui où les ordinaires ont fini, & ils ne fe trompent gueres, car dans le tems de cette évacuation, & immediatement aprés, la matrice échauffée par ce fang qui y a paffé, fait que la femme en chaleur defire le mari avec plus d'ardeur, & qu'elle le reçoit plus amoureufement, & de l'aveu de prefque toutes les femmes, c'eft le tems où elles reffentent plus de plaifir, & c'eft auffi celui où elles conçoivent plutôt.

Quoique ce foit une loy abfolue aux femmes d'être reglées pour fe bien porter, il y en a neanmoins quelques-unes qui ne l'ont jamais été. En voici un exemple. La femme d'un Valet de Chambre du Roy, m'a dit il y a fept à huit ans, qu'elle n'avoit jamais eu d'ordinaires, qu'elle n'avoit point été faignée de fa vie, & qu'elle ne fçavoit point de quelle couleur étoit fon fang, parce qu'elle n'en avoit pas vû une feule goute; & ce qu'il y a encore de particulier, c'eft que fa mere ayant pris une payfanne pour la nourrir chez elle à Saint-Germain en Laye, qui s'ennuyant de ne plus voir fa propre fille qu'elle avoit donnée à une autre nourrice, pria la mere de trouver bon qu'elle la prît, difant qu'elle fe fentoit affez de lait pour les nourrir toutes deux enfemble : ces deux filles nourries du même lait, n'ont jamais rien vû, & fe portent parfaitement bien; mais auffi elles n'ont point eu d'enfans, quoiqu'elles ayent à préfent chacune vingt années de mariage.

CHAPITRE VI.

De la fecondité.

LA fecondité eſt une diſpoſition naturelle qu'ont tous les animaux de produire leurs ſemblables, mais cette diſpoſition deviendroit inutile, ſi tant les mâles que les femelles ne ſuivoient pas un inſtinct qui les fait s'accoupler les uns avec les autres, d'où s'enſuit la generation : tous les animaux ſe laiſſent entraîner par cet inſtinct qui leur a été donné par le premier Etre dès la création du Monde ; il n'y a que l'homme qui, rebelle aux volontez du Souverain Maître, invente de méchantes raiſons pour ne s'y pas ſoumettre.

Dans l'Ancien Teſtament la fecondité étoit regardée comme une grace particuliere du Seigneur ; c'étoit la benediction des mariages, & les familles les plus nombreuſes étoient reputées les plus heureuſes ; il n'y avoit ni Moines, ni Religieux dans ces tems, tout le monde ſe marioit, & faiſoit des enfans. Nous voyons dans les Evangiles de la Nativité du Sauveur du Monde, & de la Vierge, une longue Genealogie de Patriarches qui ſe ſont engendrez les uns les autres ; ſi par caprice quelqu'un de ces Patriarches eut voulut ſe faire Moine, ces genealogies d'où à dépendu le ſalut des hommes, auroient été interrompues, comme nous avons vû des premieres familles de la France finir par une eſpece de devotion mal placée.

Mais ſans penetrer dans l'Antiquité, on voit les bons effets de la fecondité ; elle produit des Etres qui peuplent l'Univers ; elle donne des Su-

jets aux Etats & aux Republiques ; elle fait naître des enfans qui soutiènnent & perpetuent les
familles ; elle imprime la qualité de pere & de
mere aux gens mariez ; elle redouble l'amitié
conjugale de mari pour la femme, qui se voyant
revivre dans des enfans qui portent son nom,
cherche à lui donner tous les jours de nouvelles
marques de son amour & de sa reconnoissance ;
mais quand il n'y a point d'enfans, le froid &
l'indifference regnent entre le mari & la femme ;
& pour lors le mari ressemble au Jardinier qui
neglige de labourer un arbre qui ne lui donne
point de fruit.

Mauriceau qui a été marié pendant quarante-
six ans sans avoir eu des enfans, dit dans son
Livre qu'il ne pardonne la passion d'être pere
qu'à ceux qui sont de la famille des Cesars & des
Bourbons ; qu'il s'étonne comment des gens du
commun peuvent souhaiter ce qui n'est permis
qu'aux Monarques & aux hommes Illustres. Tous
ceux qui n'ont point d'enfans, & qui ont perdu
l'esperance d'en avoir, parlent comme Mauriceau : ils croyent faire les esprits forts, & se distinguer des autres hommes, en témoignant de
l'indifference d'avoir des successeurs ; mais dans
le fond de l'ame ils pensent autrement ; & il n'y
en a pas un qui ne donna la moitié de son bien
pour avoir un enfant : je l'ai oui dire à Mauriceau lui-même plus d'une fois, & jamais homme
ne l'a tant souhaité.

On ne peut pas statuer sur des signes absolument
certains de la fecondité : elle dépend principalement de la structure de la matrice, qui est un organe composé de plusieurs ressorts, qui tous ensemble doivent s'accorder, afin qu'elle fasse bien
son devoir ; & comme on ne peut pas changer la
mecanique de cette partie, quand quelqu'un de

ces

ces reſſorts eſt mal fabriqué, il ne faut pas être ſurpris ſi une femme ne fait point d'enfans, quoique d'ailleurs elle paroiſſe avoir des diſpoſitions favorables & neceſſaires pour en donner.

Les ſignes generaux de la fecondité, ſont qu'une femme ait eu ſes ordinaires, qu'elle ſoit bien reglée, que le ſang en ſoit vermeil, & de bonne conſiſtance, qu'elle n'en ait ni trop, ni trop peu, qu'il coule ſans interruption, que l'évacuation ne dure qu'environ trois jours, qu'elle les ait ſans douleurs & ſans coliques, que la femme ne ſoit point trop graſſe, qu'elle ne ſoit point contrefaite dans la taille, qu'elle ne ſoit point mangée de vapeurs, qu'elle n'ait point de fleurs blanches, point de pâles couleurs, point d'appetit dépravé, qu'elle ait un bon teint, & qu'elle ſoit d'un temperament ſanguin, qui eſt le meilleur de tous.

Avec toutes ces diſpoſitions favorables pour la fecondité, il faut encore que l'imagination de la femme ſoit échauffée par les avant-goûts du plaiſir; il faut qu'elle ſouhaite l'action, qu'elle s'y abandonne ſans reſerve, qu'elle s'y porte avec ardeur, qu'elle ſente ce qu'elle fait, & qu'entierement occupée de ce qui ſe paſſe, ſon eſprit ne ſoit point ailleurs.

Il ne ſuffit pas pour qu'une terre produiſe, qu'elle ait les qualitez d'une bonne terre, il faut encore pour la rendre feconde qu'elle reçoive du bon grain; auſſi la femme avec toutes les bonnes qualitez que je viens de marquer, doit recevoir de l'homme une ſemence bien conditionnée, qui y porte la fecondité: toutes les ſemences des hommes ne ſont point capables de production: on voit des femmes faites & taillées de maniere à donner des enfans, & qui neanmoins n'en font point; le défaut alors vient du mari qui en ſe-

mence mal sa terre, ce qui fait qu'elle ne produit
rien : l'experience journaliere nous fait voir que
plusieurs femmes n'ont point eu d'enfans avec
leur premier mari, & qu'elles en ont fait avec
un second.

La fecondité dépend donc souvent des bonnes
qualitez de la semence du mari, & la meilleure
est celle qui sort d'un temperament sanguin : le
bilieux a une semence acre & piquante ; le melancolique l'a trop lente & trop épaisse ; le pi-
tuiteux la donne trop froide & trop sereuse ;
mais celle du sanguin est blanche, écumeuse, &
d'une consistance à porter la fecondité dans l'o-
vaire de la femme. En effet de tous les temperamens, le sanguin est preferable aux autres, il est
doux, sincere, affable, amoureux, cordial, & le
moins vicieux ; c'est aussi celui qui gagne le cœur
des femmes, qui en est le plus aimé, & qui donne
des enfans en plus grand nombre.

CHAPITRE VII.

De la sterilité.

LA sterilité est une disposition generale de
toute l'habitude du corps, & en particulier de
la matrice, tout à fait opposée à la fecondité ; autant qu'on loue la femme feconde, autant méprise-
se-t-on celle qui est sterile : en effet à quoi est-elle
bonne ? quel usage en faire dans le monde ? elle
est comme une terre ingrate qui ne peut pas faire
profiter la semence qu'on y jette.

On distingue deux sortes de sterilitez ; l'une
qui est naturelle, & l'autre qui arrive par accident ; par la naturelle on entend celle qui vient
par le vice de la conformation, laquelle on ne voit
point, & à laquelle on ne peut apporter aucun

remede ; par celle qui vient par accident , on entend celle dont on connoît la cause, & à laquelle le Chirurgien peut remedier.

La sterilité naturelle est celle dont les parties de la matrice sont mal construites dès la premiere conformation, & qui par consequent ne peuvent point faire l'action auquel elles étoient destinées ; comme un fond de matrice trop dure & trop solide, qui ne laisse point échaper par les embouchures des arteriolles, le sang qui doit sortir tous les mois, & qui ne peut point recevoir les racines de l'œuf & du placenta : une trompe dont l'ouverture du côté de la matrice, qui étant bouchée, ne permet pas à la semence de l'homme d'être portée à l'ovaire, ni à l'œuf de descendre dans la matrice ; des ressorts de la trompe mal fabriquez, qui l'empêcheront d'aller embrasser l'œuf pour le recevoir, & le conduire où il doit aller ; la membrane de l'ovaire trop épaisse qui ne permettra pas à la semence de penetrer dans l'œuf, ni de le laisser échaper. Or plusieurs empêchemens de cette nature, rendent une femme sterile pendant toute sa vie, celles qui ont eu plusieurs maris, & qui neanmoins n'ont point fait d'enfans, doivent être certaines qu'elles ont quelqu'un de ces défauts naturels qui les empêchent d'en avoir.

On renferme les causes de la sterilité par accident en quatre articles ; le premier est la mauvaise habitude de tout le corps : le second, les impuretez qui se jettent, & qui s'écoulent par la matrice : le troisiéme, quand l'orifice interne est caleux ou recourbé : & le quatriéme est quand l'orifice externe n'est pas ouvert comme il le doit être.

Par la mauvaise habitude, on entend une fiévre lente qui mine & affoiblit ; une maigreur universelle qui fond jusques aux parties solides, une masse de sang corrompu, dont les particules seminaires sont tellement dissoutes & aigries, qu'elles ne sont plus propres à être assemblées dans l'œuf pour former les parties de l'enfant; une indolence pour l'action, une insensibilité pour le plaisir, & une indifference pour les caresses du mari.

La matrice, quoique la partie la plus noble & la plus necessaire pour la production de l'individu, est neanmoins un égoût par où s'écoulent les ordinaires tous les mois, & les vuidanges dans les couches. Si elle ne donnoit passage qu'à ces deux évacuations reglées, elle ne deviendroit pas sterile, elle n'en seroit au contraire que plus fertile, mais les fleurs blanches & les impuretez qu'elle reçoit tres souvent, dont elle est abreuvée, & quelquefois ulcerée, font qu'il n'est plus dans son pouvoir de faire la fonction naturelle, & la rendent incapable de produire un enfant.

La troisiéme cause de la sterilité se trouve à l'orifice interne de la matrice, qui devenu d'une substance dure & calleuse, ne peut pas s'ouvrir pour recevoir la semence de l'homme, ou se fermer pour la retenir lorsqu'il la reçûe, ou quand l'ouverture de cet orifice ne regarde pas directement l'orifice externe, étant recourbé ou à droite, ou à gauche, ou en arriere, de sorte que la semence éjaculée ne peut pas être lancée en droite ligne contre cet orifice interne, & qui par consequent ne peut pas la recevoir.

Enfin la quatriéme cause qui rend une femme sterile, c'est quand l'orifice externe est tellement clos & bouché, que la verge de l'homme ne peut pas entrer, ce qui arrive ou par la jonction des quatre caroncules mirtiformes, ou par une membrane supernumeraire qui en bouche le passage;

il y a tant d'exemples de filles qui sont venues
au monde imperforées, qu'on ne peut pas douter
de ce fait, il a fallu avoir recours à la main du
Chirurgien, pour donner moyen aux ordinaires
de sortir, & à la verge de l'homme d'y entrer,
sans quoi le mariage ne se pouvoit pas consommer. Fabricius cite l'exemple d'une servante que
tous les Ecoliers d'une Pension ne purent pas de-
puceler.

Il y a du remede à ces quatre causes accidentelles, à la premiere en guerissant la fiévre, re-
donnant de l'embonpoint, & purifiant la masse
du sang : à la seconde en détournant les impuretez qui se jettent, & qui abreuvent la matrice :
à la troisiéme en rendant la souplesse à l'orifice
interne par des injections émollientes, & en faisant pancher la femme dans l'action sur le côté
droit ou gauche, selon que l'orifice interne y
est recourbé, ou bien s'il regarde l'intestin rectum, en empruntant la posture des animaux qui
est assurement la meilleure & la plus naturelle : à
la quatriéme en débridant les caroncules, ou en
ouvrant la membrane supernumeraire, afin que
la verge puisse entrer dans le vagin, & porter
à la matrice la semence necessaire pour la generation.

Dans tous les tems la sterilité a été regardée
comme un défaut essentiel. Les femmes qui ne
donnent point d'enfans, sont meprisées, & com-
parées à un arbre sec qui ne porte point de fruit,
que l'on arrache, & que l'on jette au feu. Dans
l'Ancien Testament on croyoit que la sterilité
étoit une punition du Seigneur, & celles qui ne
pouvoient point avoir des enfans, ne s'offensoient
point quand leurs maris en faisoient à leurs ser-
vantes, ou quand ils demandoient à rompre leurs
mariages, pour en épouser une autre, parce que

les enfans étoient estimez la benediction des mariages.

Les sentimens d'être pere ou mere, sont si
naturels aux hommes & aux femmes, que c'est
être criminel que de ne les pas avoir : ceux qui
ne veulent point avoir des enfans, sont comme
des monstres dans la Nature, qui travaillent à sa
destruction ; on doit au contraire chercher les
moyens d'en avoir ; ceux qui ont passé un tems
considerable dans le mariage sans en avoir, sont
obligez en conscience de consulter Medecins ou
Chirurgiens, de se baigner, d'aller prendre les
eaux, & de faire & suivre ce qu'ils leurs pres-
criront, d'avoir recours aux Saints, faire neu-
vaines & pelerinages ; & il pourra arriver qu'a-
prés tout cela ils n'en auront point, mais ils
n'auront rien à se reprocher ; ils auront fait voir
leur bonne volonté.

Henry II. fut plusieurs années marié avec Catherine de Medicis, sans avoir des enfans. Le
Roy consulta Fernel son premier Medecin, qui
aprés avoir examiné d'où venoit le défaut, lui
enseigna la posture dont il se devoit servir en
caressant la Reine, qui en eut sept tout de suite.

Henry IV. ne pouvant point avoir des enfans
avec la Reine Catherine sa premiere femme, aprés
nombre d'années passées, & avoit fait plusieurs
remedes inutiles : l'Eglise les separa. Il épousa
Marie de Medicis, dont il en eut plusieurs ; ce
qui fait voir que la sterilité est une cause de la
dissolution du mariage.

Louis XIII. a été vingt ans marié avec Anne
d'Autriche, sans qu'elle devint grosse, dont il ne
faut pas s'étonner, puisque le Roy étoit d'un temperament indifferent pour les femmes, & qu'il
étoit presque toujours separé de la Reine ; mais
au bout de ce tems, soit par un retour d'amitié,

ou soit que son Confesseur lui eut ordonné par penitence de coucher avec la Reine ; elle eut deux Princes, ce qui prouve que ce n'est pas le Sacrement qui fait germer les enfans, mais que c'est quand le mari fait son devoir.

Ce n'est pas dans les femmes seules que la sterilité est reputée un vice ; elle l'est encore dans les hommes : ceux à qui on a ôté les parties qui les faisoient veritablement hommes, sont fuis & méprisez de tout le monde ; car outre qu'ils ne sont bons à rien, c'est qu'ils ont une phisionomie chocante, qui semble porter le malheur par tout où ils vont ; dans une basse-cour même les chapons à qui on a ôté le pouvoir d'être peres, & les poulardes celui d'être meres, sont chassez & battus par les autres animaux qui les haïssent, quoiqu'ils n'en sçachent pas la raison ; ainsi tout ce qui est sterile est meprisable & vitieux, selon les regles de la Nature.

Je dis selon les regles de la Nature, car je ne prétens pas condamner ceux & celles qui renoncent à la fecondité par des vœux, ou par des motifs de devotion ; mais je regarde la fecondité comme un talent donné par l'Auteur de la Nature, à tous les Etres pour s'en servir, & pour travailler à la multiplication ; & je croi que ceux qui la méprisent, & qui ne se marient point, pechent contre son intention, puisque le premier Sacrement qu'il a institué, c'est celui du mariage.

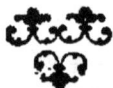

CHAPITRE VIII.

De la conception.

LA conception est ou principe, un commencement d'un nouvel Etre, qui se fait par la jonction & l'action du mâle & de la femelle. Nous avons expliqué dans le Chapitre precedent comment elle se faisoit, nous allons dans celui-ci tâcher de connoître quand elle est faite.

Il n'y a gueres d'occasions où le Chirurgien soit plus souvent consulté que sur les doutes où les femmes sont de sçavoir si elles sont grosses, ou non; & il n'y a rien de plus embarassant pour lui que la décision qu'il en doit faire, parce qu'elles ne parlent que suivant ce qu'elles desirent; celles qui souhaitent d'être grosses, ne disent que ce qui peut favoriser leurs intentions; celles au contraire qui ne voudroient pas l'être, déguisent tout ce qui pourroit convaincre qu'elles le sont; elles ont presque toutes si peu de bonne foy là dessus, qu'il ne faut pas que le Chirurgien, par trop de confiance en leurs paroles, en décide legerement; il faut qu'il les écoute, qu'il paroisse persuadé de ce qu'elles lui disent, mais qu'il differe son jugement à cause des suites fâcheuses qui pouroient en arriver si elles se trouvoient grosses, après qu'il auroit prononcé qu'elles ne l'étoient pas.

A fin que le Chirurgien ne puisse pas se tromper sur le jugement qu'il doit porter touchant la conception, il faut qu'il en distingue les signes en quatre tems differens: 1º. En ceux qui ont precedé l'action: 2º. En ceux qui ont accompagné l'action; 3º. En ceux qui ont suivi immediatement l'action: 4º. En ceux qui ne sont survenus que quelques tems après l'action.

Les signes qui précedent l'action, sont si la femme a un air de santé, si elle n'est point trop grasse, ni trop maigre; si elle est d'un bon temperament, c'est-à-dire amoureux, si elle aime bien son mari, si elle en a été separée par quelque voyage, si elle a souhaité son retour avec empressement, si étant revenu elle a ressentit un tressaillement de joye qui lui annonçoit le plaisir qu'elle en attendoit, s'il est arrivé sur la fin du tems de ses ordinaires, ou peu de jours après; avec toutes ces bonnes dispositions une femme est prête à concevoir.

Ceux qui accompagnent l'action, sont l'avidité avec laquelle la femme souhaite le mari, l'ardeur avec laquelle elle le reçoit, le plaisir mutuel qu'ils ressentent l'un & l'autre; si le mari sent la tête de sa verge fraper contre l'orifice interne, ce qui fait un redoublement de plaisir à la femme; quand l'homme & la femme éjaculent leurs semençes en même tems; quoique celle de la femme ne fasse que contribuer à son plaisir; cela marque une matrice échauffée, & en fureur, pour ainsi dire, qui va au devant de la semence de l'homme pour la recevoir, & qui l'ayant reçûe, fait un mouvement de contraction qui la comprime, & l'oblige d'entrer dans les trompes, & d'aller jusqu'à l'ovaire. Les habiles faiseuses d'enfans sont sures d'avoir conçu quand elles ont senti ce tremoussement incontinent après l'éjaculation, parce que c'en est un signe infaillible.

Ceux qui suivent de prés l'action du coit; Mauriceau veut que l'homme retire la verge plus seiche qu'à l'ordinaire, que la femme ne se trouve point mouillée, parce qu'il supose que les deux semences sont retenues pour former l'enfant; mais cela ne se trouve pas vrai, car il n'y a qu'une tres-petite partie de la semence de l'homme qui soit portée à l'ovaire, & la femme est mouillée comme de coutume : si elle a senti une legere douleur au nombril, si la region de la matrice s'est applatie, si elle s'est sentie plus abatue & plus fatiguée après l'action, qu'elle n'avoit accoutumé de l'être, & si elle n'a point eu d'envie de recommencer ; ce sont des signes qu'elle a conçu.

Les signes qui n'arrivent que quelques jours après l'action, sont en tres-grand nombre : si elle devient chagrine, de mauvaise humeur, paresseuse, & assoupie ; si elle perd l'appetit, & ne veut point manger de ce qu'elle aimoit le plus, si elle a des envies dépravées pour des alimens extraordinaires, si elle a les yeux battus, enfoncez & languissans, si son sein commence à lui faire de la douleur, s'il grossit & se durcit, si le cercle en est plus grand & plus brun, si les bouts en sont plus gros & plus relevez, si elle crache beaucoup, si elle a des douleurs de dents, si elle vomit quelquefois, si elle a de l'indifference pour les caresses du mari ; enfin si ses ordinaires sont arrêtez, & qu'elle ne voye plus rien : tous ces signes dénotent la conception.

Ils ne sont pas neanmoins si certains qu'ils ne puissent tromper ; par exemple, la suppression des ordinaires sans grossesse, peut produire beaucoup de ses accidens ; c'est pourquoi il faut que le Chirurgien fasse voir sa prudence lorsqu'il doit prononcer si une femme est grosse ou non ; il ne risque rien à faire un jugement douteux, plutôt qu'affirmatif, parce que c'est le tems qui éclaircit de la verité. Un Chirurgien ne se repent jamais d'avoir douté, & il peut se repentir d'avoir assuré.

Dans une maladie considerable qui demandera

de grands remedes, fi la malade eft foupçonnée
d'être groffe, les Medecins ne lui en ordonneront
point qu'ils ne foient furs de l'état où elle eft,
qui peut mieux les en inftruire que le Chirurgien-
Accoucheur ; c'eft alors qu'après avoir examiné
mûrement toutes chofes, il doit encore fufpendre fon jugement, parce que toute femme qui
eft en puiffance de mari, peut tous les jours devenir groffe : Quel fpectacle affreux ne feroit-ce
point fi après avoir décidé qu'elle n'étoit pas
groffe, & avoir pris des remedes violens, on
voyoit fortir un enfant mort, comme il n'eft
arrivé que trop fouvent ; ou fi malgré tous les remedes la femme demeuroit groffe, & accouchoit
à tems, comme je l'ai vû plus d'une fois !

Si le Chirurgien eft confulté par une mere in-
quiete & foupçonneufe, qui aura fait un jugement temeraire de fa fille, ou par une autre mere
de trop bonne foy, à qui il ne fera pas entré dans
l'efprit que fa fille peut être groffe, & que l'on
traitera pour une autre maladie, il faut pour lors
que le Chirurgien faffe l'office de Mediateur, qu'il
menage l'honneur de la fille, & la réputation de
fa famille, & qu'il n'aille pas par trop de précipitation irriter les parens, & fournir matiere à
une hiftoire qui ferviroit d'entretien à toute la
Ville.

Il arrive fouvent que des femmes condamnées
à la mort, declarent qu'elles font groffes ; ceux
qui font appellez par les Juges pour les vifiter &
en décider, ne doivent point imiter cette Sage-
femme, qui dans une pareille occafion dit aux
Juges que la criminelle n'étoit point groffe, à
laquelle ayant été executée, on trouva dans la
matrice, en la diffequant publiquement, un enfant de trois mois & demi. Il eft vrai qu'il y a
plufieurs de ces malheureufes qui fe difent groffes

pour differer leur punition ; mais il vaut encore
mieux la retarder de quelques mois, jufqu'à ce
que l'on ait des preuves certaines qu'elles ne le
font pas, que de rifquer de faire perir un enfant
avec fa mere.

On fçait qu'il fe fait tous les jours des conceptions, & on eft certain qu'elles fe font dans le
ventre de la mere, mais on a de la peine à comprendre comment elles fe font ; la diverfité des
fentimens de ceux qui nous en ont écrit, jette
dans l'embarras fur ce que l'on en doit croire ;
je vais rapporter dans le Chapitre fuivant les
trois principaux, afin que l'on puiffe juger, &
fuivre celui qu'on trouvera le plus vrai-femblable.

CHAPITRE IX.

Trois fentimens fur la generation.

IL ne faut pas s'étonner fi fur l'ouvrage le plus
impenetrable de la Nature, qui eft la generation, il y a tant de differens fentimens, je ne
rapporterai ici que les trois principaux, dans
lefquels je me renfermerai. Le premier, que c'eft
l'homme qui fournit toute la matiere dont l'enfant eft formé : le fecond, que l'homme & la
femme donnent également leurs femences pour
le former : le troifiéme, que c'eft la femme qui
donne un œuf, dans lequel l'enfant eft formé
aprés que la femence de l'homme y a porté la fecondité.

Ce premier fentiment étoit celui des anciens
Philofophes dont Ariftote étoit du nombre, qui
croyoient que la femence feule de l'homme étoit
fuffifante pour produire un autre homme ; que
cette femence jettée & reçue dans le fond de la

matrice, fon orifice interne fe fermoit fi exactement, qu'il n'y pouvoit plus rien entrer ni fortir ; qu'après il fe faifoit un arrangement de
particules de cette femence, dont chaque partie
du corps étoit composée.

Ils regardoient la femme comme une terre fertile dans laquelle le Laboureur jette du grain, &
qui ne produiroit rien fi elle n'étoit bien enfe-
mencée ; de forte que felon eux, le mâle donne la
femence, & la femelle le lieu & la nourriture à un
fœtus, jufques à ce qu'il foit affez fort pour fortir
de cette prifon.

Ils alloient plus loin, en difant que les femelles
étoient des animaux imparfaits ; que la Nature fe
propofoit de faire des mâles, qu'ils difoient être
parfaits, & qu'elle ne faifoit des femelles que
par erreur ; mais les lumieres du Chriftianifme
ont détruit cette opinion des premiers Philofophes ; elles nous apprennent que le mâle & la femelle font tous deux fortis de la main du Créateur, & par confequent également parfaits.

Le fecond fentiment a fubfifté pendant plus
de quinze ou feize Siecles. Tous les Anatomiftes
qui ont écrit pendant tout ce tems, étoient perfuadez que la generation fe faifoit par le mêlange
des femences de l'homme & de la femme, que
l'un & l'autre en fourniffoient également pour
former l'enfant.

Ce fentiment étoit fi univerfellement reçu, &
appuyé de tant de raifons, & de tant de faits qui
leurs paroiffoient vrai-femblables, que pendant
la longueur de tous ces tems, perfonne ne s'eft
avifé de le contefter ; & nous le fuiverions peut-
être encore aujourd'hui, fi dans le dernier Siecle
quelques Anatomiftes ne nous avoient fait voir
que l'homme étoit produit par un œuf, comme
le font tous les Etres qui peuplent l'Univers.

En effet on ne doit pas être surpris si cette erreur a subsisté ; tant de circonstances sembloient
l'autoriser, qu'il étoit impossible de ne la pas suivre ; c'est cette vrai-semblance qui a entraîné
Mauriceau dans cette opinion ; il a tellement crû
qu'elle étoit la veritable, que quoique de son
tems on ait fait la découverte des œufs, il n'a
jamais voulu changer de sentiment ; & au contraire il l'a regardée comme une nouveauté que
l'on ne devoit point introduire, & a persisté
dans ses écrits à soutenir que la generation se faisoit de la maniere qu'il l'a décrite.

Il est persuadé que la femme à deux testicules
comme les hommes, qu'ils sont placez dans la
capacité du ventre, au dessus de la matrice, afin
que par la chaleur du lieu, la semence de la femme qui est plus sereuse & plus humide que celle
des hommes, fut animée & perfectionnée ; que
dans la substance de ces testicules, comme dans
celle des hommes, il s'y fait une coction du sang
qui y est converti en semence, laquelle y est
gardée dans de petits vesicules, pour être ensuite
portée par les vaisseaux éjaculatoires dans le fond
de la matrice, au tems de l'action.

La semence de la femme étant, selon Mauriceau, versée avec plaisir & chatouillement dans
la matrice, dans le même tems que celle de l'homme est éjaculée dans le vagin, & reçue dans ce
même fond de la matrice, dont l'orifice interne
se ferme alors pour ne les point laisser échaper,
& pour comprimer & embrasser de toutes parts
ces deux semences ; aprés quoi elle réduit de puis-
sance en acte par sa chaleur, les diverses facultez qui sont dans les semences qu'elle contient,
dont elle débrouille peu à peu le cahos, se servant
des esprits dont ces semences écumeuses & bouil-
lantes sont toutes remplies, lesquelles ayant reçus

un mouvement divin dans le premier moment de la conception, font comme les inftrumens avec quoi elle commence à tracer les premiers lineamens de toutes les parties aufquelles elle donne avec le tems, l'accroiflement & la derniere perfection, avec le fecours du fang menftruel qui y eft porté.

On a objecté que fi la generation fe faifoit de cette maniere, il faudroit que la femme n'ufa point du coit pendant qu'elle eft grofle, parce que la femence verfée par l'éjaculation qu'elle en feroit dans le fond de la matrice, troubleroit la conception, & cauferoit l'avortement. Pour lever cette objection, on fuppofe qu'il y a un autre vaifleau éjaculatoire qui dans le tems de la groffeffe, conduit la femence dans le col de la matrice ; que ce vaifleau étant plus long que l'autre, eft la caufe pourquoi les femmes grofles ont plus de plaifir dans le coit que les autres, parce que par la longueur du conduit le chatouillement dure plus long - tems ; mais ces deux vaifleaux éjaculatoires font imaginaires, ne fe pouvant pas démontrer, auffi-bien que cette augmentation du plaifir dont les femmes ne conviennent pas.

Ces deux parties fituées au deffous & à quelque diftance du fond de la matrice, que des Anciens ont nommez tefticules, ne le font point effectivement, ce font deux corps compofez chacun de dix ou douze veflicules de la grofleur d'un gros pois, attachées chacune par une petite queue comme font les grains de raifin, & qui femblable aux grains de raifin, n'ont point de communication les unes avec les autres, & qui contiennent chacune une liqueur capable de former un enfant, comme tous les œufs qui compofent l'ovaire d'une poule, renferment chacun dequoi faire un poulet.

Suivant le principe de Mauriceau, il faudroit que ces veſſicules dont il forme le teſticule de la femme, ſe communicaſſent les unes aux autres pour pouvoir verſer la liqueur qu'elles contiennent dans le vaiſſeau éjaculatoire qu'il leur donne ; il faudroit auſſi qu'il pût faire voir cet autre vaiſſeau, par lequel il conduit la ſemence dans le vagina pendant la groſſeſſe ; il faudroit encore qu'il nous prouva l'inutilité de pluſieurs parties qui ſont au col de la matrice, & à l'orifice externe, & particulierement du clitoris, de l'uſage duquel il ne dit pas un mot ; mais comme il n'y a pas une ſeule particule dans la fabrique de la machine qui n'ait ſon uſage, nous allons tâcher de les connoître.

Cette opinion du mêlange des ſemences, eſt tellement pleine de difficultés qu'il eſt preſque impoſſible de les éclaircir, & d'autant plus que pour l'expliquer on a recours à des facultez, à des vertus, & à des mouvemens divins qui ne contentent point le Phyſicien qui veut qu'on lui faſſe connoître ce qui ſe paſſe par des effets purement naturels.

On convient que Dieu a créé tous les Etres qui ſont dans l'Univers, & que nous entendons par la Nature, une cauſe ſeconde qui agit ſur tous ces Etres, ſelon les mouvemens qu'ils ont reçus du Créateur, & ſuivant les regles de la mecanique dont ils ſont fabriquez ; ſur ce principe tâchons de developer comment ſe fait la generation de l'homme, & n'ayons point recours à des qualitez occultes, ni à des facultez qui ne ſont que des termes qui n'expliquent rien.

L'Ecriture nous apprend que Dieu ne s'eſt ſervi que d'un ſeul moyen pour créer l'Univers, & tous les Etres qui le rempliſſent ; il a dit, & tout
a été

a été fait ; & comme il vouloit que ces Etres fuffent perpetuels en se produifant les uns les autres, les recherches des habiles Phyficiens nous font voir que le Créateur s'eft fervi d'un moyen uniforme pour cette production univerfelle, qui eft par le moyen d'un œuf.

Par ce mot d'œuf, on n'entend pas feulement parler de ceux des oifeaux qui font connus de tout le monde. On en fait un mot general qui comprend ceux des animaux , des poiffons, des infectes, & des plantes ; enfin par un œuf on entend tout ce qui renferme en foy un Etre femblable à celui dont il a été détaché.

On fçait que les œufs des oifeaux contiennent chacun dequoi produire un petit oifeau ; que ceux des poiffons renferment un autre poiffon ; que de ceux des infectes il en fort un petit infecte ; que des graines des plantes il en vient une plante femblable à celle qui l'a produit. Il n'y avoit que les animaux terreftres qu'on ne croyoit pas fortir d'un œuf, parce qu'étant engendrez & nourris dans les entrailles de leurs meres, ils n'en fortoient qu'après être tout-à-fait formez ; mais le principe de leur generation fe fait par un œuf, & eft femblable à celui de tous les autres Etres, avec cette difference que les oifeaux couvent hors d'eux-mêmes, & que les animaux de la terre, dont l'homme eft du nombre, couvent en eux-mêmes.

Parce que j'ai commencé de dire fur l'opinion des œufs, on connoît que je fuis perfuadé que c'eft l'unique moyen dont l'Auteur de la Nature s'eft fervi pour la production de tous les Etres, je vais tâcher d'en convaincre le Lecteur, en lui expliquant le plus intelligiblement qu'il me fera poffible, tout ce qui fe paffe dans la generation.

F

CHAPITRE X.

Comment l'enfant est formé.

J'éviterai tout autant que je le pourrai de me servir d'aucuns mots qui puissent choquer la pudeur de ceux qui liront cet Ouvrage : je choisirai les termes les plus modestes, & je n'emploirai que ceux dont les Physiciens & les Naturalistes ne peuvent pas se dispenser de se servir pour faire connoître toutes les circonstances d'une action que tous les hommes veulent pratiquer, & dont ils ne veulent pas qu'on parle.

La premiere circonstance, qui est absolument necessaire pour la generation, c'est la diversité des sexes : le mâle sans la femelle, & la femelle separée du mâle, ne produiront rien ; il faut donc qu'ils soient l'un avec l'autre, & qu'ils s'approchent ; car s'ils ne faisoient que se regarder, ils ne feroient point d'enfans, & il ne suffit pas qu'ils s'approchent l'un de l'autre, il faut encore qu'ils s'accouplent ensemble.

Tous les animaux, chacun dans leurs especes, executent cet accouplement dans la posture que leur instinct naturel leur a inspiré ; il n'y a que l'homme qui a inventé des postures pour son plaisir. Devroit il chercher du ragoût dans une action dont il doit s'acquitter simplement, parce qu'elle est purement naturelle. Je n'entrerai point dans ce détail, je dirai seulement que la posture la plus convenable pour la generation, est celle dans laquelle la semence peut être lancée directement dans le fond de la matrice.

On ne voit point les animaux se cacher pour s'accoupler ; ils le font dans tous les endroits où ils se rencontrent : l'homme seul se dérobe aux yeux des autres, & il semble qu'il soit honteux de produire son semblable. Il n'en étoit pas de même dans l'Antiquité, puisqu'en demandant à un Philosophe ce qu'il faisoit, il répondit fierement, je plante un homme. En effet, y a-t-il plus de mal à planter un homme, qu'à planter un choux ?

Afin que l'accouplement du mâle avec la femelle ait son effet, il faut que l'un & l'autre fournissent chacun de leur part ce qui est neces-saire pour engendrer. Examinons ce qui dépend du mâle, & aprés nous verrons ce que la femelle doit donner.

Trois conditions sont requises au mâle, 1°. l'érection, 2°. l'introduction, 3°. l'éjaculation ; s'il manquoit quelqu'un de ces trois articles, l'ouvrage ne se pourroit pas accomplir ; car il faut qu'ils se succedent l'un à l'autre, & tres-promptement.

Par l'érection on entend le roidissement de la verge, qui se fait par le sang arteriel porté dans les deux nerfs caverneux, lorsque l'imagination est échauffée par la presence de l'objet, ou par l'idée du plaisir qu'on souhaite de ressentir. Ce sang alors emplit ces gros nerfs, les gonfle, & les roidit de telle maniere, que la verge devenue fu-rieuse, cherche à se satisfaire, l'animal n'étant plus maître de lui, & l'homme ayant souvent ou-blié sa raison.

Par l'introduction on entend l'entrée de la verge ainsi roide dans le col de la matrice, qui n'a pas moins d'empressement de la recevoir, qu'elle en a d'y entrer. Ces deux parties sont au-tant faite l'une pour l'autre, qu'une gaine est faite pour un couteau ; c'est pourquoi on a donné au col de la matrice le nom de vagin, dérivé de *vagina*, qui signifie gaine. Ces parties pour lors reſſentent un chatouillement mutuel cauſé par une friction qui leur fait ſouhaiter une éjaculation reciproque, à laquelle elles aſpirent, comme étant le but de leurs plaiſirs.

Par l'éjaculation on entend la ſortie de la ſemence de l'homme, qui étant détachée des gardouches ſeminaires, force les vaiſſeaux éjaculatoires de lui donner paſſage, & eſt pouſſée avec impetuoſité par les muſcles éjaculatoires hors de l'uretre, pour être jettée dans la matrice. C'eſt dans ce moment que par un engourdiſſement délicieux, le plaiſir augmente à tel excès, que l'imagination & toutes les ſenſations, abandonnent les autres parties pour ſe porter uniquement en cet endroit : de ſorte que ce qui n'étoit qu'un chatouillement dans le commencement, devient une eſpece d'extaſe ſur la fin de l'action.

Ces trois circonſtances accomplies, ce n'eſt point la faute de l'homme ſi la femme ne conçoit point, il a fait de ſon côté tout ce qui dépendoit de lui. Voyons à preſent ce qui ſe paſſe chez la femme.

Je ſuppoſe une femme d'une bonne conſtitution, qui n'a aucune maladie eſſentielle, & qui a paſſé l'âge de quatorze ans, laquelle livrée aux careſſes de ſon mari, les reçoit avec joye, & s'y abandonne toute entiere : dans cette heureuſe diſpoſition, la verge dans l'état que je viens de la marquer, ayant été introduite dans le vagina, & ayant éjaculé la ſemence contre l'orifice interne de la matrice, cette ſemence en eſt reçue & portée dans le fond de la matrice, d'où elle eſt pouſſée par les conduits des trompes aux ovaires, où frapant l'œuf, le premier diſpoſé à être en maturité, elle le rend fecond, & l'oblige de ſe détacher de l'ovaire, & de tomber dans le même canal de la trompe qui le conduit dans le fond de la matrice, & dont par la fuite il en fort un enfant.

Cette manœuvre, quoi que nouvellement dé-couverte, s'eſt faite de tous temps ; il ne faut pas avoir des lumieres furnaturelles pour la con-cevoir, car elle eſt toute mecanique ; & en exa-minant bien la ſtructure de la matrice, & des parties qui l'accompagnent, on connoîtra qu'elle ne ſe peut pas faire autrement. Je vais en faire ob-ferver toutes les particularitez, afin que les plus incredules, & les plus obſtinez contre l'opinion des œufs, ne puiſſent pas en diſconvenir.

Les deux ligamens ronds dont j'ai fait voir, con-tre le ſentiment de tous les Anatomiſtes qui leurs en attribuoient un tout oppoſé, que l'uſage étoit d'amener le fond de la matrice au devant de la verge pour en recevoir la ſemence ; ces ligamens ayant fait leur fonction, & la ſemence reçue, l'orifice interne s'étant fermé exactement, le fond de la matrice par un mouvement periſtalti-que la reſſerre, & ſa cavité devenant plus petite, elle preſſe la ſemence, & l'oblige d'entrer dans les canaux des trompes, & d'aller juſqu'à l'o-vaire.

Il faut obſerver que la cavité de la matrice n'eſt pas abſolument ronde, qu'elle eſt large & plate ; que quand elle ſe reſſerre ce ſont ces deux parois, ſçavoir celui de devant, & celui de derriere, qui s'approchent l'un de l'autre, comme font les deux platines d'un gofrier, & qui s'aplatiſſans ſur la ſe-mence reçue, la contraignent de prendre le che-min de l'ovaire. C'eſt ce mouvement de la matrice que les femmes ne manquent pas de reſſentir, qui a fait croire aux Sectateurs du mélange des deux ſemences, que c'étoit la matrice qui ſe reſſer-roit pour embraſſer les ſemences, & qui leur a fait dire que c'étoit un ſigne infaillible de la con-ception.

Une des raisons des plus fortes de ces Sectateurs contre les Ovaristes, étoit que les canaux
des trompes étant ouverts par leurs extremitez,
la semence qu'ils avoient reçu ne pouvoit pas se
dispenser de tomber dans la capacité du ventre ;
que si l'on vouloit qu'elle fut portée à l'ovaire,
il falloit donner à cette trompe un instinct ou
une faculté d'aller dans ce tems-là se joindre à
l'ovaire, parce que dans les autres tems elle en
est éloignée, comme on le voit effectivement dans
tous les cadavres que l'on ouvre.

On répond à cette objection, que le même mouvement que les ligamens ronds font faire au corps
de la matrice en l'approchant de la verge, tire
aussi l'extremité des trompes qui y sont attachées, & que l'autre extremité des trompes est
obligée par ce moyen de monter en haut, & de
s'approcher des ovaires ; & de plus les ligamens
larges étant attachez au fond de la matrice, ils
ne peuvent se dispenser de le suivre lorsqu'il
descend en bas ; & par conséquent les ovaires
qui tiennent à ces ligamens larges ; de sorte que
l'extremité de la trompe montant en haut, & l'o-
vaire descendant en bas par le même mouvement,
ces parties deviennent contigues, & en état à
l'ovaire d'être frapé par la semence apportée par
la trompe, & à la trompe de recevoir l'œuf qui
se détache de l'ovaire pour le porter dans la matrice.

Il ne faut point à ces parties, d'instinct ni de
facultez pour faire ce qu'elles font, de même
qu'il n'en faut point pour sonner à des sonnettes
attachées à un cordon ; il n'y a qu'à tirer le cordon, & infailliblement elles sonneront. Ainsi ces
parties agissent par un mouvement de ressort qui
dépend absolument de leur structure naturelle,
& qui ne leur permet pas de faire autrement.

Tous les œufs qui composent l'ovaire de la femme, ne sont pas d'égale grosseur, de même que ceux qu'on trouve dans les ovaires des poules; ceux qui approchent le plus de leur maturité, sont les plus gros, & ceux qui en sont les plus éloignez, sont les plus petits. Ces œufs sont composez d'une petite pellicule tres-déliée, qui renferme une liqueur assez semblable à du blanc d'œuf; si on les fait cuire, ils se durcissent comme le blanc d'un œuf de poule. C'est de cette liqueur dont l'enfant est formé, comme le poulet l'est du blanc de l'œuf.

Les œufs des animaux terrestres sont differens de ceux des volatils : ceux des premiers ne sont composez que d'une petite membrane, & d'une liqueur qu'elle contient, ceux des derniers ont une coquille, & renferment un jaune, la coquille leur étoit necessaire, parce qu'étant obligez de couver leurs œufs hors d'eux-mêmes, il leur falloit cette coquille pour leur servir de rempart contre de petits accidens qui pourroient leur arriver : ils avoient aussi besoin d'un jaune pour servir de nouriture au petit dans le tems qu'il est renfermé dans la coquille, & jusqu'à ce qu'il pût en sortir ; mais les animaux terrestres couvans en eux-mêmes, n'avoient besoin ni de l'un, ni de l'autre.

Tous les œufs pour être rendus feconds, il faut qu'ils soient frapez par la semence du mâle : nous voyons que les œufs que les poulettes font sans avoir été cochées, sont clairs, & ne produisent rien. Il faut donc que la semence du coq porte la fecondité à l'ovaire de la poule, si l'on veut avoir des poulets ; il faut de même que la semence de l'homme aille à l'ovaire de la femme, si on en veut voir sortir des enfans.

On sçait bien que c'est la semence du mâle qui

rend l'œuf fecond ; mais l'embarras eſt de ſçavoir comment cela ſe fait : tâchons de devoiler ce myſtere. Dans le moment de l'éjaculation, les deux premieres gouttes de la ſemence, qui ſont ce qu'il y a de plus ſubtil, & qui en ſont proprement l'eſprit, ſont lancées & jettées loin de la verge, le plus groſſier & le plus épais ne faiſant que baver le long de la tête de la verge, demeure dans le vagina : ce ſont ces deux premieres gouttes qui ſont reçues dans la matrice, & envoyées promptement à l'ovaire, qui frapans la membrane du premier œuf qu'elles touchent, l'imbibent, la penetrent, & ſe mêlans avec la liqueur qui la remplit, elles la vivifient & l'animent, de maniere que devenu plus gros, il ſort de la petite cavité qui le contenoit, & entrant dans la trompe, eſt porté & conduit dans la matrice.

J'ai vû quelques filles qui malheureuſement pour elles, ont experimenté ce que j'avance, dans la crainte de devenir groſſes, elles ne permettoient à leurs amans que de le mettre entre les cuiſſes, & ſe croyoient par ce moyen en ſureté, & qui par la ſuite ſe ſont trouvées groſſes & pucelles ; ce qui n'eſt pas difficile à comprendre, car dans l'ardeur de l'action, la matrice échauffée, avide de recevoir la verge & la ſemence, s'étoit avancée juſqu'à l'orifice externe ; & ces deux premieres gouttes de la ſemence de l'amant ayant été lancée contre l'orifice, elles avoient été reçues & portées à l'ovaire ; de ſorte que ces filles ſont devenues groſſes ſans qu'il y ait eu introduction de la verge, & quoique le plus groſſier de la ſemence n'ait été verſé qu'entre leurs cuiſſes.

Il n'y a pas long-tems que je fus conſulté par un Directeur à qui une fille de famille en ſe confeſſant à lui, avoit fait un pareil aveu. Il ne

pouvoir pas croire qu'il n'y eut eu quelque chose
de plus ; mais après que je lui eut expliqué la
possibilité du fait, il me quitta dans le dessein
de travailler auprès des parens pour les marier
ensemble.

Par tous ces faits on connoît que c'est l'esprit
seul de la semence, contenu dans ces deux premieres gouttes qui vivifie l'œuf ; que le plus
grossier ne sert qu'à pousser le plus subtil dans
l'endroit où il doit aller : d'autres faits détruisent
encore l'opinion du mêlange des deux semences ;
ceux qui la soutenoient étoient persuadez que
tout le corps de la semence entroit dans le fond
de la matrice, & par consequent que la femme
se trouvoit seiche aprés l'action ; mais cette circonstance ne se trouve pas vraie, car soit qu'elle
ait conçu, ou soit qu'elle n'ait pas conçu, elle
est toujours mouillée, & obligée de s'essuyer.

Il n'est pas difficile à concevoir que le plus
subtil de la semence qui en est comme l'élixir,
peut aisement penetrer la membrane de l'œuf
pour l'animer, puisque la seve de la terre qui
n'est pas à beaucoup prés si penetrante que la
semence, imbibe les membranes des graines que
l'on y jette, les perce, les grossit, & les fait germer en peu de tems.

Il y a environ dix ans qu'il s'éleva une opinion
nouvelle, qui disoit que l'origine de l'homme &
de tous les animaux, étoit un vers ; qu'il y avoit
dans toutes les semences une infinité de petits
vers, qu'ils appelloient seminaires ; que le mi-
croscope faisoit découvrir, comme ceux que l'on
voit nager dans le vinaigre, qu'on les apperçoit
se mouvoir dans une semence chaude, & qu'ils
perissoient aussi-tôt qu'elle étoit refroidie. Ils
prétendoient que de la semence qui alloit fraper
l'œuf, un de ces vers en perçoit la membrane,

& que s'étant placé dans l'œuf, ce jet étoit le premier principe de l'animal qui en étoit formé; ils ne remplissoient pas seulement de vers la semence, ils en mettoient encore dans toutes les liqueurs, & dans toutes les parties de l'animal.

Cette opinion s'est rallentie peu à peu, & ceux qui en ont été les inventeurs & les défenseurs, ont de la peine à la soutenir, parce qu'ils prétendoient faire voir des milliers de petits vers dans tres-peu de semence, & que de ce grand nombre il n'y en avoit qu'un qui vivifia l'œuf, & que tous les autres devenoient inutils; mais que ce soit un ver ou l'esprit de la semence qui entre dans l'œuf pour l'animer, cela ne change rien à notre principe, il se détache ensuite, & entre dans la trompe pour être conduit dans la matrice.

Les trompes sont des conduits membraneux dont les ouvertures des extremitez flotantes, sont plus larges que celles qui percent la matrice; elles sont faites à peu prés comme de petits entonnoirs; de sorte qu'ayant reçu l'œuf par l'extremité la plus large, elle l'embrasse & le pressant doucement par un mouvement vermiculaire semblable à celui des intestins, elle le fait avancer jusqu'à ce qu'il soit tombé dans la cavité de la matrice.

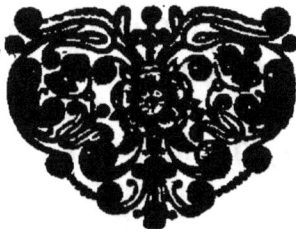

CHAPITRE XI.

Des enfans formez hors de la matrice.

IL eſt arrivé quelquefois, ſoit par la groſſeur de l'œuf, ſoit par l'étroiteſſe du paſſage que l'œuf s'eſt arrêté dans ce conduit, qui ne pouvant pas aller plus loin, s'y eſt germé, y a jetté des racines, qui s'étant abouchées avec les vaiſſeaux de la trompe, comme il auroit fait avec ceux de la matrice s'il y étoit entré, s'eſt nourri & a groſſi juſqu'à un certain degré ; mais la membrane de la trompe n'étant pas capable d'une auſſi grande diſtenſion que celle de la matrice, elle s'eſt crevée, & l'enfant eſt tombé dans la capacité du ventre, où il a quelquefois reſté mort pluſieurs années, & d'autres fois cauſé la mort à ſa mere dans le tems qu'il a forcé ſa priſon.

Les exemples de la groſſeſſe de vingt-cinq ans d'une femme de Toulouſe, celle de vingt-trois ans d'une femme de Pont-à-Mouſſon, & pluſieurs autres dont je rapporte les hiſtoires dans la Diſſertation ſur la generation que j'ai donnée dans mon Anatomie de l'homme, font foy de ce que j'avance : j'ai encore reçu de Breſt il y a peu d'années, la relation d'une groſſeſſe dont l'enfant avoit été formé dans la trompe, je ne l'ai pas encore donnée au Public, mais elle confirme les autres, & prouve que c'eſt un fait conſtant qu'il y a eu des enfans qui ſe ſont formez dans la trompe, comme dans la matrice.

De ces faits, quoique veritables, Mauriceau n'en a jamais voulu convenir, parce qu'ils ne s'accordoient pas à ſon principe ſur la generation. Il étoit perſuadé qu'elle ſe faiſoit par le mêlange des deux ſemences ; or ces ſemences ne pouvoient s'arrêter dans le conduit de la trompe , étant des liqueurs qui en seroient sorties aisement par l'une de ses extremitez ; il n'y avoit donc qu'une cavité comme celle de la matrice qui les pût retenir : & selon lui, il n'y avoit que ce lieu seul où se pût faire la generation ; mais s'il eut voulu se rendre à l'opinion des œufs, il eut connu qu'elle étoit possible dans la trompe , comme on le voit par cette planche qui represente un enfant formé dans la trompe d'une femme grosse morte à l'Hôtel-Dieu de Paris.

L'histoire qu'il rapporte lui-même de cette femme de la rue de la Tannerie qui mourut, & dont il fit graver la matrice, prouve ce qu'il s'efforce de contester. Il soutient que l'enfant a été formé dans la propre substance de la matrice, & non dans la trompe ; sa preuve est que le ligament rond , & la corne de la matrice de ce côté en étoient separez, parce qu'il s'étoit fait un allongement en forme de hergne , dans lequel étoit une poche qui contenoit l'enfant , & que s'étant crevée à trois mois, avoit causé la mort à la mere avec des convulsions , & de tres-grandes douleurs. Mauriceau auroit bien de la peine à nous faire concevoir comment la semence, telle qu'il la suppose mêlangée avec celle de la femme, peut entrer dans la substance de la matrice , s'y loger, & y former un enfant, aussi n'en parle-t'il pas. Mais on peut facilement comprendre que l'œuf s'est arrêté à l'extremité de la trompe qui perce la substance de la matrice, parce que ce bout de la trompe en étant l'endroit le plus étroit, il est probable qu'il se doit plutôt arrêter là qu'ailleurs. Tous ceux qui ont examiné ce fait , sont convenus que cet enfant avoit été formé dans l'extremité de la trompe qui aboutit à la matrice , & ont été confirmez dans l'opinion des œufs.

Graëf l'a auffi autorifé dans fon Livre des Organes de la femme qui fervent à la generation; il n'y a que Mauriceau qui a voulu être feul de fon fentiment.

Ne parlons plus de ces œufs qui s'arrêtent en chemin, examinons ceux qui arrivent à bon port, munis de toutes les qualitez neceffaires pour donner des enfans, c'eft-à-dire qui contiennent toutes les particules capables de former un corps, & qui ont été rendus feconds par la femence de l'homme qui les a frapez.

CHAPITRE XII.

Par quels moyens l'enfant reçoit fa nourriture.

UN œuf ayant été reçu & embraffé de la matrice, commence par jetter de petits filamens en forme de racines qui fe gliffant entre les fibres de la fubftance de la matrice, en reçoivent un fang qu'ils apportent à l'œuf pour le nourrir, l'augmenter, & developer ce qu'il contient; il reffemble en cela à un grain de bled, qui jetté dans une terre fertile, commence par répandre des racines qui lui apportent une feve qui lui fert à nourrir la plante qu'il renferme.

De ces premiers filamens & de ce fang apporté, il s'en forme un corps de figure ronde, femblable à un petit gâteau qu'on nomme *placenta*, qui non feulement fert à attacher & fufpendre l'œuf au milieu du fond de la matrice, mais encore à entretenir la circulation du fang de la mere avec l'enfant, & de l'enfant avec la mere en recevant celui de la mere & l'envoyant à l'enfant, & en renvoyant à la mere celui qui lui revient de l'enfant.

Le placenta par une mecanique admirable,

reçoit le fang par les arteres de la mere, qui
répandu dans fa fubftance entre dans les branches de la veine umbicale, qui le porte par le
cordon à l'enfant ; il va enfuite paffer par le
ventricule droit de fon cœur, d'où il paffe par
le trou Botal dans le gauche, ne pouvant pas paffer par fes poumons, parce que le fœtus ne refpire point : de ce fang arteriel de l'enfant, il en
revient une partie au placenta par les deux arteres iliaques, où étant de nouveau répandu dans
le placenta, il entre dans les embouchures des
veines de la matrice, pour être porté dans la veine
cave, & de là au cœur avec le refte du fang de la
mere ; de forte qu'il y a dans le placenta des arteres de la mere & de l'enfant ; & il en fort auffi
des veines de la mere & de l'enfant, ce qui entretient la circulation entre l'une & l'autre, tant que
l'enfant eft dans le ventre de la mere.

Le placenta attaché par fa partie fuperieure
au fond de la matrice, & par fon inferieure à la
membrane de l'œuf, ces parties ne font plus
qu'un corps pendant que l'enfant eft enfermé
dans la matrice. Du milieu de ce corps defcend
un petit cordon qui va s'attacher par fon extremité à un petit germe qui eft au milieu de l'œuf,
ce petit germe eft le premier principe de l'homme, qui dans le commencement n'eft pas plus
gros qu'un grain de millet, il groffit à mefure
que le fang y eft apporté, & infenfiblement toutes les parties de fon corps fe developent les unes
aprés les autres, qui toutes enfemble forment un
enfant parfait.

Ce cordon qui eft attaché par fon extremité fuperieure au placenta, va par fon inferieure s'inferer au nombril du fœtus ; il eft compofé d'une
veine appellée umbilicale, qui porte le fang de
la mere qu'elle puife du placenta dans le corps

du fœtus, & de deux arteres nommées iliaques, qui partent des arteres du fœtus, & qui vont le long de ce cordon verser le sang qui revient du du fœtus dans le placenta : ces trois vaisseaux sont envelopez d'une membrane qui empêche qu'ils ne se rompent dans le chemin qu'ils font du fœtus au placenta.

Quelques anciens croyoient que la longueur de ce cordon contribuoit à perfectionner le sang qui y passe, mais ils n'en ont pas trouvé les veritables usages qui sont deux, l'un pour laisser la liberté à l'enfant de se remuer, & de se tourner dans le ventre de la mere ; & l'autre pour laisser sortir l'enfant le premier dans le tems de l'accouchement, & ensuite le placenta, ce qui n'auroit pas pû se faire s'ils eussent été attachez l'un proche de l'autre, parce qu'ils auroient été obligez de sortir ensemble.

Ceux qui ont voulu sçavoir ce qui se formoit le premier, ont tous assuré que c'étoit la membrane qui contenoit les semences : nous en convenons avec eux ; mais non pas de la maniere de la formation ; car ils pretendent qu'elle est faite dans la matrice, & qu'elle est le premier ouvrage de la Nature, & nous assurons qu'elle est fabriquée dans l'ovaire, & qu'elle tombe toute faite dans la matrice avec la liqueur qu'elle contient.

Ce fait rapporté par Hippocrate, dont ils se servent pour autoriser leur opinion, prouve la nôtre : ils disent qu'après une conception de six jours une femme avorta, & que ce qu'elle jetta étoit renfermé dans une membrane semblable à celle d'un œuf qui n'a point de coquille, & que la semence contenue dans cette membrane étoit déja brouillée & pleine de filets rouges qui marquoient le commencement d'un enfant ; d'où ils concluent que cette membrane étant auffi forte, c'étoit ce qui avoit été commencé le premier.

On leur répond, qu'il eft impoffible que cette membrane ait pû être formée en fix jours, & renfermer en fi peu de tems les deux femences, & leur donner les premieres teintures de la conception. On ajoute que fi elle eût été formée dans la cavité de la matrice, elle en auroit eu la forme, parce qu'elle lui auroit fervi de moule, mais qu'étant ronde & petite, elle venoit de l'ovaire, & que c'étoit un œuf qui aprés avoir fejourné pendant fix jours dans la matrice, s'en étoit detaché, & en étoit forti par l'avortement; ainfi cette hiftoire rapportée par Hippocrate, & citée par Mauriceau, confirme l'opinion des œufs.

En mettant une vingtaine d'œufs couver fous une poule, & en caffant un tous les jours, on verra quelles parties font formées les premieres; & on connoîtra le progrès qu'elles font tous les jours; mais on ne peut pas faire de pareilles experiences fur les femmes; il en faut juger par comparaifon de l'un à l'autre, & des tems qu'il faut pour les former; car l'homme eft neuf mois enfermé dans le ventre de fa mere, & le poulet fort de fa coquille au bout de dix-huit jours.

Tous les Naturaliftes conviennent que c'eft le cœur qui eft le premier formé; que c'eft lui qui par fon mouvement donne les premiers fignes de la vie. En effet fi on regarde à travers de la lumiere un œuf nouvellement couvé, on verra un point rouge qui eft le cœur, où aboutiffent plufieurs venules qui lui apportent du fang, lequel il diftribue aux autres parties pour les former & les nourrir.

Quand une fois le cœur eft en mouvement, il communique la vie à toutes les autres parties de

la

la machine, par le moyen du sang qu'il a reçu, qu'il a vivifié en passant par ses ventricules, & qu'il distribue universellement par tout le corps, où il est poussé par une infinité de differentes pulsations ; de sorte que c'est par la circulation du sang que l'homme commence de vivre, c'est par elle qu'il vit tant qu'elle subsiste, & c'est enfin par elle qu'il meurt aussi-tôt qu'elle cesse.

C'est donc le cœur qui est le premier formé, le premier vivant, & le dernier mourant ; mais les Physiciens ne s'accordent pas sur le tems où le corps de l'enfant est tout-à-fait formé ; les uns veulent que le mâle le soit avant la femelle ; d'autres que ce soit la femelle qui ait le plutôt atteint sa perfection : & d'autres que le mâle & la femelle soient parfaits en même tems ; le plus grand nombre est de ceux qui suivent ce dernier sentiment. En effet nous voyons que les cochets & les poulettes éclosent en même jour ; & si l'on consulte les femmes qui ont eu plusieurs enfans, elles diront qu'elles sentent également remuer les garçons & les filles dans le même tems ; & s'il y en a quelqu'une qui ait senti un enfant remuer plutôt qu'un autre, cela vient de la force ou de la foiblesse de l'enfant, & non pas par l'avancement ou le retardement de la formation.

Si nous en croyons Kerckring, il nous assure dans son Traité de la generation du fœtus, avoir trouvé dans la matrice d'une femme morte subitement, quatre jours après ses menstrues, un petit fœtus dont les parties se distinguoient les unes des autres, quoiqu'elles ne fussent encore que grossierement tracées. Hippocrate dit que toutes les parties du corps de l'enfant sont entierement formées & figurées au septiéme jour. Pineau nous a donné la figure d'un fœtus de vingt jours,

G

qui étoit parfaitement accompli en toutes ses parties. Mauriceau en a conservé dans de l'esprit de vin deux de vingt cinq ou trente jours, dont toutes les parties du corps étoient tellement bien figurées, qu'on distinguoit assez que l'un étoit un garçon, & l'autre une fille.

De ces faits rapportez nous tirerons deux consequences ; la premiere que le fœtus est plutôt formé que ne l'ont dit une infinité d'Auteurs, qui ont pretendu qu'il n'étoit parfait & vivant que lorsque la mere commençoit à le sentir : & la seconde, qu'il faut qu'il ait été formé d'un œuf qui en refermoit la matiere & le principe, avant que d'être dans la matrice ; car s'il étoit produit par le mêlange des semences, il ne pourroit pas être parfait en si peu de tems.

Nous voilà en quelque maniere éclaircis de la formation du fœtus, mais nous sommes dans une ignorance grossiere sur le tems que l'ame vient en prendre possession pour l'animer, & mettre en mouvement tous les organes & les ressorts d'une aussi belle machine.

CHAPITRE XIII.

A quel tems l'enfant est animé.

TOus les Anatomistes ne s'accordent point sur ce tems ; les uns le fixent à trente jours, d'autres à quarante, & d'autres vont jusques à deux ou trois mois ; mais suivant nôtre principe elle y doit arriver plutôt, qui est dans le tems que le cœur & les vaisseaux sont disposez à commencer le mouvement circulaire du sang ; ce seroit en vain que la Nature auroit fabriqué un corps plein d'organes & de ressorts, si l'ame n'y entroit point, il resteroit immobile, & sans vie.

C'eft donc l'ame qui met la matiere en mouvement ; c'eft elle qui lui fait faire toutes fes fonctions, qui comme fouveraine fe place dans le cerveau, d'où comme d'un Trône elle envoye par le moyen des nerfs fes ordres à toutes les parties pour fe faire obéir ; c'eft elle enfin qui conferve le corps, & qui le fait fubfifter tant qu'elle ne le quitte point, & qui le laiffe perir quand elle s'en fepare.

Mais qu'eft-ce que l'ame ? de plus habiles gens que moi n'ont jamais pû le dire ; c'eft pourquoi je n'entreprendrai pas d'en parler, je me contenterai de rapporter ici ce que quelques-uns en ont penfé : Il y en a qui croyent que toutes les ames font créées dès le commencement du monde, & qu'auffi-tôt qu'un corps étoit difpofé à la recevoir, il en defcendoit une pour l'animer ; d'autres font perfuadez que les ames font créées à mefure que les corps font formez, & prêts à être organifez ; d'autres que l'ame eft une harmonie & union des quatre qualitez élementaires qui font agir la matiere ; d'autres que l'ame eft l'efprit & la chaleur de la femence, qui met en mouvement les parties corporelles ; d'autres qu'elle eft un foufle du Createur, qui comme caufe premiere fait mouvoir toutes les caufes fecondes. Tous ces differens fentimens feroient plus capables de nous embatraffer, que de nous éclaircir, fi la foy ne nous enfeignoit pas que l'ame eft une fubftance invifible & immortelle qui anime le corps ; & qu'étant une étincelle de la Divinité, elle doit fubfifter éternellement.

CHAPITRE XIV.

Des membranes qui envelopent l'enfant.

LA membrane qui sert d'envelope à l'enfant tant qu'il est dans le ventre de sa mere, est la même qui renfermoit la liqueur de l'œuf avant la conception ; de tres-mince qu'elle étoit pour lors, & semblable à une toille d'araignée, elle épaissit à mesure que l'enfant croît, & elle est tres-forte dans les derniers mois de la grossesse, & capable de resister à tous les mouvemens de l'enfant.

Cette membrane qui ne paroissoit que simple lorsqu'elle étoit œuf, se peut separer en deux quand l'enfant en est sort ; dont l'une qui est l'exterieure, est appellée chorion, & l'autre amnios.

Cette premiere membrane à qui l'on a donné le nom de chorion, est forte, dure & épaisse ; elle est un peu rude & inégale par toute sa partie exterieure, qui est du côté qu'elle touche à la matrice ; mais elle est plus polie en dedans, & elle s'unit & se joint de toutes parts avec l'amnios ; de sorte qu'il semble que les deux ne fassent qu'une seule & unique membrane. Il y en a qui veulent qu'elle soit attachée dans toute sa circonference à la matrice ; mais elle n'est adherente qu'à l'endroit du placenta qu'elle revest du côté qui regarde l'enfant.

Le sentiment de Mauriceau est que le chorion est adherent à la matrice ; il y a apparence qu'il le croit, puisqu'il l'a écrit ; mais son opinion est détruite par trois ou quatre objections que voici : La premiere, lorsque l'accouchement se declare, cette membrane pousse en dehors, & s'alonge en forme d'un gros boudin plein d'eau, qui se creve pour donner passage à l'enfant ; cet alongement ne se pourroit pas faire si elle étoit adherente. La seconde, c'est que quelquefois l'enfant sort la tête envelopée d'une grande partie de cette membrane, c'est ce qu'on appelle être né coëffé ; cette partie de membrane ne pouroit pas sortir avec l'enfant si elle tenoit à la matrice. La troisiéme, qu'après l'accouchement, lorsqu'on veut délivrer la femme, on ne trouve point d'adherence de cette membrane avec la matrice, il n'y en a qu'à l'endroit du placenta. Enfin ma quatriéme observation, c'est que pendant la grossesse plusieurs femmes vuident des eaux qui se sont amassées entre la matrice & le chorion : si ces parties étoient adherentes, ces eaux n'auroient pas pû s'y placer.

La seconde membrane qui est appellée amnios, & qui tapisse interieurement le chorion, est si mince qu'elle en est transparente ; elle est un peu inégale du côté qu'elle s'attache au chorion, mais elle est fort polie par sa partie interne, qui est le côté par où elle touche à l'enfant qu'elle renferme immediatement. Elle ne touche point au placenta, parce que le chorion est entre les deux ; elle est tellement adherente au chorion, qu'on a de la peine à l'en separer ; & quand des deux on n'en feroit qu'une, on ne se tromperoit gueres.

On peut comparer ces membranes à un balon dont la peau de dehors est beaucoup plus épaisse & plus forte que celle de dedans, ou bien aux deux membranes qui envelopent le cerveau, dont la dure-mere est plus épaisse que la pie-mere, avec cette difference que celles du cerveau sont tout-à-fait separées l'une de l'autre ; & que celles-ci sont tellement jointes & adherentes ensemble, que les plus habiles Anatomistes ont de la peine à les separer.

Les ufages de ces membranes font, 1°. d'af-
fembler, & de renfermer toutes les particules
propres à former un enfant. 2°. De conduire de
l'ovaire par la trompe dans la matrice toutes ces
particules affemblées dans leurs cavitez, afin
qu'elles ne fe diffipent, & qu'elles y arrivent toutes en fureté. 3° De fervir d'envelope à l'enfant pendant les neuf mois qu'il eft dans le ventre
de la mere. 4°. De contenir les eaux dans lefquelles nage l'enfant, jufqu'au moment qu'il
fort de fa prifon.

Les Commeres font perfuadées que les enfans
qui viennent au monde avec une partie de cette
membrane qui leur couvre la tête, font plus heureux que les autres, elles difent qu'ils font nez
coëffez, & cela s'eft tourné en proverbe chez
elles ; mais cette circonftance étant tout-à-fait
naturelle, elle ne contribue en aucune maniere à
les rendre plus heureux que les autres. Mauriceau dit qu'elle arrive aux accouchemens qui fe
font promptement, & toujours aux femmes qui
font faites de maniere à laiffer fortir leurs enfans en toute liberté, parce que pour lors l'enfant n'eft pas obligé de faire de grands efforts
pour crever la membrane dans fa pointe, il l'a-
mene prefque toute entiere autour de fa tête, ce
qu'il n'auroit pas fait fi le chemin avoit été plus
étroit ; de forte qu'il dit que la mere & l'enfant
font également heureux dans un pareil accouchement, la mere d'avoir accouché avec facilité,
& l'enfant de n'avoir pas fait beaucoup d'efforts
pour fortir.

CHAPITRE XV.

Des eaux dans lesquelles nage l'enfant.

IL eſt certain qu'il y a dans ces membranes une liqueur ſereuſe dans laquelle l'enfant flote tant qu'il y eſt enfermé ; mais nos anciens Anatomiſtes ne s'accordent point ſur la nature de cette liqueur, & ils ne conviennent pas même ſur la maniere dont elle y eſt apportée.

Le plus grand nombre a décidé que cette eau n'étoit autre choſe que l'urine de l'enfant, fondez ſur ce qu'elle étoit ſalée comme l'urine, ce qui n'eſt pas une preuve convaincante : les larmes ont une ſaveur ſalée, & pluſieurs autres ſeroſitez, & neanmoins elles ne ſont point urine ; les eaux devoient avoir de la ſalure, afin de les défendre contre la corruption, & qu'elles ſe puſſent conſerver autant de tems que l'enfant ſejourne dans la matrice ; elles ſervent même de ſaumur à l'enfant ; & on voit manifeſtement qu'un enfant mort dans le ventre de ſa mere, s'y conſerve un tres-long tems ſans ſe corrompre.

Nous voyons que l'urine laiſſée dans un pot de chambre s'y fermente, & acquiert un degré de puanteur inſuportable, quand elle a ſejourné dans la veſſie plus qu'elle ne doit, quoique ſon reſervoir naturel, elle y devient plus rouge, plus acre & plus puante ; à plus forte raiſon ſi elle avoit demeuré pendant neuf mois dans ces membranes, que deviendroit-elle ? n'incommoderoit-elle pas l'enfant, & ne le feroit-elle pas perir ? Dans les accouchemens nous voyons que cette eau eſt claire & nette, & qu'elle n'a aucune mauvaiſe odeur, ce n'eſt donc pas de l'urine ?

Si l'enfant urinoit, pendant le long-tems qu'il

ſejourne dans la matrice, il faudroit qu'il s'a-
maſſa plus d'un ſeau d'urine ; mais comme le
ſang qui y eſt apporté pour ſa nourriture, eſt
épuré de tous excremens tant groſſiers que ſereux, il ne ſort rien ni par l'anus, ni par l'uretre ; ainſi cette ſeroſité ne peut pas être de l'u-
rine.

Les voyes par leſquelles ils la font verſer dans
ces membranes, font voir l'impoſſibilité que ce
ſoit de l'urine : les uns veulent que ce ſoit par
l'ouraque qu'elle y eſt apportée ; d'autres que
ce ſoit par la verge qu'elle y eſt verſée ; mais
l'ouraque n'étant qu'un ligament qui ſert à ſuſ-
pendre le fonds de la veſſie, & qui n'étant point
cave, ne peut point ſervir de conduit à l'urine ;
les autres qui la font verſer par l'uretre, croyent
avoir trouvé un chemin facile & inconteſtable ;
mais les garçons qui viennent au monde avec le
bout de la verge tout-à-fait clos, & les filles
qui ne ſont point percées, à qui neanmois on
trouve la même quantité d'eau, & qui par conſequent n'ont pas uriné, font voir que leur opinion n'eſt pas la veritable ; à quoi on peut ajoûter que dans les fauſſes groſſeſſes, & dans les faux
germes, il y a de l'eau comme dans les veritables.

Mauriceau croit que ces eaux ſont engendrées
des humidités vaporeuſes qui tranſudent & ex-
halent ſans ceſſe par les poroſitez du corps de
l'enfant, leſquelles frapant les membranes ſe
convertiſſent en eau ; qu'ainſi elles ne ſont faites que par la ſeule tranſpiration : il ne ſe ſouvient pas en cet endroit qu'il a dit que les faux
germes avoient de l'eau ; cela étant ſon opinion
n'eſt pas la veritable, puiſque les faux germes
ſont des corps dures & ſolides qui ne peuvent
pas tranſpirer, & de plus dès les premiers jours
de la conception, le germe de l'enfant n'étant

pour lors que gros comme un grain de millet,
on le trouve environné d'eau, quoiqu'il soit incapable de transpiration.

Cette eau a la même origine que toutes les autres serositez du corps ; c'est une lymphe qui est
separée & filtrée par les glandes de ces membranes, & qui distile peu à peu dans leurs cavitez ; de même que la serosité qu'on trouve au
cœur, est filtrée par les glandes du pericarde,
& celle qu'on voit dans les ventricules de la tête
par les glandes du cerveau. Dès le moment que
l'enfant est germé, il est environné de l'eau qui
est dans l'œuf, à mesure que les membranes s'é-
tendent & s'épaississent, la quantité de l'eau
augmente de telle sorte, qu'il s'en trouve environ une chopine dans le tems de l'accouchement.

Il est plus vrai-semblable de croire que cette
eau est filtrée & distilée par les glandes, comme
le font toutes les autres serositez, que de vouloir
la faire sortir par les sueurs de l'enfant ; il faudroit supposer qu'il fût dans des sueurs continuelles, pour en fournir autant qu'il s'en conserve pendant neuf mois, & autant que l'on en
voit sortir dans l'accouchement, ce qui l'affoibliroit, & l'empêcheroit de profiter, & de croître par la trop grande dissipation qui se feroit
chez lui.

On donne trois usages à ces eaux ; le premier,
d'être un corps moyen entre l'enfant & les membranes, afin qu'il n'en soit point trop pressé,
comme celle du pericarde qui empêche que le
cœur ne soit incommodé par son envelope, &
celle du ventricule du cerveau qui empêche que
leurs parois ne s'affaissent l'un contre l'autre.
Le second, de permettre à l'enfant de se mouvoir
en liberté, & de se tourner dans les tems qu'il le

doit. Le troisiéme, de faciliter l'accouchement
en humectant les parties de la femme, ce qui les
rend plus capables de dilatation, & ce qui fait que
l'enfant glisse & sort plus facilement que si ces
parties se trouvoient à sec.

Il y a environ quarante-cinq ans, qu'étant à
des Conferences que M. Denis Medecin, faisoit
chez lui, on agita une question, sçavoir si l'enfant dans le ventre de la mere, étoit nourri par
l'umbilic, ou s'il se nourrissoit par la bouche ;
il se trouva quelques Sçavans, ou soi disans tels,
qui s'efforcerent de prouver qu'il prenoit son
aliment par la bouche ; la meilleure raison qu'ils
apportoient pour prouver leur sentiment, étoit
que l'enfant aussi-tôt qu'il étoit né, en lui presentant le teton, il le prenoit, le suçoit & avaloit le lait qui en sortoit, ce qu'il n'auroit pû
faire, disoient-ils, s'il n'avoit contracté cette
habitude dans le ventre de la mere : ils vouloient
que l'eau dans laquelle il nage, fut une serosité
laicteuse qu'il avaloit sans cesse, & qui lui servoit de nourriture. Cette proposition fut agitée
dans plusieurs Conferences ; & enfin cette nouvelle opinion avorta peu de tems aprés sa naissance : il y eut tant de raisons qui la détruisoient,
qu'elle ne pût pas se soutenir long-tems. Je n'en
apporte point ici, je laisse au Lecteur à en décider.

CHAPITRE XVI.

Du placenta ou arriere-faix.

LE placenta, que la plûpart des Sages-femmes
appellent délivre, parce qu'une femme qui
accouche n'est pas absolument délivrée qu'il ne
soit sorti ; d'autres le nomment arriere-faix,

parce que c'est un fardeau que la femme ne vuide
qu'après que l'enfant est sorti de la matrice.
C'est une masse de chair spongieuse, semblable
en quelque maniere à la substance des poumons
ou de la rate, entre-lassée & tissue d'une infinité
d'arteres & de veines qui composent la plus grande partie de son corps.

Cette masse de chair a la figure d'un gâteau ;
elle est plate & ronde, & de la grandeur d'une
assiette : elle a l'épaisseur de deux travers de
doigts dans son milieu, mais elle est moins épaisse vers les extremitez de toute sa circonference :
si on la considere du côté qu'elle regarde l'enfant, on la trouvera couverte & tapissée par le
chorion qui y est tout-à-fait adherant ; mais si
on l'examine du côté qu'elle étoit attachée à la
matrice, on y verra plusieurs petites embouchures par où le sang y entroit de la matrice pour
être porté à l'enfant ; & d'autres par où le sang
qui revenoit de l'enfant, sortoit pour être reporté à la mere.

On a raison de dire que le placenta est une
masse de chair spongieuse ; elle a des porositez &
des ouvertures semblables à celles d'une éponge,
avec cette difference que celles de l'éponge sont
capables de s'imbiber de quelque liqueur qui emplit toute sa substance, & que celles du placenta
sont autant de canaux qui reçoivent le sang de la
mere pour le porter à l'enfant, ou qui le laissent
sortir pour le rendre à la mere.

Si on examine la composition du placenta, on
verra une infinité de canaux repandus dans toute
sa substance, semblables à ceux des arteres & des
veines pulmonaires, dont les poumons sont tous
parsemez. Ces canaux sont de quatre sortes qui
font differentes fonctions ; les premiers sont des
arterioles de la mere qui versent du sang dans le

placenta. Les seconds sont des branches de la
veine umbilicale qui reçoivent le sang, & qu'-
elles conduisent à l'enfant. Les troisièmes sont
des rameaux des arteres iliaques qui reportent
au placenta le superflu du sang de l'enfant. Et les
quatriémes sont des venules de la matrice qui reçoivent ce sang superflu, & qui le portent dans
la veine cave de la mere pour être de nouveau vivifié par la circulation.

Cette structure du placenta nous fait connoître son usage, qui est d'être un corps moyen entre la mere & l'enfant pour entretenir la circulation du sang de l'un à l'autre, en recevant le sang
de la mere & l'envoyant à l'enfant, & en rendant
ce même sang à la mere après qu'il l'a reçu de
l'enfant.

Je m'étonne que Mauriceau ait avancé que le
placenta étoit un reservoir du sang de la mere,
que là il étoit purifié de toutes ses impuretez
avant que d'aller à l'enfant, parce que, selon lui,
c'est un sang menstruel impur, qui ne seroit point
propre à nourrir l'enfant, s'il n'étoit épuré par
le placenta.

Cette opinion n'est fondée que sur un raisonnement qui ne se peut pas prouver, puisque la
mecanique & les experiences la détruisent. S'il
étoit un reservoir du sang, il y auroit des cavitez
pour le contenir où il sejourneroit pendant quelque tems, mais n'étant qu'un tissu de vaisseaux
& de conduits, il ne sert que de passage au sang
qui ne s'y peut point arrêter, parce qu'il est poussé continuellement par un nouveau sang, suivant
les regles de la circulation, laquelle cesseroit si le
sang s'arrêtoit dans le placenta : de plus si le sang
y étoit purifié, il y auroit des égouts, ou des
vaisseaux excretoires pour porter ailleurs les impuretez qui y auroient été separées ; mais n'y en

ayant aucuns, on ne peut pas convenir de cet
épurement, d'autant plus que les enfans sont af-
fligez des mêmes maladies que leurs meres, tant
qu'ils sont enfermez dans la matrice ; si la mere
a gagné la maladie venerienne, l'enfant apporte
en naissant la même maladie ; si pendant qu'elle
est grosse elle a la petite verole, l'enfant l'a comme elle ; & cela est si vrai, que j'en ai vû naître
à qui l'on voyoit encore toutes les marques des
pustules. Le fait que Mauriceau rapporte de lui-
même, qu'en naissant il avoit apporté plusieurs
pustules de la petite verole, prouve que le sang
n'est pas purifié par le placenta avant que d'aller
à l'enfant, comme il a voulu nous le persuader.

CHAPITRE XVII.

Des vaisseaux umbilicaux.

DU milieu du placenta, du côté qui regarde
l'enfant, sort un cordon de la longueur
d'une demi aulne ou environ, composé de trois
vaisseaux qu'on appelle umbilicaux, lesquels sont
revêtus & embrassez tous trois ensemble d'une
forte membrane, qui est une continuation du
chorion.

Ces trois vaisseaux sont une veine & deux arteres. La veine commence par plusieurs venules
qui sortant du placenta, forment un tronc qui
se conduit tout le long du cordon, jusqu'à l'umbilic de l'enfant, où l'ayant percé, il va par la
scissure du foye finir à la veine cave de l'enfant.
Les deux arteres commencent aux arteres iliaques
de l'enfant, & viennent sortir par son nombril, &
de là continuant leur chemin par le cordon, elles
vont après s'être divisées en plusieurs petites arteriolles, se perdre dans le placenta.

Quelques Auteurs ont dit qu'il y avoit quatre vaiffeaux ; ils y mettoient deux veines apparemment, parce qu'ayant diffequé des cordons de brebis, & y en ayant trouvé deux, ils croyoient qu'au fœtus il y devoit en avoir autant ; mais il eſt certain qu'il n'y a qu'une veine umbilicale : d'autres y ajoûtoient un cinquiéme conduit, qui eſt l'ouraque, par lequel ils faiſoient vuider l'urine de l'enfant dans le chorion : cet ouraque ne fort point par le nombril de l'enfant, c'eſt un ligament qui par un de ſes bouts, eſt attaché à l'umbilic, & par l'autre au fonds de la veſſie, qui fert à le fuſpendre, & à empêcher qu'il ne tombe vers ſon col, afin qu'elle puiſſe contenir une plus grande quantité d'urine.

La veine umbilicale n'a point de valvules, & elle ne devoit point en avoir, parce que le ſang qui va à l'enfant ne devoit point être retardé dans ſon cours, & il ne devoit point trouver d'embarras dans ſon chemin, de crainte que l'enfant n'en fouffrit. Elle eſt de beaucoup plus groſſe que les arteres, parce que l'enfant devoit recevoir plus de ſang qu'il n'en renvoyoit, la plus grande partie étant employée pour ſa nourriture, & pour ſon accroiſſement.

La membrane qui embraſſe la veine & les arteres umbilicales, & qui les tient unies enſemble, eſt tres forte ; elle le devoit être pour empêcher que ces vaiſſeaux qui n'ont que des membranes tres-minces, ne ſe rompiſſent dans le long chemin qu'il font, ce qui auroit pû arriver tres-fouvent, s'ils n'avoient été fortifiez par une gaine de cette nature. On trouve pluſieurs eſpeces de nœuds le long du cordon, que les bonnes gens croyent marquer autant d'enfans que la mere doit encore avoir ; mais comme il y en a également dans les vieilles comme dans les jeunes femmes,

& qu'il s'en trouve au dernier enfant comme au
premier ; c'eſt une erreur populaire à laquelle il
ne faut point avoir de foy , & il faut plutôt croire qu'ils n'y ſont que pour rendre le cordon plus
ſolide & plus fort , & empêcher qu'il ne ſe rompe , ou qu'il ne s'alonge trop par les efforts cau-
ſez par les mouvemens de l'enfant , auſquels il
faut qu'il réſiſte. Pour moi je croi qu'ils rendent
à ce cordon le même office que les énervations
rendent au muſcle long de l'abdomen, qui ſont
de fortifier ſon action.

Il eſt certain que c'eſt par le moyen du placenta
& des trois vaiſſeaux umbilicaux, que le ſang
circule de la mere à l'enfant , & de l'enfant à la
mere ; mais Mauriceau donne des bornes à ce
mouvement circulaire , & il ne lui donne pas toute l'étendue qu'il a : voici comme il le conçoit.
Le ſang de la mere verſé dans le placenta, eſt reçu
par les embouchures des branches de la veine umbilicale qui le porte juſques dans la veine cave
de l'enfant ; de là il va dans le ventricule droit
de ſon cœur, d'où il paſſe par le trou Botal dans
le gauche , & enſuite il eſt pouſſé dans ſes arteres , qui le diſtribuent par toutes les parties de
ſon corps pour les nourrir & augmenter ; qu'il
revient à peu près la même quantité de ce ſang ,
qui par les arteres iliaques eſt reporté au placenta, où ce ſang étant de nouveau élabouré & purifié, il rentre dans la veine umbilicale, & fe-
ſant le même chemin, il retourne au cœur de l'enfant : & ainſi toujours ſucceſſivement ſans diſ-
continuation.

Suivant ſon opinion , la circulation ne ſe feroit que du placenta à l'enfant, & de l'enfant au
placenta : ce ſeroit toujours le même ſang qui
feroit le même chemin ; & quand une fois une
partie du ſang de la mere ſeroit entré dans le

placenta pour aller à l'enfant, ce sang ne rentreroit jamais dans les vaisseaux de la mere, que ce qui s'en consome seroit seulement reparé par de nouveau sang qu'il recevroit de tems en tems de la mere. Cette opinion est opposée au sentiment universel qui établi la circulation du sang entre la mere & l'enfant.

Il est constant que le sang qui va de la mere à l'enfant, ni celui qui revient de l'enfant au placenta, ne peut pas être ni élabouré, ni purifié par le placenta, parce qu'il n'est pas partie capable de le faire, il n'y a que le cœur de la mere qui lui puisse rendre cet office. Sur ce principe il faut donc qu'il y soit conduit, & qu'en passant par les deux fournaises de ses ventricules, il y soit de nouveau purifié, & ensuite reporté à l'enfant pour l'animer, le nourrir & le croître.

Si c'étoit toujours le même sang qui circula du placenta à l'enfant, le plus subtil & le plus pur s'étant consommé pour la nourriture de l'enfant, il resteroit dans ses vaisseaux une masse de sang épaisse & pesante, qui ne pourroit pas être suffisamment vivifié par le cœur seul de l'enfant; de plus pour rendre le sang vermeil, écumeux & leger, il faut qu'il s'y mêle des particules de l'air quand nous respirons; or les poumons de l'enfant qui ne respire point, ne peuvent lui en donner, il faut qu'il en reçoive d'ailleurs. C'est donc une necessité qu'il aille passer par les poumons de la mere pour y recevoir cet air si necessaire à sa perfection; & par consequent l'opinion de Mauriceau ne se peut pas soutenir.

Aussi-tôt que l'enfant est né, le placenta, le cordon & les vaisseaux umbilicaux, deviennent parties inutiles; c'est pourquoi on lie le cordon à deux travers de doigts près du ventre de l'enfant, & on le coupe au dessus de la ligature; ce

qui

qui en reste se separe proche du ventre de l'enfant, & tombe au bout de cinq ou six jours. Il y demeure un nœud au même endroit qui y reste pendant toute la vie, & qui conserve le nom du nombril.

Les parties de ces trois vaisseaux, sçavoir de la veine & des arteres umbilicales qui sont au dedans du ventre de l'enfant, demeurent toujours attachées au nombril : elles se dessechent, & deviennent comme de petites cordes, n'ayant plus aucun usage pendant toute la vie. Il y a neanmoins une infinité d'Auteurs qui leur en ont voulu donner. Ils ont dit que la veine umbilicale servoit de ligament au foye, & les deux arteres de soutien à la vessie ; c'est une vieille opinion que Mauriceau a suivi, & qu'il croit, puisqu'il l'a écrit. S'il y avoit bien fait attention, il auroit vû que la veine umbilicale n'étant composée que d'une seule membrane, ce seroit un trop foible ligament pour un viscere aussi gros que le foye ; & que quand même elle seroit assez forte pour être ligament, elle l'incommoderoit en la tirant vers le nombril où il est attaché : il auroit encore vû que les arteres umbilicales devenues cordes ne servent de rien à la vessie, puisqu'elles en sont éloignées de plus d'un travers de doigt ; & qu'ainsi elles ne peuvent pas la soutenir ; de maniere qu'il faut mettre ces vaisseaux au nombre des reins succenturiaux du trou Botal du thimus, & de quelques autres parties qui étoient necessaires au fœtus, & qui ne lui sont plus d'aucune utilité aprés sa naissance.

Nous n'avons parlé jusques à present que de la generation d'un enfant seul, mais comme une femme est souvent grosse de deux, & quelquefois de trois enfans, examinons si ces enfans jumeaux font faits par fuperfetation, ou s'ils font engendrez dans le même moment.

CHAPITRE XVIII.

De la fuperfetation.

PAr ce mot de *fuperfetation* on entend une feconde conception qui fe fait quelques jours ou quelques mois aprés la premiere : les fentimens font partagez fur cet article ; il y en a qui ne font point de difficulté de l'admettre, & de le croire poffible : il y en a d'autres qui balancent leur jugement, ne fçachant quel parti prendre, & il y en a qui la nient abfolument.

Ceux qui font du premier fentiment, fe fondent fur des hiftoires rapportées par des Anciens, comme celle d'une Servante qui ayant été careffée deux fois en un même jour par deux differentes perfonnes, eut deux enfans, dont l'un reffembloit à fon Maître, & l'autre à fon Procureur. D'une autre femme qui eût deux enfans, dont l'un reffembloit à fon mari, & l'autre à fon amant. L'hiftoire encore d'une femme qui accoucha au feptiéme mois d'un enfant mort, & qui accoucha encore de deux autres enfans deux mois aprés. Ils prétendent qu'une femme accouchant de deux enfans dont l'un fera fort & robufte, & l'autre petit & foible ; que pour lors c'eft une fuperfetation, s'imaginans que le plus gros enfant a été fait le premier, & que le plus petit n'a été conçu que quelques tems aprés l'autre : mais ces hiftoires auffi-bien que ces faits qui font aifez à refuter, ne prouvent point la fuperfetation.

Ceux qui font neutres comme Mauriceau, ne décident rien ni en faveur, ni contre la fuperfe-

tation : il a raifon de prendre ce parti ; car fuivant fon principe fur la generation, qu'il prétend
être faite par le mêlange des deux femences, il lui
eft impoffible de faire voir comment elle fe peut
faire : fi la matrice s'ouvroit pour recevoir une
feconde femence, il fe feroit un écoulement de
la premiere ; & quand il feroit poffible que les
deux femences jettées dans des tems éloignez,
puffent être reçues dans le même fond de la matrice ; comment s'imaginer qu'elles ne puiffent
pas fe mêler enfemble, & qu'elles ayent un in-
ftinct de fe feparer l'une de l'autre pour former
deux enfans differens : c'eft ce qui a fait que pen-
chant du côté de la fuperfetation, & prévoyant
ces difficultez, il ne l'admet point dans les premiers jours de la conception, parce que les femences fe confondans enfemble, elle ne fe pourroit pas faire ; mais il la trouve poffible aprés le
feptiéme jour, appuyé du fentiment d'Hippocrate, qui dit qu'aprés ce tems les premieres femences font envelopées dans une membrane telle
qu'étoit celle de cette femme qui avorta au fixiéme jour de fa conception. Et une preuve qu'il en
doute, quoiqu'il s'efforce d'en faire voir la pof-
fibilité, c'eft qu'il dit qu'elle eft auffi difficile à
connoître que le flux & le reflux de la Mer.

    Malgré toutes les preuves & les objections fai-
tes contre cette feconde conception, Mauriceau
ne fe rend point. Il répond qu'il n'y a point de
regles generales fans exception ; que la matrice
quoiqu'exactement fermée, peut s'entr'ouvrir
pour laiffer fortir quelques ferofitez glaireufes ;
que fi pour lors la femme eft en chaleur & animée d'un defir extraordinaire de l'action, que
venant aux prifes amoureufes, elle peut décharger par le conduit qu'il dit aboutir au fond de
la matrice ; que fi la femence de l'homme y eft

lancée dans le moment, la femme peut concevoir une seconde fois ; mais le principe sur lequel il établit ce raisonnement n'étant pas vrai,
toutes les consequences qu'il en tire sont fausses.

On convient neanmoins de la superfetation
dans les lapines, les chiennes, les chattes, les
truyes, & tous les animaux dont la matrice est
separée en plusieurs cellules, parce que dans chacune de ces cavitez il s'y peut placer un petit en
differens tems ; mais on la nie absolument dans
les femmes dont la matrice n'a qu'une seule cavité, qui étant remplie d'une premiere conception, n'en peut pas recevoir une seconde.

Ceux qui tiennent l'opinion des œufs, qui est
tout à fait opposée à la superfetation, ne peuvent pas en convenir ; car ils démonstrent mani-
festement que deux jumeaux sont faits en même
tems, que ce sont deux œufs vivifiez & détachez
dans le même moment, qui tombent dans la matrice, qui ayant deux trompes pour porter la
semence aux deux ovaires, il est tres possible que
chaque trompe puisse porter des particules vivi-
fiantes de la semence, chacune à son ovaire ; que
quoique de ces jumeaux l'un soit plus fort que
l'autre, ce n'est pas une consequence qu'ils n'ayent
pas été formez en même tems, puisqu'une même
mere ne donne pas toujours des enfans d'une
même grosseur ; & que de six enfans qu'elle aura,
ils seront souvent differens & de visage, & de
taille.

Une preuve infaillible que l'enfant vient d'un
œuf, & qu'il apporte sa membrane de l'ovaire,
c'est que s'il y en a deux, ils ont chacun leur
membrane separée : or si la generation se faisoit
par le mêlange des semences, lorsque l'homme
auroit donné de son côté assez de semence pour
deux enfans, & que la femme en auroit aussi

fournit autant du sien, il faudroit que la matrice separa en deux la semence de l'homme, & qu'elle en fit autant de celle de la femme, & que les ayant mêlées ensemble, elle travailla à former deux membranes pour les enveloper chacune separement. Je vous avoue qu'il m'est impossible de comprendre comment cela se peut faire, & que je conçois aisement que deux œufs descendent dans la matrice, & s'y germent aussi facilement que s'y il n'y en avoit qu'un.

Mauriceau finit ce Chapitre par un conseil qu'il donne aux femmes pour éviter la superfetation, qui est de s'abstenir du coit durant les premiers mois aprés qu'elles auront conçu ; puisqu'il leur donne un conseil aussi difficile à suivre que celui là, c'est une marque qu'il croit une seconde conception possible, & qu'il est persuadé qu'elles doivent se priver de ce qui leur fait le plus de plaisir pour l'éviter ; mais on peut l'assurer qu'il n'y aura pas une femme qui suive son conseil ; qu'elles ne refuseront point les caresses de leur mari, & qu'il n'arrivera point de superfetation.

On fait une question aux Ovaristes, on leur demande où ils placent le plaisir que les femmes ressentent dans l'action, puisqu'ils ôtent les fonctions des vaisseaux éjaculatoires, qu'on établissoit auteurs de ce plaisir dans le moment de l'éjaculation.

On répond qu'il n'est pas surprenant que les Ovaristes ne conviennent pas que le siege du plaisir des femmes soit dans les vaisseaux éjaculatoires, puisqu'ils nient qu'il y en ait ; ceux qui tiennent l'opinion du mêlange des semences qui croyent que la liqueur qu'ils voyent dans l'ovaire qu'ils appellent testicules, doit tomber dans la matrice, supposent quatre vaisseaux éjacula-

toires, dont ils prétendent qu'il y en a deux qui
vont au fond de la matrice, & deux à l'entrée
de son col : & sur ce principe ils font de grands
raisonnemens, qui se détruisent lorsque l'on
cherche ses vaisseaux, parce qu'ils ne se trouvent
point. Ses trompes ne peuvent pas faire sentir du
plaisir, parce que ce sont des conduits larges qui
ne servent que de passages aux œufs pour aller à
la matrice ; il ne faut donc point aller chercher
le siege du plaisir des femmes dans ces parties en-
foncées de la matrice, il ne faut que s'arrêter à
l'entrée de l'orifice externe, & on le trouve dans
le clitoris.

Il ne faut pas s'imaginer qu'un organe tel
qu'est le clitoris, composé de tant de parties differentes, & assez semblables à celles de la verge
de l'homme, ait été fait inutilement, & qu'il
n'ait aucun usage : il a un gland, un prépuce,
des nerfs caverneux, des muscles, des glandes,
& des vaisseaux éjaculatoires ; pourquoi toutes
ces parties auroient-elles été faites, si ce n'étoit
pas pour donner à la femme le même plaisir, que
la verge fait sentir à l'homme ?

En effet par la friction, la verge de l'homme
est chatouillée de maniere que l'éjaculation sort
ensuite ; le clitoris sensible au même châtouille-
ment causé par la friction, jette par éjaculation
une serosité que les glandes qui l'environnent ont
separée, ce qui fait que le plaisir que les femmes
ressentent, n'est pas moins grand que celui des
hommes.

Cette serosité ne sort pas par le gland du clitoris, parce qu'il n'est pas percé, mais par plusieurs petits trous que l'on nomme lacunes, qui
sont dans sa circonference ; elle est quelquefois
lancée aux femmes amoureuses par goutelettes
hors des levres, & jusques sur le penil de l'hom-

me qui se trouve souvent tout mouillé après l'action : & il arrive quelquefois qu'il y a des femmes tellement lubriques, qu'elles font plusieurs de ces éjaculations avant que l'homme ait fini la sienne.

Toutes les femmes de bonne foi avouent que le clitoris est une partie tellement sensible, que pour peu qu'on leur touche avec le doigt seulement, elles entrent dans une passion ardente de recevoir le mari ; & il y en a même de si emportées sur cet article, qu'elles en abusent elles-mêmes : ce qui a fait que quelques Auteurs ont appellé le clitoris, le mepris des hommes.

Il ne faut pas pas mettre toutes les femmes au même rang ; il y en a qui quoique naturellement d'un temperament amoureux, sçavent renfermer leurs passions dans les bornes que la vertu leur prescrit ; il y en a d'autres si indolentes, qu'elles n'ont aucun merite d'être vertueuses. J'en ai vû beaucoup qui m'ont dit, que ce plaisir qui faisoit faire tant d'extravagances, leur étoit inconnu, & qu'elles étoient devenues grosses sans avoir senti aucun plaisir.

La generation de l'homme se fait donc par un œuf, comme je croi l'avoir suffisament prouvé, & fait voir que c'est un moyen uniforme dont le Créateur s'est servi pour toutes les productions de l'Univers. Cet œuf ayant été reçu dans la matrice, il jette des racines pour lui apporter la nourriture ; dont la premiere est employée à former le placenta qui l'attache au fond de la matrice ; la membrane même de l'œuf tapisse le placenta du côté qu'il regarde l'enfant ; de ce placenta pend un cordon qui va s'attacher au centre du germe, qui est au milieu de l'œuf, qui de tres-petit qu'il étoit dans son principe, grossit peu à peu par la nouriture qui lui est apportée par le cordon ; de forte que ce germe qui n'avoit dans son commencement que la groffeur d'un grain de millet, devient un enfant de la pefanteur de dix ou douze livres, lorfqu'il fort du ventre de la mere au bout de neuf mois, qui eft le terme prefcrit par l'Auteur de la Nature. Nous allons le perdre de vûe pour quelque tems, & nous le laifferons croître en repos jufqu'à la fin de fon terme, que nous travaillerons à le tirer de fon cachot, pour lui procurer la naiffance qui eft la fin que la Nature fe propofe dans toutes les generations.

Pendant les neuf mois que l'enfant fejourne dans la matrice, il arrive une infinité d'incommoditez, dont il y en a de naturelles qui font des fuites de la groffeffe, & d'accidentaires qui furviennent par des malheurs imprévûs : on implore pour lors la main du Chirurgien pour y remedier, c'eft pourquoi il faut qu'il foit inftruit de tout ce qui peut arriver dans le cours de la groffeffe ; c'eft ce que nous allons faire dans le Livre fuivant.

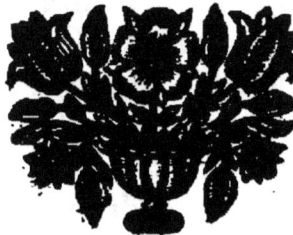

TRAITÉ GENERAL

DES

ACCOUCHEMENS.

LIVRE SECOND.

Comment il faut gouverner une femme grosse.

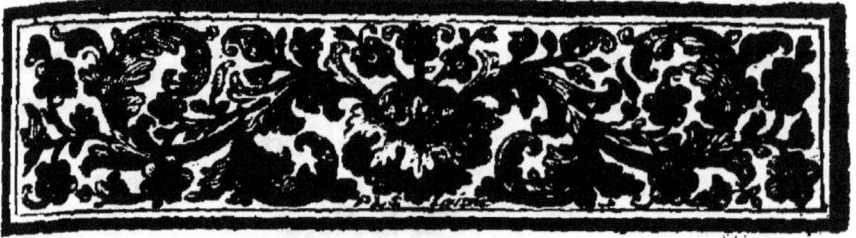

POUR inftruire un jeune Chirurgien de tout ce qui regarde les Accouchemens, la meilleure methode eft celle que j'ai fuivie dans le Cours des Operations de Chirurgie que j'ai donné au Public, où j'ai fait obferver ce qu'il y avoit à faire devant, durant & aprés chaque operation. Or l'accouchement étant une operation de Chirurgie, je ne puis pas prendre un meilleur parti que d'apprendre à ceux qui veulent pratiquer l'art des Accouchemens, 1º. comment ils s'y prendront pour gouverner une femme groffe avant l'accouchement. 2º. Ce qu'il faut qu'ils faffent durant l'accouchement, foit naturel, foit laborieux. 3º. Comment il faut qu'ils conduifent une femme aprés fon accouchement. De ces trois tems differens, j'en fait trois claffes, qui dans cinquante-huit Chapitres don-

neront les lumieres & les inſtructions neceſſaires pour ſecourir une femme dans quelque état qu'elle ſe trouve.

CHAPITRE PREMIER.

De la bonne & de la fauſſe groſſeſſe.

LA groſſeſſe eſt une élevation & une enflure du ventre de la femme, cauſée par un enfant qui ſe forme dans la matrice. On entend par cette définition une bonne groſſeſſe ; car le ventre ſe peut enfler par d'autres cauſes que par un enfant.

Les premiers ſignes qui nous ont annoncé la conception, ſont ſemblables à ceux qui nous aſſurent la groſſeſſe, parce qu'elle n'eſt qu'une ſuite de la conception ; mais à meſure que la groſſeſſe s'avance, il ſurvient des ſignes qui la confirment, & qui détruiſent les doutes qui nous étoient reſtez des ſeuls ſignes de la conception.

Ces ſignes ſont augmentation de douleurs, & d'enflure du ſein, dégoût pour les alimens que la femme mangeoit ordinairement, & qu'elle trouvoit bons ; appetit dépravé pour ceux qui lui paroiſſoient mauvais ; ſuppreſſion totale de ſes ordinaires ſans cauſe de maladie ; ſon ventre commence à groſſir peu à peu vers la region de la matrice ; & quand elle a ſenti remuer l'enfant, ç'en eſt le ſigne le plus certain.

On fait de deux ſortes de groſſeſſes, l'une bonne, & l'autre mauvaiſe. La bonne groſſeſſe eſt eſt celle où il y a un enfant vivant qui occupe & remplit la capacité de la matrice : la mauvaiſe groſſeſſe eſt celle où il n'y a que des corps étranges engendrez & formez dans la matrice.

Ces corps étranges ſont quelquefois des eaux

qui font une hydropifie de matrice ; d'autres fois
des vents qui étant fortis imperceptiblement, ou
tout d'un coup avec bruit, font évanouir la groffeffe ; d'autres fois un faux germe qui eft une
conception manquée ; d'autres fois une molle qui
eft une maffe de chair ; & d'autres fois une infinité de veffcules remplies d'eau, attachées les
unes aux autres, qui font un corps femblable à
plufieurs grapes de raifin liées enfemble.

Dans une bonne groffeffe le ventre de la femme fe foutient, fa groffeur eft éminente, & fe
porte en devant ; le nombril eft élevé & fort en
dehors ; fi l'on touche l'orifice interne de la matrice, on la trouvera humectée, & d'une fubftance
fouple & mollaffe fans dureté, & les mammelles
s'empliffent de lait, qui eft un témoignagne affuré de la bonne groffeffe.

Dans la fauffe groffeffe le ventre eft également
tendu de tous côtez ; fi la femme fe couche fur un
côté, fon ventre tombe comme une boulle pefante du même côté ; elle a fon nombril enfoncé,
& l'orifice interne de la matrice eft dur & petit ;
il ne fe porte point à fes mammelles du veritable
lait, ce n'eft qu'une ferofité provenant de la fuppreffion de fes menftrues, & quoiqu'il y ait plufieurs mois qu'elle fe croye groffe, parce qu'elle
n'eft point reglée, elle ne fent rien remuer.

Il eft de la derniere importance au Chirurgien
de fçavoir diftinguer la bonne groffeffe d'avec
la mauvaife ; parce que dans la premiere il doit
travailler à faire demeurer l'enfant dans la matrice jufqu'à la fin de fon terme, & jufqu'à ce
qu'il en forte par un bon accouchement ; mais
dans la mauvaife il doit avoir une indication
toute oppofée, il faut que le plutôt qu'il pourra
il procure la fortie de ces corps étranges, qui
par leur fejour ne font que fatiguer & incommo-

der la matrice ; c'eft pourquoi le Chirurgien ne peut être trop attentif fur toutes les circonftances que nous avons marquées avant que de faire fon prognoftic, & avant que d'en porter un jugement décifif.

Quelle faute ne lui imputeroit-on pas fi aprés avoir prononcé que ce n'étoit pas une bonne groffeffe, la femme avortoit, & qu'on en vit fortir un enfant ; ou fi aprés avoir décidé que la femme étoit veritablement groffe d'enfant, aprés avoir attendu le terme de l'accouchement, & quelquefois d'avantage, il n'en fortoit qu'une molle, de l'eau ou des vents, feroit-il excufable en difant je le croyois ? Ainfi il faut donc que s'il y a des fignes douteux & équivoques, comme il s'en trouve tres-fouvent, qu'il laiffe faire au tems qui l'en éclaircira ; qu'il fufpende fon jugement, & qu'il n'aille pas par une décifion temeraire, fe mettre au hazard de fe tromper, & de perdre fa réputation.

Mauriceau cite plufieurs Exemples de femmes qui fe font crûes groffes pendant des années entieres, & qui attendoient toujours un enfant ; j'en ai vû que l'on ne pouvoit pas defabufer de leur prétendue groffeffe, & qui, parce qu'elles fentoient quelque remuement caufé par l'agitation de leurs boyaux, s'imaginoient fentir remuer leurs enfans. Combien ai-je vû des layettes magnifiques faites par des femmes qui, parce qu'elles fouhaitoient avec paffion d'avoir un enfant, ne vouloient pas qu'on leur dit le contraire ; & combien auffi ai-je vû de ces groffeffes s'en aller en fumée.

Les femmes de l'âge de trente-cinq à quarante ans, font fujettes à avoir de ces fauffes groffeffes, parce que pour lors elles commencent à n'être plus fi bien reglées, leurs ordinaires avancent ou

reculent , & le fang qui en fort peche en quantité ou en qualité , ce qui occafionne ce dérange-
ment dans la conception. En effet fi le Chirurgien
les queftionne , il en trouvera la caufe dans le dé-
reglement de leurs menftrues. Et j'ai obfervé que
prefque toutes celles qui fe fort crûes groffes , &
qui ne l'étoient pas , avoient environ l'âge que je
viens de marquer.

On confole une femme qui a eu une fauffe groffeffe , en lui faifant efperer que celle qui fuccedera
fera meilleure , & en lui difant que la matrice
avoit intention de faire un bon employ de la
femence qu'elle avoit reçue , & que fi elle a manqué cette fois là , elle fera mieux une autre ; &
que quand on fait bien un faux germe , on peut
bien faire un enfant. On ne prétend pas les tromper en leur donnant cette efperance , car on l'a vû
arriver plufieurs fois.

Ne nous arrêtons pas d'avantage fur les fauffes
groffeffes , retournons aux bonnes , tâchons d'en
connoître les differens tems , afin d'en pouvoir
porter un jugement certain , & les conduire à
terme.

On juge qu'une femme eft groffe quand elle
n'a pas fes ordinaires , & qu'elle l'eft du jour ou
du lendemain qu'elles ont fini , fuppofé qu'elle
ait vû fon mari , c'eft ce qui arrive tres-fouvent ;
mais cela n'eft pas infaillible , puifqu'il y a des
femmes qui voyent quelque chofe quoique groffes , les unes plus , les autres moins , felon qu'elles
font plus ou moins fanguines ; & c'eft ce qui embaraffe fur la décifion que l'on doit faire du tems
de la groffeffe.

Neanmoins un Accoucheur expert ne s'y trom-
pera gueres , il fçait que tous les mois le fang fe
porte à la matrice par un mouvement reglé ; que
s'il ne s'échape pas pendant la groffeffe , que c'eft

qu'il trouve son chemin bouché par le fond de la matrice, & qu'il peut en sortir par les vaisseaux du vagin dont le chemin est libre; mais il sçait aussi que cette évacuation ayant été moindre qu'à l'ordinaire, qu'elle n'interesse point la grossesse, & il la compte grosse du lendemain que les menstrues ont manqué. Il y a même des femmes qui ont eu des pertes, d'autres qui ont vû tous les mois, & qui sont demeurées grosses; ces differentes dispositions peuvent rendre le jugement difficile à ceux qui n'en auront pas bien examiné toutes les circonstances.

Le Chirurgien est obligé quelquefois de faire son rapport sur une femme nouvellement grosse, qui aura été maltraitée, & qui en sera accouchée, ou sur une fille qui se sera fait avorter, les Juges exigent de lui qu'il leur dise si l'enfant a eu vie ou non, parce qu'ils prétendent que si l'enfant a vêcu, le crime en est plus grand, & que par consequent ils doivent ordonner une peine plus forte, que si l'enfant n'a point eu de vie, la peine en doit être plus legere.

Les Juges ont raison de vouloir être éclaircis, mais il n'est pas aisé de le faire. Il est vrai qu'il vient une ame immortelle qui porte la vie au corps, qui l'anime tant qu'elle en fait sa demeure, lequel perit & rentre dans le neant aussi-tôt qu'elle le quitte; mais la question est de sçavoir si l'ame attend que tous les organes du corps soient fabriquez, & prêts à la recevoir avant qu'elle vienne en prendre possession, ou si elle y vient en même tems que la semence, pour bâtir elle-même son domicile.

Tous les plus grands Philosophes n'ayant pas pû rien prononcer de certain sur la nature & sur l'existence de l'ame, ni sur le tems, ni comment elle vient animer le corps, nous en demeurerons à ce que les yeux de la foy nous en enseignent ; & nous dirons que toute personne qui en frape une autre, & principalement une femme grosse, dont elle accouche, merite punition ; que toute fille qui se fait avorter, est criminelle ; que les differences des tems ne changent point l'espece, que soit que l'ame en ait pris possession, ou soit qu'elle se dispose à y venir, c'est être homicide, & détruire un Etre qui seroit venu à sa perfection.

Il faut en quelque maniere s'en rapporter au témoignage de la femme, pour bien connoître les differens tems de la grossesse, par le recit qu'elle fait de ce qui s'est passé dans ses autres grossesses, & des particulariez de celle dont elle parle ; on connoît de combien elle est grosse, par le tems que ses ordinaires ont manqué, la grosseur du ventre que l'on examine, & le jour qu'elle a commencé à sentir remuer son enfant, sont des circonstances certaines qui font juger du tems qu'elle doit accoucher.

Il survient quelquefois à six ou sept mois des douleurs comme si c'étoit pour accoucher, il faut bien se donner de garde de les exciter, & de faire prendre des remedes pour les augmenter ; c'est procurer une mort certaine à l'enfant, & c'est mettre la mere en danger de mourir ; il faut au contraire par le repos & par de bons conseils tâcher d'adoucir les douleurs, & faire ensorte de la conduire à son terme ; mais ces douleurs augmentant, comme il est arrivé à Madame la Duchesse du Maine, qui accoucha de son premier enfant à six mois & demi, & en dernier lieu à Madame la Duchesse de Berry, qui trois jours après être arrivée à Fontainebleau, est accouchée dans le même terme, il faut secourir les femmes comme dans un accouchement à neuf mois, & après leurs couches les traiter avec plus de précaution que si l'accouchement avoit été à terme.

Le Chirurgien connoîtra surement en touchant la femme, si les douleurs qui viennent avant terme, doivent finir par un accouchement ou non, si l'orifice interne est clos & élevé, c'est signe qu'elle n'en accouchera pas, mais s'il commence à s'ouvrir, & qu'il se dilate peu à peu, & qu'il sente quelque partie de l'enfant pousser contre cet orifice, c'est signe que ces douleurs conduiront à l'accouchement.

Par l'attouchement de l'orifice interne, un Accoucheur habile sçait le tems, & même le jour que la femme accouchera ; l'orifice interne qui a conservé son épaisseur, & sa solidité pendant la grossesse, commence à s'étendre & à s'aplatir sur les derniers mois ; & à mesure que le tems approche, il diminue de grosseur, & vers les derniers jours il est quasi égal au reste du corps de la matrice, n'étant distingué que par un petit bourlet qui en marque la circonference, & qui fait ce qu'on appelle le couronnement dans le tems que l'enfant pousse contre cette partie pour en sortir.

C'est la premiere connoissance qu'on donne à ceux qui veulent apprendre l'art des Accouchemens. Je sçai un jeune Chirurgien qui étant à l'Hôtel-Dieu de Paris pour s'en instruire, toucha en un après midi trente-cinq femmes, toutes grosses de differens tems ; la Maîtresse Sage femme, qui étoit tres-habile, lui fit observer par cet attouchement celles qui accoucheroient les premieres, celles qui les suivroient, & celles qui seroient les dernieres, son jugement se trouva juste, car elles accoucherent toutes suivant le rang qu'elle leur avoit marqué.

CHAP.

CHAPITRE II.

Des signes qui font connoître si c'est un garçon ou une fille.

LA plus grande partie des femmes ne sont pas contentes d'être sures qu'elles sont grosses, & d'avoir des signes certains d'une bonne grossesse, elles veulent encore qu'on leur dise si elles sont grosses d'un garçon ou d'une fille ; la curiosité du mari se joint souvent à celle de la femme, & l'un & l'autre le demandent avec tant d'empressement au Chirurgien, qu'il ne peut pas se défendre de leur répondre, quoiqu'il soit persuadé que tous les signes en sont équivoques.

Quand il ne peut pas se dispenser de parler, il faut qu'il commence par leur dire qu'ils ne peuvent rien statuer sur les signes qu'il va leur en donner, parce qu'il n'y en a pas un de certain. Il peut leur citer deux passages d'Hippocrate, l'un qui dit que la femme grosse d'un garçon a bonne couleur, & mauvaise quand elle l'est d'une fille ; & l'autre, que les enfans mâles sont situez dans le côté droit, & les femelles dans le gauche. Il peut ensuite leur rapporter les observations que le Public croit avoir fait sur cet article, qui sont que la femme grosse d'un garçon est plus gaye & plus enjouée, qu'elle se porte mieux, qu'elle a meilleur appetit, qu'elle le sent remuer plutôt, qu'elle a le poulx plus fort & plus frequent, que son sein droit est plus gros que le gauche, & qu'il a du lait plutôt ; que si elle veut prendre quelque chose, elle le fait de la main droite ; que si elle part de quelque endroit, elle commence le premier pas par le pied droit ; & enfin

I

ſi c'eſt une fille, elle a des ſignes tout-à-fait oppoſez à ceux des garçons.

Il y en a qui croyent que les tems de la Lune
contribuent à la conception des mâles ou des
femelles ; que ſi une femme conçoit dans le croiſſant, elle aura un fils ; que ſi c'eſt dans le déclin,
ce ſera une fille. Et d'autres aſſurent que quand
une femme eſt accouchée dans le croiſſant, que le
premier enfant qu'elle aura ſera un garçon ; que
ſi elle eſt accouchée dans le décours de la Lune,
elle n'aura qu'une fille. Ce ſont des erreurs que
l'experience journaliere détruit, puiſque l'on
voit naître en un même jour, & en une même
ſemaine, autant de garçons que de filles, qui ont
été tous conçus en même tems. Madame la Du-
cheſſe de Beauvilliers a eu dix filles toutes de
ſuite : ces dix filles ont été conçûes, & ſont nées
en differentes faiſons, & neanmoins la Lune n'y
a rien changé.

Le conſeil qu'Hippocrate a donné à ceux qui
vouloient avoir des garçons, de ſe lier le teſticule
gauche avec un ruban pendant l'action, a fait
naître une erreur en faiſant croire que c'étoit la
ſemence qui venoit du teſticule droit qui faiſoit
les mâles, & celle du teſticule gauche qui formoit les filles, ſuppoſant que le ſang qui étoit apporté au teſticule droit, devoit être plus chaud,
parce qu'il venoit du tronc de la veine cave ; que
celui qui alloit au teſticule gauche qui venoit de
la veine émulgente, & par conſequent qu'il étoit
plus ſereux, & plus propre à faire des filles ; mais
la circulation fait voir que le ſang vient à l'un &
à l'autre teſticules par les arteres ſpermatiques.
Et de plus la ſemence ne vient point des teſticules
dans le moment de l'action, elle y eſt filtrée du
ſang, & envoyée goutte à goutte dans les gardouches ſeminaires qui en ſont les reſervoirs,

& d'où elle est éjaculée dans la matrice.

Combien voit on d'exemples de gens qui n'ont qu'un testicule, les uns le droit, les autres le gauche, & qui font également des garçons & des filles. Mauriceau en rapporte beaucoup, & j'en citerois aussi si je voulois grossir ce Volume.

On voit tous les jours des femmes accoucher de deux enfans, dont l'un est un garçon, & l'autre une fille : on ne peut pas disconvenir que ces deux enfans n'ayent été conçus dans le même moment, & ne soient nez dans la même heure, & que c'étoit le même tems de la Lune qui regnoit, qui n'a rien changé de l'arrangement qui étoit dans les semences disposées à faire un garçon & une fille ; de sorte qu'il est vrai de dire, que ni le croissant, ni le déclin de la Lune, ni le testicule droit, ni le gauche, n'ont aucune part dans la formation d'un garçon, plutôt que d'une fille ; que cela dépend des particules seminaires arrangées dans les œufs, & vivifiées par la semence de l'homme ; que ceux qui pensent autrement, sont prévenus d'une erreur dont les gens bien sensez doivent se défaire.

CHAPITRE III.

Des signes qu'il y a deux enfans.

L'Inquietude des femmes grosses ne se borne pas à vouloir sçavoir le tems de leur conception, la qualité de leurs grossesses, & si elles auront un garçon ou une fille, elles veulent encore que le Chirurgien les assure qu'elles ne sont grosses que d'un enfant, dans la crainte où plusieurs sont d'en avoir deux à la fois : je leur pardonne à la verité cette inquietude, il suffit d'accoucher une fois, fans être obligée de recommencer une feconde.

Il femble que l'Auteur de la Nature ait voulu que la femme ne porta qu'un enfant à la fois, puifqu'il n'a fait qu'une feule cavité à la matrice : aux animaux qu'il deftinoit à en avoir plufieurs d'une même portée, il a donné plufieurs cellules à leurs matrices pour placer chaque petit feparement ; mais à la femme, comme aux autres animaux qui ne font qu'un petit, on ne trouve qu'une cellule, ce qui fait préfumer qu'elle ne devroit faire qu'un enfant : nous la voyons neanmoins accoucher de deux, quelquefois de trois, & rarement de quatre enfans.

Il y a des Naturaliftes qui au lieu de s'étonner de voir naître deux enfans, prétendent que cela devroit arriver toujours. Ils alleguent pour leurs raifons que la femme ayant deux mammelles capables de nourrir chacun un enfant, elle doit en avoir deux. Mais d'autres Naturaliftes moins fondez dans leurs raifonnemens, répondent que ce n'eft pas dans les mammelles que fe forment les enfans ; qu'elles ne font deftinées que pour fournir le lait pour fa nourriture ; que s'il n'y en avoit qu'une, il pourroit mourir de faim, s'il lui furvenoit quelqu'une de ces incommoditez aufquelles elles font fi fujettes ; que la raifon pourquoi elles en ont deux, c'eft afin que l'une fupplée au défaut de l'autre.

Quoiqu'il n'y ait qu'une cavité dans la matrice de la femme, on en voit fortir quelquefois plufieurs enfans : il ne faut pas croire qu'ils fe faffent par fuperfetation, car il n'y en a point. On ne peut s'imaginer qu'ils puiffent être formez par le mêlange des deux femences ; c'eft une idée infoutenable : mais autant d'enfans qu'il y a, ce font autant d'œufs qui tombent à la fois des ovaires dans la matrice. En voulant faire tomber une poire d'un arbre, si vous secouez trop fortement le poirié, il en tombera deux ou trois, au lieu d'une ; de même si le mari travaille avec trop d'ardeur à faire tomber un œuf, au lieu d'un il en tombe deux ou trois, principalement quand il a une femme feconde, aussi sensible au plaisir, & aussi emportée que lui.

On voit tous les jours des femmes accoucher de deux enfans, on en voit quelquefois qui accouchent de trois. J'ai vû une jeune femme qui demeuroit dans mon logis rue Saint-Honoré, qui dès la premiere couche accoucha de trois garçons. J'ai encore vû la femme d'un Apoticaire de Befort, chez qui j'étois logé en allant avec Monsieur le Duc de Bourgogne, l'année qu'il prit Brisac, qui étoit accouchée deux mois auparavant de trois garçons. Madame d'Arnoton, femme d'un Maître des Requêtes, demeurant rue de Riche-lieu, accoucha il lui a huit ou dix ans de trois filles. Monsieur d'Arnoton étoit à jouer dans son voisinage lorsqu'un Laquais lui vint dire que Madame étoit accouchée d'une fille ; un quart d'heure après il en vint un autre lui annoncer qu'elle étoit accouchée d'une seconde fille ; & un autre quart d'heure ensuite il vint un troisiéme Laquais qui lui dit que Madame venoit d'accoucher d'une troisiéme fille ; aussi-tôt en se levant brusque-ment, il pria les Dames avec qui il jouoit, de lui permettre d'aller chez lui pour empêcher sa fem-me d'en faire d'avantage. Mauriceau rapporte l'histoire de la femme d'un Couvreur qui accou-cha de quatre enfans tous vivans.

Je ne parlerai point de plusieurs histoires ci-tées par differens Auteurs, de femmes qui ont eu des dix, douze & quinze enfans à la fois : je ne repeterai point aussi l'histoire de cette Comtesse

de Hollande, qui en eut autant qu'il y a de jours
dans l'année ; ce sont des faits extraordinaires
qui surpassent les regles de la Nature, & qui demandent de la foy pour les croire : & comme je
prétens ne parler que de ce qui est naturel, je
passerai sous silence tout ce qui ne se peut pas faire
sans miracle.

Dans les premiers mois on ne peut pas connoître s'il y a deux enfans ; on ne s'en apperçoit
que lorsque les enfans commencent à remuer ; &
on en a des signes certains quand en examinant le
ventre de la mere, on le trouve plus gros qu'il
ne devroit être s'il n'y en avoit qu'un. S'il y a
deux éminences, l'un au côté droit, l'autre au
côté gauche, & qu'il y ait une ligne au milieu un
peu deprimée, & moins élevée que les deux côtez : si en mettant les deux mains sur le ventre,
on sent plusieurs & differens mouvemens aux
deux côtez ; si ces mouvemens sont plus frequens
qu'à l'ordinaire ; si le ventre est tendu en rondeur, & non pas en pointe sur le devant ; si la
femme est plus incommodée de cette grossesse
que des autres ; si le fardeau de l'enfant lui fait
de la peine à porter ; si ses jambes & ses cuisses
sont toujours enflées, & même les levres de la
matrice : tous ces signes assurent la pluralité d'enfans.

Il s'est répandu une opinion sur la bonne foy
de quelques Auteurs qui l'ont écrit, que deux jumeaux de differens sexes ne pouvoient pas vivre,
prétendans que le mâle ayant plutôt acquis sa
perfection que la femelle, il faisoit des efforts
pour sortir avant le terme de l'autre, de sorte
qu'ils s'incommodoient l'un & l'autre ; mais qu'é-
tant tous deux de même sexes, étant parfaits, &
sortans en même tems, rien ne les empêchoit de
vivre. Il y a tant d'exemples de jumeaux dont

l'un eſt un garçon & l'autre une fille, qui vivent & qui ſe portent bien, qu'il eſt inutile de chercher des raiſons pour le prouver.

Dans le tems qu'on croyoit la ſuperfetation poſſible, on donnoit le droit d'aîneſſe à l'enfant qui venoit le dernier au monde, ſuppoſant qu'ayant été conçu le premier, il le meritoit mieux que celui qui naiſſoit le premier, qu'on croyoit n'avoir été formé que quelques jours après ſon frere ; & que s'il étoit ſorti le premier, c'étoit parce qu'il avoit été placé le plus proche de la porte.

Ceux qui tenoient l'opinion du mêlange des deux ſemences, ont auſſi donné le droit d'aîneſſe à l'enfant qui voyoit le jour le dernier ; ils convenoient que les deux enfans étoient formez de la même éjaculation de la ſemence, & en même tems ; mais que la partie de la ſemence la premiere éjaculée, étoit portée juſques au fond de la matrice, & qu'elle y formoit un enfant ; que la derniere éjaculée demeuroit à l'entrée du fond, & y en formoit un autre ; que naturellement c'étoit ce dernier formé qui devoit ſortir le premier étant au paſſage ; & qu'ainſi pour être ſorti le premier, il ne devoit pas être reputé l'aîné au préjudice de ſon frere, qui avoit été conçu le premier.

Ces deux opinions n'étant plus reçues, parce qu'elles ſont plus imaginaires qu'elles ne ſont réelles, on a décidé en faveur de celui qui reſpire le premier. Il eſt vrai que deux enfans ſont formez de deux œufs qui ſe détachent en même tems de l'ovaire ; on ne peut pas deviner lequel des deux avoit le pas devant l'autre, mais on ſçait qu'étant dans la matrice, ils ſont placez l'un à côté de l'autre ; qu'ils ont chacun un cordon qui leur apporte leur nourriture du même placenta ; qu'étant parvenus à leur terme, celui qui fait le plutôt la culbute pour se placer proche la porte, est celui qui sort le premier ; de sorte qu'ayant vû le jour avant l'autre, on ne peut pas lui disputer le droit d'aînesse qu'il merite legitimement.

S'il est vrai qu'en plantant plusieurs noyaux d'abricots ou de pesches, on en voit sortir de quelques-uns deux abricotiers ou deux peschers, que de ceux d'où il en sort deux sont ceux qui renfermoient deux amandes, chacunes revêtues de leurs pedicules, qui contenoient l'arbre en petit, comme font toutes les autres graines. Cette observation m'a fait venir en pensée que la même chose peut se faire dans un œuf, qu'il n'est pas impossible qu'il puisse renfermer deux germes capables de produire deux enfans, contenus chacun dans une membrane separée, comme sont celles de deux amandes dans un même noyau : en sorte que la conception des jumeaux se feroit avec la même facilité que celle d'un enfant seul. Cette observation me fait ressouvenir qu'on trouvoit quelquefois deux jaunes dans un œuf de poule, qui apparamment y étoient pour y nourrir deux poulets. Je n'avance pas cette opinion comme une verité constante, je ne la donne que comme une conjecture qui merite qu'on y fasse attention.

La ressemblance des jumeaux peut autoriser la pensée que j'avance, étant tous deux contenus dans le même œuf ; frapez tous deux du même esprit de la semence de l'homme, & dans le même moment, ils doivent se ressembler ; & si ce sont les idées dont l'imagination du mari & de la femme est remplie dans le tems de l'action qui donnent la ressemblance, les jumeaux ayant la même, il faut tirer une consequence infaillible, qu'ils ont été conçus tous deux dans le même instant.

CHAPITRE IV.

Du gouvernement de la femme grosse.

IL ne suffit pas à une femme d'être sûre qu'elle est grosse, & d'avoir des signes certains que c'est une bonne grossesse, il faut encore qu'elle travaille à la conduire à bonne fin. Elle ne doit point trop se prévaloir de ses forces, de sa jeunesse, & de son bon temperament ; elle doit au contraire regarder sa grossesse comme une maladie sur laquelle elle doit faire une serieuse attention.

Mauriceau en a fait un grand Chapitre, qui enseigne de quelle façon la femme se doit gouverner durant le cours de sa grossesse, lorsqu'elle n'est accompagnée d'aucuns accidens considerables. Pour tâcher d'éviter ceux qui lui pourroient arriver, il y prescrit le regime de vivre qu'elle doit suivre ; les alimens dont elle se doit nourrir, & ceux qu'elle doit éviter. Il y marque jusqu'à l'eau qu'elle doit boire, & à l'air qu'il faut qu'elle respire.

On ne peut gueres entrer dans le détail des alimens dont une femme doit user dans sa grossesse. Autant de femmes grosses, autant de differens appetits. On ne peut que lui donner des conseils generaux, qui sont de ne manger que de bons alimens, de choisir ceux qui sont de son goût, & dont son estomac s'accommode le mieux, de ne gueres manger de poisson, de legumes & de fruits, de n'observer aucun jour de jeûne, parce qu'il faut qu'elle mange quand elle a faim, & qu'il ne faut pas qu'elle fasse jeûner son enfant.

Si elle a un appetit dépravé pour quelque chose d'extraordinaire, il faut mieux lui permettre d'en manger, que de vouloir s'obstiner à l'en vouloir empêcher, par les inconveniens fâcheux qui pourroient en survenir : quand elle demande ou qu'elle cherche avec empressement un aliment, quoique méchant & indigeste, c'est une marque que son estomac a un acide capable de digerer ce qu'il a souhaité avec tant d'ardeur ; & quand dans le cours de sa grossesse elle ne voudroit que des alimens qui lui seroient mauvais dans un autre tems, il faut les lui accorder, étant absolument necessaire qu'elle mange & pour elle, & pour son enfant. J'en ai vû qui pendant toute leur grossesse n'ont vêcut que de salade bien vinaigrée, & qui ont donné de gros enfans.

C'est une coutume reçue par toutes les femmes grosses de se faire saigner à quatre mois & demi ; de faire une seconde saignée à sept mois, lorsqu'elles se trouvent trop replettes ou trop pesantes, & d'en faire une troisiéme à neuf mois, le plus proche du terme de l'accouchement que faire se peut. J'approuve cette conduite, mais je voudrois que celles qui sont fort sanguines, qui avoient leurs ordinaires en abondance, ou qui se sont blessées dans quelque grossesse précedente, se fissent saigner huit jours avant que leurs ordinaires leurs devroient venir pour la seconde fois, c'est-à-dire, quand elles se croyent grosses de sept semaines ou environ. Plusieurs raisons autorisent cette saignée, elle ôte le trop de sang qui reste dans leurs veines ; l'enfant encore petit n'ayant pas consommé ce qu'elles en perdroient tous les mois, elle empêche que par le reflux du sang qui se fait tous les mois vers la matrice, quoique grosse, il ne s'en échape dans le tems qu'elles devoient avoir leurs ordinaires ; & ainsi elle prévient l'avortement qui n'arrive que par le trop de sang porté à la matrice. Quand on attend de se faire saigner à quatre mois & demi, l'enfant est fort, on le sent remuer, & le peril est passé ; de sorte que je préfere cette saignée devant deux mois, à celle qu'on fait à demi terme.

Ce n'est point mon sentiment de purger les femmes grosses, je trouve que les purgatifs ne leurs sont point indifferens ; il n'y a que les vomissemens dont elles sont tourmentées qui peuvent indiquer la purgation ; mais comme ils ne viennent point par la quantité des humeurs, & qu'ils sont un effet de la communication que la matrice a avec l'estomac par le moyen des nerfs, le tems en sera le remede. On observe que le vomissement leur est souvent utile ; que celle qui ont le plus vomit dans leur grossesse, sont celles qui se portent le mieux dans la suite : s'il leur survient quelque accès de fiévre, le quinquina leur convient mieux que la purgation ; & enfin il ne la faut purger que dans une necessité dont on ne pourra pas se dispenser, alors on ne lui donnera que des purgatifs les plus doux, & les moins irritans ; on ne se servira d'aucune drogue violente, comme étant pernicieuse aux femmes grosses.

Il arrive souvent que les femmes grosses sont constipées, & que leur ventre est plusieurs jours sans s'ouvrir ; elles ne s'en inquiteroient point si elles observoient que les meilleures temperamens sont ceux qui vont à la garde-robe le moins souvent ; & que ceux qui ont le ventre serré, se portent beaucoup mieux que ceux qui l'ont foireux ; mais elles sont prévenues de l'erreur commune, qui est que ces matieres retenues & recuittes, leurs envoyent des fumées à la tête, qu'elles

leurs caufent des rougeurs, qu'elles leurs font
venir des boutons, & que femblables au fumier
amaffé en quelque lieu, elles jettent des vapeurs
qui les incommodent ; à celles-là on leur confeil-
lera de prendre le matin des bouillons au veau
& aux herbes, avant le repas quelques boles de
caffe mondée, & aprés le repas de manger de
quelque compotes de pommes, de prunes ou de
brugnolles. Si on eft obligé d'avoir recours aux
lavemens, ceux d'eau tiede font préferables à
tous ; & fi on en veut de plus compofez, on fe
fervira des décoctions feules de mauves, de guimauves, de violiers, de chicorée, de graines de
lin, & de fon ; on n'y mettra ni miel, ni beurre,
ni huile, de crainte qu'en voulant faire couler les
matieres fécales, on ne faffe auffi couler l'enfant.

La femme groffe ne doit point être contrainte
dans fes habillemens, il faut auffi tôt qu'elle s'apperçoit que fon fein & fon ventre groffiffent,
qu'elle ceffe de mettre de ces corps de robe durs
& pleins de baleine ; elle doit feulement avoir
de ces corfets qui ne font que former la taille &
foutenir le fein. Celles qui veulent être ferrées
pendant leurs groffeffes pour paroître de belle
taille, fe gâtent non feulement le fein qui demeure tout vergeté aprés leur couche, mais encore le
ventre qui leur refte pendant comme une befaçe,
parce que le fardeau de l'enfant eft obligé de fe
porter en embas, n'ayant pas la liberté de s'é-
tendre en haut ; ce qui peut encore incommoder
l'enfant, & le rendre contrefait.

On ne peut pas s'empêcher de blâmer la chauf-
fure des femmes d'aujourd'hui, qui ont aban-
donné l'ufage des fouliers, & qui ne fortent plus
qu'avec des mules fi mignonnes, qu'à peine la
pointe du pied y peut elle entrer. Si cette ma-

niere de fe chaufler eft condamnable dans toutes
les femmes, elle l'eft encore plus dans celles qui
font groffes, qui font plus en danger de fe laifler
tomber, parce que la groffeur de leur ventre les
empêche de voir où elles pofent leurs pieds,
étant obligées de porter leurs épaules & leur tête
en arriere pour faire l'équilibre de la pefanteur
du ventre : il faut donc qu'avec de bons fouliers
elles foient chauffées commodement, fi elles ne
veulent pas s'expofer par des chûtes à des malheurs qu'on a vû arriver tres-fouvent, qui ont
fait perir la mere & l'enfant.

Si les fortes paffions font dangereufes à tous les
hommes, elles le font encore plus aux femmes
groffes qui doivent éviter la colere, la jaloufie,
les emportemens, les grandes veilles, & tout ce
qui va à l'excès, il faut qu'elles fe tranquilifent s'il
eft dans leur pouvoir de le faire ; car la plûpart
des femmes ne fe foumettent pas aifément aux
confeils qu'on leur donne : on ne doit point leurs
annoncer brufquement une nouvelle foit bonne,
foit mauvaife, parce que la furprife peut caufer des treffaillemens fâcheux à la mere & à l'enfant.

Un exercice moderé eft neceffaire à la femme
groffe ; fi elle n'en faifoit point, elle deviendroit
trop fedentaire, & trop pefante ; fi elle en faifoit
de violens, elle fe mettroit en danger de fe bleffer ; il ne faut point qu'elle augmente ni qu'elle
diminue celui qu'elle avoit accoutumé de faire
avant que d'être groffe, fuppofé qu'il n'y eut
point de raifons qui duffent l'en empêcher. On
ne peut pas précifément donner des regles fur cet
exercice ; celles qui n'alloient qu'en caroffe, doivent continuer ; celles qui étoient dans l'ufage de
marcher, ne doivent pas difcontinuer d'aller à
pied ; celles qui étoient accoutumées au gros tra-

vail, comme les paysannes, les blanchisseuses, les porteuses d'eau, ne doivent point le cesser ; car si on les obligeoit à ne rien faire, elles deviendroient malades. En general une femme dans le commencement de sa grossesse fera un exercice legere, qu'elle augmentera, & continuera jusques à son accouchement, pourvû qu'il n'aille pas au de là de celui qu'elle faisoit avant sa grossesse.

Mauriceau aura de la peine à persuader aux femmes de faire moins d'exercice dans les derniers mois, que dans le reste de la grossesse ; il leur fait peur en leur disant que celui qu'elles font à la fin de leur terme, est souvent la cause que leur enfant prend une mechante situation, parce que cet exercice peut forcer l'enfant de faire la culbute avant le tems qu'il l'a doit faire, & ainsi avancer le travail ; mais c'est une terreur panique qui n'a point fait d'impression sur leur esprit, puisqu'elles sont persuadées par leur propre experience, que quand elles ont marché jusqu'à la fin de leur terme, elles en ont accouché avec plus de facilité ; qu'elles remarquent que les femmes de gros travail sont celles qui ont les accouchemens les plus heureux, & qu'au contraire les Dames qui n'ont pas voulu se donner de la peine de se promener à pied, ont souvent des accouchemens laborieux.

Dans les Chapitres précedens Mauriceau défend à la femme les approches de son mari les premiers jours de la conception pour deux raisons qu'il allegue ; l'une parce qu'il craint que la semence éjaculée en dernier lieu ne trouble la conception, qu'il croit se faire par le mêlange des deux semences, & l'autre que c'est pour éviter la superfetation. Et dans celui-ci il en défend encore les approches les deux derniers mois de la gros-

seffe, prétendant que le corps en eft extrêmement agité, & même le ventre comprimé dans
l'action. Pour répondre à ces trois objections,
je dirai que la premiere eft imaginaire, puifqu'il
eft dans l'erreur de croire que la generation fe
faffe par l'union de la femence de l'homme avec
celle de la femme, & que cette union puiffe être
troublée par une nouvelle femence qui ne peut
plus entrer dans le fond de la matrice, l'orifice
interne en étant exactement fermé, comme il le
dit. Que la feconde eft fauffe, puifqu'il n'y a
point de fuperfetation, & qu'il ne peut pas s'en
faire cinq ou fix jours après la conception, comme il fuppofe qu'elle peut arriver : Et que la troifiéme ne fe rencontre point, puifque le mari &
la femme prennent fi bien leurs mefures, qu'ils
évitent cette agitation, & cette compreffion du
ventre qu'il dit être tant à craindre par la mort
qu'il s'imagine, qu'elles ont caufées à quantité de
femmes & d'enfans. J'ajouterai que Mauriceau
ne peut point avoir fait ces obfervations par lui-
même, n'ayant jamais pû avoir un feul enfant en
quarante-fix années de mariage. Pour moi qui ai
une femme qui a été groffe vingt fois, & qui m'a
donné vingt enfans, dont elle eft accouchée à terme & heureufement, je fuis perfuadé que les ca-
reffes du mari ne gâtent rien.

CHAPITRE V.

Du vomiffement de la femme groffe.

NOus avons jufqu'à prefent parlé de la conduite qu'une femme doit obferver pendant
le cours de fa groffeffe, lorfqu'elle n'eft accompagnée d'aucuns accidens : elle feroit trop heureufe s'il n'en furvenoit point ; mais comme il y

en a beaucoup qui en font prefque infeparables,
il faut tâcher d'y remedier, c'eft dont nous allons
traiter dans les articles fuivans.

La naufée & le vomiffement font deux accidens qui les premiers font connoître à une femme
qu'elle eft groffe. La naufée eft une envie de vomir, caufée par l'agitation de l'eftomac, qui met
dans un état d'angoiffe, & dans un tel abbate-
ment, qu'il femble qu'on aille vomir tout ce que
l'on a dans l'eftomac. Le vomiffement fuit la naufée, & alors on rejette tout ce qui eft contenu
dans l'eftomac, par le foulevement de fon fond
qui s'approchant de l'orifice fuperieur, oblige
ce qu'il contient d'y entrer ; de là dans l'œfopha-
ge, & enfuite de fortir par la bouche.

C'eft ordinairement une trop grande quantité
d'alimens dont on a empli l'eftomac, ou des
humeurs qui s'y verfent, & qui s'y amaffent qui
excitent à vomir ; mais dans les femmes ce n'eft
ni l'un ni l'autre de ces deux caufes qui excitent
le vomiffement : elles vomiffent fouvent avant
que d'avoir mangé, & le fang retenu de leurs
ordinaires n'a pas encore pû fe corrompre pour
faire des humeurs, mais c'eft par la communication que l'eftomac a avec la matrice, par le moyen
des branches des nerfs qu'ils reçoivent tous deux
de la neuviéme paire ; car la matrice a quantité
de nerfs qui la rendent tres-fenfible, & parcon-
fequent fufceptible de plaifir & de douleurs, &
qui font qu'elle fe communique à prefque toutes
les autres parties.

Les vomiffemens commencent quelquefois dès
les premiers jours de la groffeffe, & ne fe continuent que jufqu'au troifiéme ou quatriéme mois,
qui eft le tems que l'enfant fe fait fentir. Il n'eft
point dangereux alors, parce que les femmes vomiffent fans faire de grands efforts, & particulierement

lierement quand il y a de l'aliment dans l'estomac ; car quand elles vomissent sans avoir mangé, & qu'il n'y a que quelques liqueurs dans l'estomac, les angoisses du vomissement sont plus
fâcheuses, car le vomissement de soi n'est point
dangereux, mais les efforts qu'elles font pour vomir, sont à craindre.

On a vû des femmes vomir presque tous les
jours pendant le cours de leur grossesse, & neanmoins accoucher de gros enfans, ce qui prouve
qu'elles ne rendent pas tout ce qu'elles ont donné
à l'estomac, & qu'il en peut rester assez pour la
nourriture de l'enfant, quoiqu'il semble bien souvent qu'elles rejettent autant & quelque fois plus
d'aliment qu'elles n'en ont pris ; mais c'est qu'il
s'y mêle toujours des liqueurs qui en augmentent
le volume ; ce qui fait pour lors plus de bien à la
femme que de mal, puisqu'on observe que celles
qui ont vomi pendant leur grossesse, se portent
mieux après être accouchées que celles qui n'ont
point vuidé ces humeurs par le vomissement.

Un Chirurgien feroit mal sa cour à une femme
grosse, si dans le tems qu'elle est fatiguée par des
vomissemens, il vouloit lui persuader que c'est
un bien pour elle ; il faut au contraire qu'il la
plaigne, qu'il la console, & qu'il lui fasse esperer qu'ils ne dureront pas encore long-tems : il
faut qu'il lui conseille d'imaginer elle-même quelque viande, quelque sauce, ou quelque ragoût qui
lui pourroit reveiller l'appetit, & dont elle croiroit que son estomac pourroit s'accommoder sans
le vomir. On doit donc lui laisser le choix des
alimens, & lui permettre de manger tout ce qui
lui viendra en fantaisie ; on doit seulement lui
faire entendre qu'elle en doit prendre peu à la
fois, de crainte qu'en trop chargeant l'estomac,
il ne soit obligé de le rendre ; qu'il est plus à pro-

pos qu'elle en prenne fouvent, & qu'elle peut
manger à toutes les heures du jour, fans s'affujettir aux heures du repas.

Si malgré toutes ces précautions les vomiffemens continuent après le troifiéme & le quatriéme mois, fi même la femme ne ceffe point de
vomir pendant toute fa groffeffe, comme il arrive affez fouvent, il y en a qui veulent qu'on ait
recours aux purgatifs. Mauriceau confeille de
donner une infufion de fené, de rhubarbe, avec
le fyrop de chicorée, croyant que ce font des
humeurs corrompues, attachées aux parois inte-
rieurs de l'eftomac, qui entretiennent les vomiffemens.

Pour moi je croi qu'il eft inutile, & même
dangereux de purger les femmes groffes, j'entens pour raifon du vomiffement; car il leur
furvient quelquefois des maladies qui nous indi-
quent la neceffité de le faire; & on a donné fouvent des purgatifs avec fuccès; mais dans la
groffeffe, la femme ne vomit que pour l'une de
ces deux caufes, ou par la communication que
l'eftomac a avec la matrice par le moyen des
nerfs, alors les purgatifs font dangereux, ou
parce qu'on voit qu'elle vomit des humeurs qu'on
accufe en être la caufe, alors les purgatifs font
inutiles, puifque les humeurs fortent bien fans
leur fecours; car de croire que des humeurs puiffent demeurer attachées aux parois de l'eftomac,
c'eft s'imaginer ce qui ne peut pas être; quand
même il feroit poffible qu'il pût s'y en attacher,
elles feroient bien-tôt détachées par la liqueur
acide qui fort continuellement des glandes dont
les membranes de l'eftomac font toutes parfe-
mées; de forte que non feulement ils font inutiles, mais ils feroient nuifibles en fatiguant
l'eftomac qui ne l'eft que trop par le vomiffement;

& on peut ajoûter que si l'estomac a tant de facilité à rejetter l'aliment qu'il souhaite, il en auroit encore plus à repousser un purgatif qu'il haït. On voit tous les jours que les femmes grosses vomissent les medecines aussi-tôt qu'elles les ont prises ; c'est pourquoi il leur faut épargner le dégoût de les prendre, & la peine de les vomir.

CHAPITRE VI.

De la douleur des reins & des aînes.

AU fond de la matrice sont attachées quatre parties que l'on a appellées jusqu'à present ligamens de la matrice, dont deux vont s'attacher au peritoine vers la region des reins, qui sont membraneuses & étendues en forme d'aîles de chauve-souris, ausquels on a donné le nom de ligamens larges & superieurs : les deux autres descendent en bas, & vont se perdre dans les aînes & dans les cuisses, leur figures qui est ronde, & semblable à deux cordons, les a fait appeller ligamens ronds, & inferieurs de la matrice.

Les premiers Anatomistes ont crû avoir trouvé leurs veritables usages, en disant que les superieurs empêchoient que le fond de la matrice ne tomba vers son orifice externe ; que les inferieurs ne lui permettant pas de monter trop haut, ce fond étoit retenu par ces quatre parties sans pouvoir changer de place.

Cette opinion qui est venue jusqu'à nous d'Anatomistes en Anatomistes, se trouve détruite tant par l'examen que l'on a fait sur la structure de ces parties, que par les observations des faits & des accidens qui arrivent tous les jours. En effet s'il étoit vrai que ces parties eussent été faites pour les ufages que les Anciens leur 'ont donné, il faudroit convenir que la Nature fe feroit trompée dans fon deffein, puifque nous voyons le fond de la matrice defcendre & monter, fans qu'il en foit empêché par ces prétendus ligamens.

Plus j'ai examiné ces parties, & plus je me fuis étonné qu'on ait pû refter fi long-tems dans l'erreur, que de croire qu'elles fuffent des ligamens, & qu'elles euffent les ufages qu'on leur a donné ; c'eft à la verité beaucoup entreprendre que de ne vouloir pas convenir de ce que tant de celebres Anatomiftes ont écrit ; mais la preuve du contraire eft fi claire, que je fuis fure qu'après y avoir fait attention, on ne pourra pas difconvenir de ce que j'avance.

Je fuis donc perfuadé que ces parties ne font point des ligamens, & qu'elles n'en font point les fonctions, & j'ajoûte que le fond de la matrice n'en devoit point avoir. Où pourroit-il aller ? n'eft-il pas auffi fortement attaché au vagin, que le fond d'une bouteille eft attaché à fon col, dont il eft impoffible de le feparer ? Pourquoi eft-ce que la Nature auroit fait ces ligamens ? feroit-ce pour empêcher le fond de la matrice de defcendre, & de venir au devant de la femence de l'homme pour la recevoir ? il faut qu'il y vienne, fans quoi la conception ne fe feroit point. Seroit-ce pour la retenir dans l'hypogaftre, afin qu'il ne monte trop haut, il faut qu'il s'étende dans toute la capacité du bas ventre pendant la groffeffe ? Seroit-ce pour le contenir dans les maladies hyfteriques ? ne lui voyons nous pas faire des mouvemens extraordinaires malgré ces ligamens imaginaires ? Seroit-ce pour empêcher les chûtes, les palpitations & les renverfemens de la matrice ? ces accidens font fi frequens, que nous pouvons conclure que s'il y avoit des ligamens deſtinez de la Nature pour retenir la matrice dans l'hypogaſtre, ces malheurs n'arriveroient point.

Il ne ſuffit pas de priver ces parties des uſages qu'on leur attribuoit, il faut convenir de ceux qu'elles font, n'y ayant dans l'homme aucune partie inutile ; les deux membranes larges & ſuperieures ont trois uſages, le premier, de conduire les arteres & les veines ſpermatiques qui vont aux ovaires & à la matrice, & qui en reviennent. Le ſecond, de ſervir d'attache aux ovaires. Le troiſiéme, d'être l'appui & le ſoutien des trompes, & leur aider à embraſſer l'œuf, & le conduire dans la matrice ; les deux cordons inferieurs ſervent dans le tems de l'action à approcher le fond de la matrice de la verge, pour en recevoir la ſemence ; ce mouvement eſt pour lors ſi neceſſaire, que ſans leurs ſecours, il ſe feroit peu de conceptions.

Les femmes payent cherement par la ſuite les avantages qu'elles tirent de ces parties pour la generation ; car dans la groſſeſſe à meſure que le volume de la matrice groſſit, étant obligée de prêter & de s'alonger, elles cauſent des douleurs inſupportables à la femme groſſe, qui ſe font ſentir dans la region des reins, dans les aînes, & dans les cuiſſes.

Les douleurs des reins ſont occaſionnées par les deux membranes larges qui tiraillent le peritoine auquel elles ſont attachées ; celles des aînes & des cuiſſes ſont cauſées par les deux cordons inferieurs qui vont ſe perdre dans ces parties. Les femmes en ſont quelquefois tellement incommodées, qu'elles ont beaucoup de peine à marcher, & d'autres ne peuvent pas être un petit espace de tems à genoux sans tomber en foiblesse.

Mauriceau prétend que l'extension que la matrice est obligée de faire dans les derniers mois de la grossesse, contribue à exciter ces douleurs, & que d'un premier enfant, elles sont plus fortes que des autres, la matrice ne s'étant pas encore étendue ; mais il y a plus d'apparence de croire que la matrice n'y a point de part, parce qu'elle est composée d'un nombre infini de fibres membraneuses capables d'une forte extension, & que ces parties qui l'environnent n'étant que des membranes tres-minces, ne peuvent s'alonger qu'avec douleur. On convient que les femmes grosses d'un premier enfant, & celles qui le sont extrêmement, doivent sentir des douleurs plus violentes que celles qui ont déja eu des enfans, & qui le sont dans les regles de la Nature : mais que ce sont toujours ces prétendus ligamens qui les causent.

Les femmes ne se contentent pas de sçavoir ce qui fait leur mal, elles demandent d'être soulagées, & elles ont raison ; mais la friction, les huiles, les baumes, étant inutiles dans ces incommoditez, parce que les remedes ne peuvent pas penetrer jusqu'aux parties douloureuses ; on ne peut que consoler la malade, en lui disant que ces maux ne sont point dangereux, qu'ils sont des suites de la grossesse, & qu'ils finiront par l'accouchement.

C'est la femme grosse elle-même qui doit se procurer la conduite qu'elle doit tenir : elle doit observer ce qui lui fait du bien ou du mal, afin d'éviter tout ce qui peut lui entretenir ou lui augmenter ses douleurs : si d'être levée ou de marcher lui fait de la peine, il faut qu'elle demeure au lit le plus qu'elle pourra. Feue Madame la Dauphine a gardé le lit pendant les trois derniers mois de fa premiere groffeffe, parce qu'elle ne pouvoit pas être debout fans fentir de tres-grandes douleurs. En effet fe mettre à genoux, eft une fituation incommode pour les femmes groffes, c'eft pourquoi il ne faut point par un principe de devotion, qu'elles s'obftinent à vouloir y demeurer trop long-tems. Il ne faut donc que de la patience, qui eft le remede d'une infinité de maladies, & particulierement de celle-ci.

CHAPITRE VII.

De la douleur des mammelles.

LA douleur des mammelles eft un accident infeparable de la groffeffe, c'eft fouvent cette douleur qui en marque la certitude ; car il y a plufieurs femmes qui ne doutent plus d'être groffes lorfque leur fein commence à devenir douloureux : cette douleur eft fouvent fi legere, qu'il y a une infinité de femmes qui ne s'en plaignent point ; c'eft pourquoi je ne la mets pas au rang des incommoditez qui demandent des remedes, puifqu'il n'y en a aucun à y faire.

Mauriceau attribue la caufe de cette douleur à la fuppreffion des menftrues, fondé fur ce que beaucoup de filles ont le fein douloureux lorfque leurs ordinaires font ou fupprimées ou differées ; d'où il conclut que c'eft l'abondance du fang qui fe porte aux mammelles, qui caufe de la douleur, tant aux femmes groffes qu'à celles qui font fur le point d'avoir leurs ordinaires, ou qui ont paffé leur tems.

Cette conclufion n'eft pas jufte dans tous fes points ; on lui accorde que la douleur que les filles

& quelques femmes ressentent dans le tems que
leurs ordinaires sont prêtes à venir, est causée
par l'abondance du sang, parce que ce sang qui
cherche à sortir, se fait sentir aux mammelles
jusqu'à ce qu'il ait pris son cours par la matrice;
mais il n'en est pas de même aux femmes grosses,
elles ont souvent le sein douloureux dès les premiers jours de leur grossesse; c'est pourquoi on ne
peut pas dire que ce soit le trop de sang, puisqu'il
n'y a pas quelquefois huit jours qu'elles ont eu
leurs menstrues.

On ne peut pas recevoir la preuve qu'apporte
Mauriceau pour soutenir son opinion, quand il
dit que l'enfant dans les premiers mois est trop
petit pour consommer la quantité du sang que
la femme perd tous les mois; & que c'est ce sang
superflu qui se porte aux mammelles, & qui les
rend douloureuses. Si la douleur ne se faisoit sentir qu'aprés quelques mois, & aprés des ordinaires cessées, il auroit raison, ce seroit pour lors ce
sang retenu qui n'ayant pas été consommé par
l'enfant trop petit, qui feroit la douleur; mais
comme elle commence avant qu'on en puisse accuser l'abondance du sang, il faut en chercher
une autre cause.

Quand un œuf est détaché de l'ovaire, & qu'il
est tombé dans la matrice, la Nature ne s'occupe
pas seulement à en former un enfant, elle travaille
encore à le pouvoir nourrir lorsqu'il aura reçu le
jour. La matrice est destinée pendant neuf mois
à le rendre parfait; alors c'est le sang de la mere
qui le nourrit; & aprés qu'il est sorti les mammelles sont destinées pour l'alaiter; & alors c'est
le lait de la mere qui le doit nourrir; & pour cet
effet il commence à se porter au sein une serosité
laiteuse, qui abreuvant les glandes, leur cause
une legere douleur qui augmente peu à peu, à

mesure qu'il s'y porte une plus grande quantité de cette serosité : c'est donc cette liqueur qui gonfle les glandes des mammelles, & non pas le sang qui ne gonfle jamais les glandes, ni les autres parties du corps, mais bien les vaisseaux qui les contiennent.

On ne peut pas douter que ce ne soit une serosité laiteuse, & non pas du sang, puisqu'on en voit sortir par les ouvertures du mammelon, & jamais du sang, à moins qu'il ne soit ulceré. La plûpart des femmes grosses trouvent leurs chemises gâtées en ces endroits, par cette liqueur qui s'échape peu à peu ; aux unes plus, aux autres moins, ce qui a jetté quelques femmes dans l'opinion de croire que quand il sort du lait pendant la grossesse, c'est signe que l'enfant est foible, & qu'il ne vivra pas, parce que c'est autant de nourriture qu'il perd ; mais on en doit tirer une consequence toute opposée, & croire que celles qui perdent le plus de cette liqueur étant grosses, seront les meilleurs nourrices, & qu'elles ne seront pas de dure trait.

Jamais les femmes n'ont la gorge plus belle que quand elles sont grosses : celles-là même qui n'en ont presque point dans un autre tems, en ont beaucoup pendant la grossesse : c'est cette serosité laiteuse qui à mesure qu'elle se porte au sein en abreuve les glandes, les gonfle, les durcit, & les dispose à recevoir une plus grande quantité de lait, pour nourrir l'enfant qu'elles doivent mettre au monde ; mais les femmes d'aujourd'hui ne sont point dans l'habitude de nourrir leurs enfans, & elles n'en font pas mieux.

L'application des remedes est inutile aux douleurs des mammelles des femmes grosses, & même d'une dangereuse consequence, parce qu'il faudroit se servir de remedes repercussifs, qui

empêchant la liqueur laiteuse de s'y porter, l'o-
bligeroit de fluer sur quelque autre partie où
elle causeroit des maladies considerables ; il faut
laisser agir la Nature, & ne travailler qu'à tâcher à en diminuer la quantité, si elle y couloit
trop abondamment ; ce qui se doit faire par un
bon regime de vivre, & en tenant le ventre libre
par des lavemens doux & rafraîchissans, dont les
meilleurs sont ceux qui ne sont faits que d'eau
tiéde.

. Une des principales attention qu'on doit avoir,
c'est de défendre le sein contre le froid qui en
grumelant la serosité laiteuse y pourroit causer
des abscès ; c'est pourquoi il faut qu'une femme
grosse tienne son sein aussi couvert qu'elle feroit
aprés être accouchée : il ne faut point qu'il soit
contraint par les habillemens durs & trop serrez,
ce qui le meurtriroit, & en augmenteroit la douleur, ou du moins qui le rendroit vergeté, comme on le voit arriver à celles qui ne voulant pas
paroître grosses, se sont tellement serrées par
leurs habits, que leur gorge & leur ventre en
sont gâtez, & demeurent tous vergetez pendant
le reste de leur vie.

CHAPITRE VIII.

De la difficulté & des envies d'uriner.

LA vessie est sujette à une infinité de maladies
qui lui peuvent arriver pendant la grossesse,
aussi-bien que dans un autre tems ; je ne parlerai
point ici de ces maladies, car elles demandent
de grands remedes qu'on ne peut point faire aux
femmes grosses, & qu'on differe jusqu'à ce qu'-
elles soient accouchées. Mais il est des incommoditez causées par la grossesse qui interrompent la

veffie dans fes fonctions, pour lefquelles le Chirurgien eft appellé pour y apporter les fecours convenables.

Ces incommoditez font de deux fortes tout-à-fait oppofées l'une à l'autre ; l'une eft une difficulté d'uriner ; l'autre des envies frequentes d'uriner : car pour la pierre, le fable, le gravier, les ulceres, les ardeurs d'urines, comme elles ne font point des effets de la groffeffe, je n'en parlerai point.

La difficulté d'uriner n'arrive pas auffi fouvent que les frequentes envies d'uriner, il n'y a que quelques femmes qui en font incommodées, encore ce font celles dont le fond de la matrice avant la groffeffe tomboit dans le vagin jufqu'à l'orifice externe. Ces femmes devenues groffes, & le fond de la matrice ayant acquis plus de groffeu. par l'enfant qu'il contient ; quand il fe précipite comme il avoit accoutumé de faire, il preffe le col de la veffie, qui fe trouvant ferré entre l'os pubis & le fond, ne peut pas s'ouvrir pour laiffer échaper l'urine, ce qui en caufe une fuppreffion à laquelle il faut remedier au plutôt.

Ce n'eft point par des remedes diuretiques & aperitifs que l'on fait uriner dans cette occafion, c'eft feulement en remettant le fond de la matrice dans fa place ordinaire. Pour y parvenir il faut faire coucher la femme, & avec deux doigts ou une bougie, repouffer doucement ce fond, qui étant replacé, ne preffe plus le col de la veffie, & lui laiffe la liberté de vuider l'urine retenue ; mais s'il arrivoit que l'urine après cela ne fortit point, ou parce que la fuppreffion avoit duré trop long-tems, ou parce que la veffie étoit trop pleine, ou parce que le reffort des fibres de la veffie n'étoit pas affez fort pour la pouffer dehors, il faudroit porter une fonde creufe dans l'uretre pour faire sortir cette urine retenue, capable de causer du desordre par son trop long séjour dans la vessie.

Cet accident dont je viens de parler, ne peut arriver que dans les premiers mois de la grossesse, parce que dans les autres, le fond de la matrice ayant acquis un plus gros volume, il ne peut plus tomber dans le vagin ; mais les femmes ne sont pas si-tôt quittes de celui-là, qu'elles tombent dans un autre qui augmente à mesure que leur grossesse avance, & qui les incommode beaucoup dans les derniers mois ; ce sont des envies frequentes d'uriner, qui les obligent de pissoter à tous momens.

Pour peu que l'on soit instruit de la mecanique des parties, on connoîtra que cette incommodité est causée par la grosseur de la matrice, & par la pesanteur du fardeau qu'elle contient, qui preffans le corps de la vessie, & pesant sur son fond, oblige l'urine de se porter vers son col, & de chercher à sortir. Plus l'enfant est gros, plus il pese sur la vessie ; & par consequent les envies d'uriner sont plus frequentes, & elles le deviennent quelquefois à tel excès le dernier mois, qu'il y a des femmes qui n'osent sortir de chez elles, & qui ne vont qu'aux endroits où elles ont la liberté de pisser aussi-tôt que l'envie leur en prend.

Le seul moyen d'éviter cette incommodité, c'est d'être couchée, parce qu'alors la grosseur de la matrice, ni le fardeau de l'enfant, ne fatiguent, ni ne pesent sur la vessie. Si elle ne se peut résoudre à demeurer au lit, il faut qu'elle supporte ce petit mal avec patience, & qu'elle se console dans l'esperance de le voir finir avec l'accouchement.

CHAPITRE IX.

De l'enflure des cuiſſes & des jambes.

LA plus grande partie des femmes ont les cuiſſes & les jambes enflées pendant leur grof-
ſeſſe; le plus ou le moins dépend de la groſſeur
de l'enfant qu'elles portent; & celles qui ſont
groſſes de deux enfans les ont toujours plus enflées que celles qui n'en ont qu'un.

Cette incommodité eſt une ſuite de la groſſeſſe,
parce que l'enfant peſant ſur les vaiſſeaux qui
reviennent des extremitez inferieures, elle empêche que les liqueurs ne remontent & ne circulent
avec la même facilité qu'elles doivent faire: ces
liqueurs ne pouvant pas paſſer par la region Ilia-
que qui eſt preſſée par l'enfant, elles regorgent
dans les cuiſſes & dans les jambes, & font toute
l'enflure dont nous parlons. On obſerve que ces
femmes ont ces parties moins gonflées le matin
quand elles ſe levent, que le ſoir quand elles ſe
couchent, parce qu'étant couchées, l'enfant ne
peſe point ſur les vaiſſeaux Iliaques, ce qui fait
que les liqueurs peuvent circuler avec liberté.

Si ces extremitez ne ſont enflées que mediocrement, & que la chaleur naturelle y reſide,
il n'y a point de remedes à y appliquer, il faut
ſeulement marcher avec moderation, ne point
faire d'exercice violent, être au lit plus de tems
que l'on pourra, & attendre le moment de l'accouchement qui guerira ſurement de cet accident.

Mais ſi l'enflure étoit conſiderable, ſi ces extremitez étoient bourſouflées & œdemateuſes,
& qu'en appuyant le doigt deſſus, le veſtige y
demeuroit comme dans de la pâte, & ſi l'on s'ap-

percevoit que la chaleur naturelle commença à vouloir abandonner les parties, il faudroit la reveiller par des remedes chauds & penetrans, dont les meilleurs font toutes les plantes aromatiques bouillies dans du vin, dont on fera fouvent des fomentations fur ces parties ; on a de coutume d'ajoûter à ces plantes, les rofes de Provins, mais il n'en faut point mettre dans cette occafion, de crainte qu'elles ne caufent des vapeurs, comme il arrive tres-fouvent.

CHAPITRE X.

Des varices des femmes groffes.

LE dedans des cuiffes & des jambes des femmes groffes, eft quelquefois plein de petites tumeurs molles pleines de fang, que l'on appelle des varices. Ce font des dilatations de veines aux endroits des valvules qui font placées dans ces veines d'efpace en efpace, pour faciliter au fang qu'elles contiennent les moyens d'aller aux Iliaques, & de là dans la veine cave, & auffi pour empêcher que ce même fang, par fon propre poids, ne retombe en enbas.

Les varices peuvent arriver à toutes fortes de perfonnes aprés de violens efforts ; celles-là demandent la main du Chirurgien, j'en ai parlé dans le Cours d'Operations que j'ai donné au Public : ce n'eft point de ces varices dont je prétens parler ici, c'eft de celles qui font caufées par la groffeffe, & qui fe gueriffent auffi-tôt que l'enfant eft forti.

La caufe de ces varices eft aifée à connoître, on fçait que le fang eft porté par les arteres à toutes les parties, que ce fang doit retourner dans la veine cave, & que celui qui revient des extremitez inferieures, ne manqueroit pas d'y retourner s'il trouvoit le chemin libre, mais le trouvant barré par le preſſement que l'enfant fait ſur les veines Iliaques, ce ſang force les membranes des veines de ſe dilater, & particulierement les endroits des valvules qui ſont les plus capables d'extenſion.

Il n'y a ni ouvertures, ni operations à faire à ces ſortes de varices, qui ne ſont qu'accidentelles ; le ſeul remede qu'il y faut faire, c'eſt de mettre des compreſſes longitudinalles le long des vaiſſeaux, & avec des bandes de toiles de la largeur de trois travers de doigts, bander circulairement les cuiſſes & les jambes ; on empêche par ce moyen qu'elles ne groſſiſſent davantage ; & cette compreſſion facilite au ſang la liberté de monter dans la veine cave.

S'il eſt neceſſaire de comprimer les varices juſ-qu'au tems de l'accouchement, de crainte qu'elles ne groſſiſſent : il eſt encore plus neceſſaire de les contenir dans le tems de l'accouchement pour éviter qu'elles ne rompent ou qu'elles ne s'ou-vrent par les efforts que les grandes douleurs obli-gent de faire en accouchant.

CHAPITRE XI.

Des hemorroïdes.

LEs femmes groſſes n'ont pas ſeulement le mal-heur de ſouffrir les incommoditez de la groſ-ſeſſe, elles ont encore celui de connoître & d'eſ-ſuyer pluſieurs maladies qui leurs étoient incon-nues avant que d'être groſſes, dont les hemorroï-des ſont du nombre.

Les hemorroïdes qui viennent aux femmes groſſes, ont deux cauſes ; l'une eſt la compreſſion que l'enfant fait ſur les vaiſſeaux hemorroïdaux, qui empêche que le sang porté à l'anus ne puisse remonter, & retourner dans la masse : l'autre est cette même compression faite par l'enfant sur le rectum, qui ne permet pas aux excremens de sortir, ce qui fait que les femmes n'ont pas le ventre aussi libre dans la grossesse que dans un autre tems : alors ces excremens retenus se durcissent ; & pour les pousser dehors, la femme est obligée de faire de grands efforts, qui font gonfler les extrémitez des veines hemorroïdales qui entourent l'anus, & qui font cette malheureuse maladie, qu'on appelle pour ce sujet hemorroïdes.

Si elles sont causées par la pesanteur de l'enfant sur les veines hemorroïdales, il n'y a que l'accouchement qui les puisse guerir, c'est pourquoi il faut l'attendre avec patience ; mais si c'est par la compression que la matrice trop grosse fait au rectum, ce que l'on connoît par le longtems qu'il y a que la femme n'a été à la selle, & par la dureté des excremens, il faut lui donner de tems en tems des lavemens tres-doux & tressimples, dont les meilleurs sont ceux qui ne sont composez que d'eau tiéde.

Si neanmoins les hemorroïdes étoient douloureuses, il faudroit se servir des pommades faites avec le populeum, le cerat & le jaune d'œuf : on peut encore faire des linimens avec les huiles d'œuf, de pavot, de nenuphar, ou d'amandes douces, ou bien fomenter la partie avec du lait tiéde, & les décoctions de mauves, guimauves, bouillon blanc, & graines de lin ; tous ces petits remedes sont capables de soulager, & ne peuvent point faire de mal ; quand ils ne feroient que contenter la malade, & l'amuser jusqu'au terme de l'accouchement, ce seroit toujours un bien.

CHAP.

CHAPITRE XII.

Du flux menstruel des femmes grosses.

C'Est une loy generale que toutes les femmes doivent perdre du sang tous les mois, ce que l'on appelle flux menstruel ; & cette même loy en dispense les femmes enceintes, pendant les neuf mois de leurs grossesses ; & comme il n'y a point de regle si generale qu'elle n'ait son exception, nous voyons quelques femmes qui ne laissent pas d'être reglées étant grosses, & qui portent leurs enfans à terme.

De ces femmes il y en a plusieurs qui ne voyent quelque chose que le premier mois de leurs grossesses, c'est ce qui fait qu'elles se trompent souvent dans leur calcul, & qu'elles accouchent croyant n'être qu'à la fin de leur huitiéme mois ; il y en a d'autres qui sont reglées jusqu'au quatriéme ou cinquiéme mois. Et j'en ai vû avoir leurs ordinaires pendant les neuf mois, aussi bien reglées que si elles n'avoient pas été grosses.

Celles qui ne voyent que pendant les premiers mois, sont ces femmes sanguines qui perdent plus de sang chaque mois, qu'il n'en faut pour la nourriture de l'enfant encore trop petit pour consommer tout ce qui s'en évacue, & dont le superflu cherche à s'échaper par les embouchures des vaisseaux qui aboutissent au col de la matrice. Et celles qui sont reglées pendant toute le cours de leurs grossesses, sont ces femmes extrêmement sanguines qui mangent beaucoup, qui ne font point d'exercice, & qui abondent tellement en sang, que sans les évacuations que la Nature leur procure, elles étoufferoient, & leur enfant en seroit suffoqué.

L

On demande par quels endroits ce fang peut
fortir, fi c'eft par les vaiffeaux du fond de la matrice, ou par ceux de fon col ; l'opinion la plus
commune, eft que ce fang fort par les vaiffeaux
qui aboutiffent au col de la matrice ; c'eft le fentiment de Mauriceau, qui pour cet effet établit
deux conduits pour porter ce fang des vaiffeaux
du fond de la matrice à ceux du col. Il en fait la
même chofe pour ce fang, qu'il en a fait pour la
femence, à qui il donne deux vaiffeaux éjaculatoires pour le conduire des tefticules dans le col
pendant la groffeffe ; mais ni les uns, ni les autres
de ces conduits ne fe trouvent point, & même
il ne doit point y en avoir.

J'ai déja fait voir que les vaiffeaux éjaculatoires étoieent de l'invention de quelques Auteurs
que Mauriceau a fuivis, parce qu'ils convenoient
à fon opinion de la generation, par le mêlange
des deux femences, & que fi l'éjaculation, felon
lui, s'étoit faite dans le fond de la matrice pendant la groffeffe, elle auroit détruit la conception commencée : il falloit donc imaginer des
conduits qui portaffent la femence dans le fond
de la matrice, afin que l'ouvrage de la Nature ne
fut point troublé.

C'eft la même raifon qui a fait inventer ces
vaiffeaux pour porter dans le col le fang que
quelques femmes perdent étant groffes : je dis
qu'il n'y a point d'autres vaiffeaux qu'une infinité de branches des arteres & des veines fpermatiques, & hypogaftriques, qui arrofent également le fond & le col de la matrice ; & je dis
encore qu'il n'y doit point y en avoir d'autres;
que s'il y en avoit de particuliers pour évacuer le
fang pendant la groffeffe, toutes les femmes
groffes feroient reglées, & le fang trouvant une
route ouverte pour l'y conduire, fortiroit & s'é-

chaperoit avec facilité ; mais comme ce ſang devoit être retenu, il ne lui falloit point de chemin pour ſortir.

Suivant le ſiſtéme de Mauriceau, ſi ce ſang
venoit du fond de la matrice, il troubleroit la generation ; mais ſuivant l'opinion des œufs qui eſt
la plus vrai-ſemblable, il peut ſortir de la cavité
de la matrice, ſans qu'elle en ſoit troublée ; car
l'arriere-faix n'étant attaché qu'à la partie ſuperieure de la cavité de la matrice, les vaiſſeaux
qui aboutiſſent au reſte de cette cavité, qui ſont
les mêmes qui laiſſoient écouler les ordinaires,
peuvent en laiſſer échaper quelque partie lorſqu'il y en a plenitude, qui coulant entre les membranes de l'œuf & la matrice, peut ſortir par l'o-
rifice interne ſans nuire à l'embrion qui eſt enfermé dans ſa membrane.

On voit ſouvent des femmes groſſes vuider
quantité d'eau, de fleurs blanches, & de glaires,
dont les groſſeſſes ſubſiſtent, & ſe terminent heureuſement : on ne peut pas dire que ces impuretez ſortent des conduits du col de la matrice,
parce qu'il n'y en a point ; il faut donc qu'elles
viennent du fond qui a une infinité de vaiſſeaux
pour les évacuer. Et pourquoi ne veut-on pas
que le ſang en puiſſe ſortir, lui qui ne fait que
ſuivre ſa route, & qui a les mêmes vaiſſeaux ex-
cretoirs pendant la groſſeſſe, qui y étoient avant
qu'il y eut un enfant ?

Mauriceau prétend, avec ceux qui ſuivent
ſon opinion, que dans la groſſeſſe l'orifice interne de la matrice eſt ſi exactement clos, que la
pointe d'une aiguille n'y pourroit pas entrer ; il
ne ſe ſouvient donc pas que parlant de la ſuperfetation, il a dit qu'il pouvoit s'ouvrir pour recevoir une ſeconde ſemence. Or s'il eſt vrai
qu'il puiſſe ſe dilater pour recevoir, il le peut

encore mieux pour laiſſer ſortir les impuretez que
quelques femmes vuident dans leurs groſſeſſes ;
cet orifice n'eſt donc pas ſi exactement fermé
qu'ils le diſent ?

Lorſque malheureuſement par quelque coup,
ou par quelque chute, une partie du placenta eſt
détachée du fond de la matrice, on en voit ſortir du ſang ; on ne peut pas dire alors qu'il vienne des vaiſſeaux du col ; il faut donc convenir
que c'eſt le fond qui le fournit, & que l'orifice
interne peut s'ouvrir, puiſqu'effectivement il le
fait pour donner iſſue à ce ſang.

Je ne me contente pas d'avoir avancé que tout
ce qui ſe vuidoit par la matrice, venoit de ſon
fond ; je ſoutiens encore qu'il ne peut pas venir
d'ailleurs, puiſque le col eſt revêtu interieurement d'une membrane épaiſſe qu'on compare à
celle du palais d'un bœuf, dont les fibres ſont
tellement ſerrées, qu'elles ne peuvent pas permettre à aucun vaiſſeau de laiſſer rien échaper. J'ai
ouvert pluſieurs femmes dans des tems differens,
j'ai toujours trouvé quantité de vaiſſeaux qui ſe
répandoient par tout le fond de la matrice, &
je n'en ai trouvé à ſon col qu'autant qu'il en falloit pour ſa nourriture.

Je ſçai que le col de la matrice eſt parſemé
d'une infinité de glandes, qui ſeparent & filtrent
une liqueur capable de donner du plaiſir dans
l'action ; que cette ſeparation ſe fait également
dans la femme groſſe, comme chez celle qui ne
l'eſt pas : mais cette liqueur qui eſt en petite
quantité, ne doit point être miſe au rang des
évacuations dont j'ai parlé ; c'eſt pourquoi elle
ne détruit point l'opinion que j'avance, dont on
conviendra ſi on l'examine ſans prévention en faveur des Anciens.

Il faut encore ſe défaire d'une erreur ancienne,

qui portoit qu'un enfant étoit mal sain, & ne pouvoit pas vivre quand la mere étoit reglée pendant la grossesse. Hippocrate en parle dans un de ses Aphorismes, où il suppose que ce sang perdu étoit autant de nourriture qui lui étoit dérobée, mais l'experience nous fait voir que des femmes reglées ont accouché de gros enfans, & qui ont vêcu.

On doit neanmoins faire la difference d'une femme grosse d'avec une autre femme ; si celle qui a ses ordinaires les premiers mois, ou même pendant toute sa grossesse, est replette & sanguine, si elle mange beaucoup, & de bons alimens, & si elle ne fait que peu ou point d'exercice, c'est un bien pour elle & pour l'enfant que cette évacuation se fasse ; mais si c'est une femme foible & délicate qui soit dégoûrée, & qui mange peu, c'est un mal pour elle & pour l'enfant pour peu que cette évacuation continue ; & c'est de ces dernieres qu'Hippocrate a entendu parler dans son Aphorisme.

Ces deux differentes femmes ne doivent pas être traitées de la même maniere ; il faut saigner plusieurs fois & copieusement celle qui est replette & sanguine, la faire marcher, & lui retrancher de sa nourriture, parce que le sang qu'elle perd, est une preuve qu'il y en a trop ; mais celle qui est d'un temperament foible & délicat, ne doit être que tres-peu saignée, il la faut tenir en repos, & la nourrir avec des alimens succulens capables de rafraîchir & épaissir le sang, qui souvent ne s'échape que parce qu'il est trop échauffé & trop sereux : on peut mettre sur les reins des compresses trempées dans un vin astringent, & appliquer des ventouses seiches sous les mammelles ; mais le meilleur de tous les remedes, c'est la bonne nourriture.

Il y a beaucoup de femmes qui ne peuvent pas se perfuader qu'elles font groffes, parce qu'elles ont vû quelque chofe ; fi le Chirurgien eft confulté dans une pareille occafion, il ne faut point qu'il décide trop affirmativement ; & pour peu qu'il foupçonne qu'elles le puiffent être, il ne doit point leur donner aucun remede, afin de ne point tomber dans l'inconvenient de celles qui fuppofant d'autres maladies, ont pris des remedes qui les ont fait avorter.

CHAPITRE XIII.

Des pertes de fang des femmes groffes.

QUoique dans les pertes de fang & dans le flux menftruel, on voye également fortir du fang de la matrice, ce font deux accidens bien differens l'un de l'autre, qui ne demandent ni la même conduite, ni les mêmes remedes, car ce qui convient à l'un, eft d'une dangereufe confequence pour l'autre.

Le flux menftruel eft la marque de la fanté des femmes, elles fe portent toutes bien quand elles font reglées. Je n'en excepte point les femmes groffes c'eft-àdire, celles qui font replettes & fanguines, dont le fang eft obligé de prendre ce cours, parce qu'il y en a une trop grande abondance. Les femmes qui font reglées, quoique groffes, fe portent mieux que fi elles ne l'étoient pas ; c'eft peut-être la fuppreffion de leurs ordinaires qui leur caufe la plûpart de ces incommoditez qu'elles reffentent dans leurs groffeffes ; il n'en eft pas de même de la perte de fang, qui met toutes les femmes qui en font furprifes en danger de perdre la vie. Or fi elle eft fi funefte en general à toutes les femmes, elle le devient en-

core davantage à celles qui font groffes, & à
leurs enfans, dont la vie n'eft entretenue que par
la circulation de la mere à l'enfant, & de l'enfant à la mere, & qui par une perte fe trouvent
tous deux, faute de fang, dans la neceffité de perir.

Il y a beaucoup de difference entre le flux menftruel & la perte du fang, quoique l'un & l'autre
ce foit du fang qui s'échape par la matrice; au
flux menftruel il coule peu à peu & fans douleur,
& paroît tel qu'il eft en fortant de fes vaifleaux,
fans être caillé ni alteré; il vient au tems accoutumé des ordinaires, & après quelques jours
il ceffe entierement; mais dans la perte, le fang
debonde tout d'un coup, & en grande abondance; il continue à couler avec douleur, & s'il
ceffe pour quelques jours, c'eft qu'il tombe dans le
col de la matrice; & que la femme étant couchée
il s'y arrête & s'y caille, mais ces caillots de fang
venans à fortir, il recommence à couler à flot,
& quelquefois plus abondamment que lorfqu'il a
commencé.

Les femmes font fujettes à des pertes de fang
en deux tems differens, ou quand elles ne font
point groffes, ou quand elles le font; les unes
& les autres font également perilleufes pour elles,
parce qu'elles courent le rifque de perdre la vie en
perdant le fang, fans lequel il eft impoffible de
vivre.

Je ne parlerai point ici des pertes de fang des
femmes qui ne font point groffes, celles-là demandent un regime de vivre particulier, des
remedes continuels, & toute l'attention de la
Medecine; je me renfermerai dans celles qui arrivent aux femmes groffes qui ont befoin d'être
fecourues promptement.

C'eft toujours quelque malheureux accident qui
caufe les pertes aux femmes groffes: il y en a qui

de crainte d'être blâmées, en déguifent la caufe,
& qui ne veulent pas avouer qu'elles font tom-
bées, ou qu'elles ont reçu quelque coup, ou qu'-
elles ont eu un emportement de colere ; mais le
Chirurgien doit fçavoir à quoi s'en tenir ; il faut
qu'il commence par la faire coucher , par la faigner le plutôt que faire fe pourra , & par lui faire
garder le lit pendant neuf jours.

Les pertes qui arrivent dans les premiers mois,
ne font point dangereufes ; elles le deviennent à
mefure que la groffeffe avance ; & dans les deux
& trois derniers mois elles font mortelles ; &
celles qui font caufées par un détachement d'une
grande partie de l'arriere faix , ne peuvent être
gueries que par l'accouchement.

Ce n'eft pas pour cela qu'il faille venir d'a-
bord à l'accouchement ; car quand il n'y a qu'une
petite partie de l'arriere-faix de détachée, la
perte du fang n'eft que mediocre , & n'eft proprement qu'un fuintement qui ne peut affoiblir
ni la mere, ni l'enfant ; & pourvû qu'elle fe conferve, & qu'elle demeure en repos, elle peut aller
jufqu'à la fin de fon terme , & accoucher heureufement.

Il ne faut point allarmer la femme groffe , &
ne lui point parler de l'accouchement , que lorfqu'on verra qu'il n'y aura que ce feul moyen
pour lui fauver la vie. Il faut la conduire doucement , en lui donnant de bons alimens qui reparent le fang qu'elle perd ; les bouillons font
tres-bons, parce qu'ils paffent promptement dans
la maffe du fang, pour en entretenir le mouvement circulaire ; quand la perte recommence, il
faut recommencer la faignée pour defemplir les
vaiffeaux qui fe portent à la matrice ; mais il faut
la faire petite , & en faire plutôt plufieurs fi la
neceffité le requiert, & même fi l'on a deffein d'en

tirer deux poëlettes, il faut après la premiere
mettre le doigt sur l'ouverture de la saignée
pendant un demi quart d'heure, & ensuite tirer la seconde, on prétend que par ce moyen
la revulsion s'en fait mieux.

On a vû des femmes avec des écoulemens de
sang pendant toute leur grossesse, accoucher à
terme & avoir de gros enfans; mais il faut qu'elles écoutent raison, & qu'elles ne mangent point
de ces ragoûts épicés & vinaigrés qui metten c
le sang en mouvement & qui l'échauffant font
qu'il s'échappe encore davantage : il ne faut
point qu'elles fassent les difficiles, ne voulant
point manger ce qu'on leur ordonne, & s'ex-
cusant sur ce qu'elles sont dégoûtées : quand il y
va de la vie on doit s'efforcer, ou bien on se met
dans le hazard d'en payer les dépens.

Mauriceau trouvera peu de personnes de son
sentiment, quand il dit que l'enfant dans les
mouvemens qu'il fait dans le ventre de la mere, s'entortille le cordon autour du col, &
qu'alors il tire le placenta & le fait détacher
du fond de la matrice. On lui répond que cet
entortillement ne peut arriver que dans le dernier mois, qui est quand l'enfant fait la culbute pour présenter la tête au passage, & que
le détachement du placenta peut arriver & arrive pendant toute la grossesse; on y ajoute que
quand même le cordon seroit entortillé, comme
effectivement on le trouve quelquefois tourné
autour du col de l'enfant, il romproit plûtôt
que de faire séparer l'arriere-faix de la matrice, comme on le voit arriver dans des accouchemens où la sage-femme tirant le cordon avec
force, il se rompt avant que le placenta soit détaché.

Mais de quelque cause que vienne la perte,

fi aprés avoir épuifé toute la bonne conduite que la Medecine & la Chirurgie peuvent inf- pirer, fi la perte continue toujours, il faut avoir recours à l'extrême remede qui eft l'accou- chement, quoi qu'il y ait peu de difpofition & point de douleurs; il eft vrai que le fang & les caillots qui font fortis par l'orifice externe, l'ont humecté & difpofé à fe pouvoir dilater, mais il ne faut point attendre que ce foit la nature qui le faffe, c'eft la main de l'accoucheur qui doit faire tout l'ouvrage, & c'eft d'elle dans cette occafion d'où dépend la vie ou la mort de la mere & de l'enfant.

De tous les accouchemens, celui - là eft le plus hazardeux, il ne fuffit pas d'avoir dilaté l'orifice interne, il faut, quelque partie que préfente l'enfant, le retourner & l'avoir par les pieds, & aprés s'être donné tant de peines, il n'eft pas fûr d'avoir réuffi; car fi la femme vient à mourir par le peu de fang qui refte dans fes vaiffeaux, la partie qui veut toujours s'en prendre à quelque chofe, s'en prend à l'accou- cheur, quoi qu'il ait bien fait fon devoir.

L'hiftoire de la fœur de Mauriceau qu'il rap- porte tout au long, nous apprend que la perte de fang qu'elle eut, lui fut funefte, mais de pa- reils exemples ne doivent pas intimider un Chi- rurgien qui a de la probité & de la capacité, ils doivent au contraire l'encourager à les fe- courir pour empêcher qu'elles ne defcendent dans le tombeau; c'eft en les accouchant qu'on peut leur fauver la vie; nous en dirons les mo- yens dans le chapitre troifiéme en parlant des accouchemens laborieux, de chacun en particu- lier.

CHAPITRE XIV.

De l'avortement.

QUoique l'avortement & la fausse couche paroissent signifier la même chose, on les doit neanmoins differentier l'un de l'autre ; car l'avortement est un accouchement prématuré, dans lequel on voit sortir avant son terme un enfant avec un arriere-faix, & la fausse couche est la sortie d'un faux germe, d'une mole ou de quelqu'autre corps étranger qui s'est formé dans la matrice à la place d'un enfant.

Il y en a qui prétendent qu'on ne doit pas se servir du mot d'avortement en parlant des femmes qui sont accouchées dans les premiers mois de leur grossesse ; qu'il ne doit être en usage qu'en parlant des bêtes qui ont mis bas leur fruit avant sa maturité, & qu'on doit plûtôt employer le mot de fausse couche pour distinguer l'accouchement d'une femme d'avec celui d'une bête. Mais comme l'honneur des femmes n'est en aucune façon interessé dans cette maniere de parler, & que je ne cherche qu'à me faire entendre, je me servirai également de ces deux mots, sçavoir de celui d'avortement, lorsque ce sera un enfant, & de celui de fausse couche, quand ce ne sera qu'un corps étranger qui sera sorti.

Il y a tant de causes de l'avortement qu'il est tres difficile d'entrer dans le particulier de chacunes ; non seulement la disposition naturelle du corps & les violentes passions de l'ame y contribuent, mais encore tous les malheurs qui surviennent pendant la grossesse ; Mauriceau a tâché de nous les faire connoître toutes, &

neanmoins il en a oublié beaucoup parce que le nombre en est trop grand : il dit que l'action du mariage trop frequent peut faire avorter une femme, & selon lui il faudroit que le mari se separât de sa femme quand il la croit grosse, ou du moins qu'il n'en approchât que rarement.

Il est inutile & même imprudent d'alarmer une femme grosse par le recit de quantité de malheurs qui peuvent survenir, & aussi qui peuvent ne pas arriver, la crainte ne doit point s'emparer de son esprit, & le Chirurgien ne doit lui rien dire qui la puisse faire naître ; il la doit entretenir dans l'esperance que sa grossesse sera heureuse, pourveu qu'elle se contienne, & il lui doit faire voir le gros interêt qu'elle a de ne point hazarder de se blesser, tant pour elle même, que pour son enfant, & pour l'avenir.

La mere est la premiere interessée dans la conservation de sa grossesse : si elle se met au hazard de se blesser, elle court le risque d'en avorter, ce qui est toujours accompagné de pertes de sang qui la mettent dans le danger de mourir, & quand même elle en échapperoit, elle tombe dans une foiblesse & une pâleur à faire peur, dont elle a beaucoup de peine à revenir, & elle est un tems considerable avant que de reprendre son premier embonpoint.

Pour peu qu'une mere fasse reflexion qu'en se blessant elle donne une mort certaine à son enfant, elle en évitera les occasions, quels reproches n'auroit-elle point à se faire, si par sa faute elle rendoit ce pauvre innocent la victime de son imprudence & de son obstination ; & si au lieu de travailler à lui conserver la vie, elle l'avoit fait perir avant qu'il ait reçû le jour.

Si la femme grosse envisage l'avenir, elle songera à se bien conserver, parce que celles

qui fe font une fois bleffées & qui en ont avorté, font en danger qu'il leur en arrive la même
chofe dans la groffeffe fuivante & même dans
plufieurs autres, on en a vû tant d'exemples
qu'on ne peut pas en douter.

Les groffes maladies comme les fiévres ai-
gues, les fluxions de poitrine, les petites vero-
les font avorter prefque toutes les femmes qui
en font furprifes étant groffes, on les peut compter pour mortes, car elles ont pour lors la maladie & l'avortement à combattre, aufquels il
leur eft impoffible de refifter, quoique la Medecine leur prête tous les fecours qu'elle eft capable de donner.

Quand l'avortement vient par la force de la
maladie, on ne peut en imputer la faute à perfonne, mais quand c'eft par les remedes qu'on
le procure, c'eft une pernitieufe pratique condamnée par tous les habiles gens, il y en a qui
croyent qu'en faifant accoucher la malade, ils
procureront par le moyen des vuidanges qui fuc-
cederont, la fortie des humeurs qui font la maladie, & que n'étant plus groffe ils pourront
lui faire des remedes qu'ils n'oferoient faire fi
elle l'étoit : cette pratique fait horreur, & c'eft
mettre un poignard dans le fein d'une femme
que de la mettre en ufage.

On ne condamne pas moins celles qui par
des potions & des remedes tâchent de fe faire
avorter, c'eft vouloir affaffiner un enfant de
deffein prémedité, il n'y a point de raifons qui
puiffent excufer ce procedé, quand même ce
feroit une fille qui fe trouvant groffe le feroit
pour conferver fon honneur & celui de fa famille, c'eft toujours un meurtre qui merite punition, & que les loix condamnent à la mort.

Mais ce que l'on aura de la peine à croire,

c'est qu'il y ait des gens assez dénaturez pour donner & vendre des remedes capables de faire avorter ; une fille ou une femme veuve tombée dans le malheur, est en quelque maniere excusable devant les hommes, quoique criminelle devant Dieu, de chercher les moyens de n'être pas deshonnorée ; mais ceux qui pour de l'argent procurent ces moyens, meritent une punition exemplaire : j'ai vu faire mourir à Paris une sage-femme qui faisoit ce maudit commerce.

Si une fille étoit capable de faire reflexion sur tous les malheurs où elle s'expose lorsqu'elle forme la resolution de se faire avorter, je crois qu'elle ne pourroit pas s'y resoudre, elle se rend doublement criminelle devant Dieu : le premier peché est d'avoir fait l'enfant, le second est de vouloir le défaire, qui est infiniment plus grand que le premier : il faut qu'elle cherche quelqu'un & qu'elle lui confie son secret si elle veut qu'il lui donne du secours ; il faut qu'elle s'abadnonne à sa discretion, & qu'elle le paye bien. Quoiqu'elle avale des breuvages dégoûtans & tres difficiles à prendre, il arrive quelquefois que malgré tous ces remedes la grossesse subsiste, & que l'enfant vient à son terme : si les remedes font ce qu'elle souhaite, dans quels nouveaux malheurs ne se jette-elle pas ; elle tue un enfant, & elle met sa vie en danger : combien en a-t'on vu mourir, & tres promptement par la violence de ces remedes : & enfin, supposé que le tout se soit passé comme elle le souhaitoit, elle en reste souvent incommodée, & la matrice a de la peine de se remettre de l'impression fâcheuse que ces remedes extraordinaires lui ont fait ; ce qui le prouve, c'est que la plus grande partie de celles qui se font faites avorter étant filles, après s'être mariées n'ont

pas pû avoir des enfans, quoi qu'elles en fou-
haitaſſent pour lors avec paſſion, & qu'elles
fiſſent tout ce qui eſt neceſſaire pour devenir
groſſes.

CHAPITRE XV.

Du faux germe.

TOute conception eſt appellée germe ; il y
en a de deux ſortes, le veritable & le faux,
le veritable germe eſt celui qui produit un enfant ; le faux germe c'eſt celui qui au lieu d'enfant ne donne qu'un morceau de chair, c'eſt de
ce dernier dont nous allons parler dans cet article.

Une femme dans le commencement de ſa
groſſeſſe ne peut point connoître ſi elle eſt groſſe
d'un veritable ou d'un faux germe ; les mêmes
ſignes de l'un ſont ceux de l'autre, elle vomit,
elle a des envies & des dégoûts, ſon ſein lui
fait de la douleur, ſes ordinaires ſe ſuppriment,
ſon ventre commence à groſſir, & rien ne lui
peut faire ſoupçonner qu'elle n'eſt pas veritablement groſſe d'un enfant.

Tout faux germe eſt une conception commencée & manquée, parce que le principe du germe
qui eſt dans l'œuf n'ayant pas pû être animé ſuffiſamment, il s'eſt détruit peu de tems aprés le
moment de la conception ; & alors des membranes de l'œuf, de l'arriere-faix, & du ſang de la
mere, il s'eſt fait un corps charnu qui ſejourne
& croît pendant quelque tems dans la matrice,
& qui entre le deuxiéme & le troiſiéme mois de
la groſſeſſe, eſt jetté dehors, & c'eſt ce que nous
appellons une fauſſe couche.

Ce corps charnu a la même ſolidité, & la ſi-

gure d'un gezier de poulet d'Inde : en l'ouvrant
on y trouve une cavité dans laquelle il y a de l'eau
qui eſt la même que celle contenue dans l'œuf :
on voit un petit point attaché à la membrane qui
tapiſſe cette cavité interne, qui étoit le germe
de l'enfant qui s'eſt flettrit & détruit, n'ayant
pû parvenir à ſa maturité.

L'intention de la Nature eſt de produire tous
les jours des êtres nouveaux, & pour cet effet
elle a conduit la ſemence de l'homme à l'ovaire,
elle en a fait tomber l'œuf qui en a été frapé ; elle
lui a fait jetter des racines dans la matrice pour
en recevoir le ſang pour ſa nourriture & ſon accroiſſement : elles a donc fait juſques-là tout ce
qui dépendoit d'elle ; & neanmoins de ſon ouvrage il n'en reſulte qu'une fauſſe conception, qui
eſt ſuivie d'une fauſſe couche.

A qui en imputer la faute ? on ne la peut chercher qu'en l'un de ces deux endroits, ou dans les
particules renfermées dans l'œuf, qui n'étoient
pas diſpoſées à recevoir une veritable conception, ou dans la ſemence de l'homme trop peu
animée pour porter une fecondité parfaite dans
l'œuf ; c'eſt ſouvent l'une de ces deux cauſes ;
mais je la donne aux plus claire voyans, & aux
plus grands Phyſiciens, à décider laquelle des
deux a fait manquer la conception.

Mauriceau prétend avoir trouvé la raiſon
pourquoi il y a tant de faux germes, & tant de
moles ; il dit que c'eſt parce que l'homme uſe
trop ſouvent du coit, qu'il ne donne pas le tems
à la ſemence de ſe cuire, de s'échauffer, & de s'a-
nimer pour faire une parfaite generation. Il ſe
confirme dans ſon opinion, en diſant que les
bêtes ne font ni faux germes, ni moles, parce
qu'elles n'uſent du coit que dans des tems où
leur ſemence eſt en abondance, & en état d'engendrer.

gendrer. Puisqu'il avoit tant de connoiſſance ſur cet article, il a eu tort de n'avoir point fait des enfans à ſa femme pendant quarante ans qu'ils ont été mariez enſemble ; mais comme en beaucoup d'endroits de ſon Livre il défend l'action du mariage, & en d'autres il conſeille la moderation, il y a apparence qu'il pratiquoit ce qu'il ordonnoit aux autres.

Quand au lieu d'un enfant il s'eſt formé un faux germe, il faut qu'il ſorte de la matrice ; le tems n'en eſt pas fixé, les uns plutôt, les autres plus tard. S'il ſe preſente à ſix ſemaines, il vient ordinairement par morceaux ; car n'étant pour lors que membraneux, il ſe rompt aiſement ; s'il va juſqu'au deuxiéme mois, ſa ſubſtance eſt plus charnue, & il ſort ſouvent tout entier ; mais quand il va juſqu'au troiſiéme mois, il eſt ſolide & dur comme un geſier, & la nature ne paſſe gueres le troiſiéme mois ſans faire des efforts pour ſe délivrer de ce corps qui lui eſt étranger.

Si le faux germe ſort de lui-même avec une legere perte de ſang, & très-peu de douleurs, c'eſt un bonheur pour la femme, qui n'a enſuite qu'à garder le lit pendant quelques jours ; mais elles ne ſont pas toutes ſi heureuſes, il y en a qui en ſont à la mort par une furieuſe perte de ſang qui précede preſque toujours la ſortie de ces corps ; il faut alors appeller du ſecours, & promptement, parce que le peril eſt preſent, & que les momens ſont chers.

Quand le Chirurgien appellé trouve la femme dans une perte de ſang, il faut qu'il en examine la cauſe. Si elle reſſent des douleurs qui prennent par intervales ; & s'il ſort des caillots, c'eſt ſigne qu'il y a un faux germe ; car ſi c'étoit les ordinaires qui euſſent été retenues, le ſang couleroit comme il ſort des vaiſſeaux ; il s'informera depuis quel tems la femme croyoit être enceinte, pour juger de la grosseur du faux germe, & si elle a eu des enfans; car si c'est sa premiere grossesse, elle souffrira beaucoup & long-tems, parce que la matrice ne s'étant pas encore ouverte, elle a plus de peine à donner issue à ce corps qu'elle contient, & qui étant molasse, n'est pas capable de lui faire faire une grande distention.

Quoique les douleurs & les caillots de sang fassent connoître au Chirurgien qu'il y a un faux germe, il en est plus assuré quand il l'a touché; s'il trouve l'orifice interne de la matrice un peu ouvert, en y introduisant le doigt indice, il sent le corps étranger qu'il doit tirer le plutôt qu'il peut. Ayant donc glissé un doigt, il le tourne dans cet orifice pour le dilater plus qu'il ne l'est; il y fait entrer un second doigt, ensuite un troisième, s'il le peut sans violence, avec lesquels il pince le faux germe pour l'attirer dehors peu à peu.

S'il ne peut pas l'avoir d'abord après avoir tourné son doigt autour du faux germe pour le détacher de la matrice, il doit laisser la femme en repos pour voir si la perte continue, parce que souvent elle cesse quand le faux germe n'est plus attaché par aucun vaisseau à la matrice; pour lors on attend qu'il sorte de lui-même, ou par le moindre effort que fait la femme, comme lorsqu'elle se presente au bassin.

Mais si le flux de sang continue avec excès, la femme pourroit mourir avant que le faux germe fut sorti : pour la délivrer il faut introduire le bout d'un petit dilatatoire dans l'orifice interne pour le dilater doucement, afin de procurer l'issue du faux germe; ce que l'on fait mieux avec un instrument fait exprès, qu'avec le doigt. Si après cette dilatation les doigts n'ont point encore de prise sur le faux germe, on prend une tenette faite en forme de bec de grue, dont on glisse le bout le long de son doigt jusques sur le corps que l'on pince avec l'instrument pour en faire l'extraction, prenant bien garde de ne point se tromper en pinçant quelque partie de la matrice au lieu du faux germe.

Les breuvages que les Sages-femmes donnent pour exciter la sortie de ces corps étranges, sont inutiles quand il n'y a rien qui presse, & pernicieux lorsqu'il y a une perte de sang, parce qu'ils l'augmentent ; ce qu'il y a de meilleur dans ces occasions, ce sont de petits bouillons peu nourrissans, donnez de demie en demie heure, parce que passans promptement dans les vaisseaux, ils réparent le sang perdu, & entretenant la circulation, ils empêchent que la malade ne meure.

CHAPITRE XVI.

De la mole.

CE que nous entendons par *mole*, est une masse de chair informe, qui s'engendre & qui croît dans la matrice à la place d'un enfant, aux femmes mariées ; car il ne se peut point former de mole chez les filles, puisque la generation d'une mole est une conception manquée comme le faux germe.

On voit sortir quelquefois de la matrice de petits corps étranges qui paroissent charnus, & qui ne le sont point ; ils sont faits d'un sang coagulé & desseché, qui étant resté à la fin des ordinaires, s'attache aux parois de la matrice, & y demeure pendant tout le mois, & dont il est détaché par le sang des ordinaires du mois d'enfuite, qui entraîne ces petits corps avec lui. J'ai vû une perfonne du premier rang qui en vuidoit reglement tous les mois, les plus habiles Accoucheurs furent confultez fur ce fujet ; ils convinrent que ce n'étoient pas des faux germes, comme quelques uns l'avoient cru d'abord, & que ce n'étoit que du fang coagulé ; & on en fut certain lorfqu'aprés que cette Princeffe fe fut feparée de fon mari pendant quelques mois, elle en vuidoit avec fes ordinaires comme quand elle étoit avec lui ; de maniere que fi on en voyoit à une fille, il ne faudroit pas en faire un mauvais jugement, puifqu'ils peuvent fe former fans la participation des hommes.

On ne peut pas donner une figure déterminée à la mole, c'eft une efpece de chair fongueufe qui croît aifement, & qui prend ordinairement la figure de la cavité où elle eft formée. Il y en a qui veulent que cette chair ait du fentiment, d'autres lui donnent du mouvement ; mais elle n'a ni l'un ni l'autre, & elle eft comme une maffe de chair, plus ou moins groffe & pefante, felon le plus ou moins de tems qu'elle a fejourné dans la matrice.

La mole eft donc une fubftance charnue beaucoup plus dure que celle de l'arriere-faix, elle remplit le fond de la matrice, à laquelle elle eft adherente par plufieurs petits vaiffeaux qui lui apportent la nourriture ; c'eft pourquoi elle n'a ni cordon, ni arriere-faix duquel elle puiffe comme l'enfant, tirer un fuc nourricier, qui doit par confequent lui venir immediatement des vaiffeaux de l'urerus.

On fait en general de trois fortes de moles, de petites, de moyennes, & de grandes, les premieres font de petits corps que quelques femmes vuident aprés leurs ordinaires, ce ne font pas des

veritables moles, mais des grumeaux de sang qui
par leur sejour se coagulent & s'endurcissent,
& qui se forment sans avoir connu l'homme,
comme j'ai déja dit. Les moyennes sont d'une
substance plus dure & plus rouge, étant de la
grosseur d'un petit œuf, c'est ce que l'on appelle
faux germe, & dont nous avons parlé dans l'article précedent. Les grandes moles sont des moles de chairs ou des amas de vessicules qui se tenans toutes les unes aux autres par de petites
queues comme des grains de raisin, occupent
toute la capacité de la matrice, & la tiennent tendue comme si c'étoit un enfant, avec cette difference que la mole la gonfle plus également, &
qu'elle est plus en pointe quand c'est un enfant.

La femme grosse d'une mole n'a point de lait
au sein, elle ne sent rien remuer, & quand elle
se couche sur le côté, la mole y tombe comme si
c'étoit une boule fort pesante : elle en est plus
incommodée que d'un enfant, par des lassitudes
dans les cuisses & dans les jambes, par des difficultez d'uriner, & par une pesanteur qu'elle sent
au bas du ventre, causée de ce que la mole, par
son propre poids, entraîne la matrice en embas.

Ces incommoditez legeres dans le commencement, deviennent insupportables dans la suite,
ce qui oblige d'avoir recours au Chirurgien pour
en être délivrée ; il en procurera la sortie par
deux manieres ; sçavoir en tâchant que la femme
la pousse d'elle-même au dehors, ou bien en l'allant chercher pour l'extraire par l'operation de
la main.

Comme on doit toujours commencer par les
moyens les plus doux, avant que d'en venir aux
plus forts. Si la femme n'a ni fiévre, ni perte de
sang, on lui donnera un purgatif un peu violent,
& des clisteres acres & piquans, qu'on réiterera

à plusieurs reprises, afin d'exciter des éprintes qui fassent dilater la matrice pour donner passage à la mole. On peut mettre en usage le beure dont on frotera l'orifice interne pour le rendre plus souple & plus dilatable ; on se sert d'injections émollientes, de la saignée du pied, ou du demi-bain, comme on le jugera à propos. Si la mole n'est que d'une grosseur mediocre, elle pourra sortir par le secours de tels remedes.

Mais si la mole est d'un volume excessif, & fortement attachée, il faut la main du Chirurgien ; en ce cas, après avoir rogné ces ongles, & froté sa main d'huile ou de beure, il l'introduira dans la matrice de la femme, qui doit être située à la renverse sur le bord du lit, & la coulant doucement entre l'uterus & la mole pour la détacher, en commençant par l'endroit où elle est le moins adherente, il poursuivra ainsi jusqu'à ce qu'elle soit tout-à fait separée, sans interesser la matrice, & y procedera de la même maniere que pour l'extraction de l'arriere-faix resté dans la matrice après la rupture du cordon.

Mais si elle est si grosse qu'elle ne puisse pas sortir, on se servira pour lors d'un crochet avec lequel on la tirera, si elle est assez solide pour qu'il ait prise sur elle, ou bien avec un autre crochet tranchant il la coupera en deux, ou en plusieurs parties, afin de l'avoir par morceaux, ne pouvant pas faire autrement.

Il faut remarquer que les moles sortent ordinairement avant le huitiéme mois de la grossesse, & qu'il est rare qu'elles aillent jusqu'à deux & trois années ou davantage, comme l'ont écrit plusieurs Auteurs, & entr'autres Ambroise Paré, qui nous dit que la femme d'un Potier d'Etain en a porté une pendant dix-sept ans.

CHAPITRE XVII.

De la situation de l'enfant, & du placenta dans la matrice.

L'Oeuf détaché de l'ovaire est reçu dans la matrice, il en est embrassé de toutes parts, & il travaille aussi-tôt à jetter des racines, qui s'insinuans dans la substance de la matrice, s'abouchent avec les vaisseaux qu'elles y trouvent, en reçoivent du sang, & l'apportent à l'œuf qui le communique à l'embrion qu'il contient, & dont il doit produire un enfant. Cet amas de racines & de vaisseaux forme une partie qu'on nomme placenta, qui est un corps moyen entre la matrice & l'enfant, pour recevoir le sang de la mere & l'envoyer à l'enfant, & en même tems recevoir celui qui revient de l'enfant pour le rendre à la mere.

Le placenta si necessaire pour entretenir la circulation du sang de la mere à l'enfant, est toujours placé à la partie superieure de la cavité de la matrice : les Anatomistes conviennent de sa situation ; mais je n'en ai point vû qui nous ait donné des raisons pourquoi il est placé plutôt en cet endroit qu'en un autre, & neanmoins j'en trouve trois essentielles, que je vais expliquer.

La premiere, c'est que la substance du fond de la cavité est moins serrée que celle qui approche de l'orifice interne qui est plus solide & plus compacte ; & par consequent ces racines ne peuvent pas y entrer ; & de plus c'est qu'à cette partie superieure aboutissent les vaisseaux qui apportent le sang à la matrice ; c'étoit donc là où l'œuf de-

M iiij

voit prendre racine pour en recevoir la nourriture qu'il n'auroit pas trouvé dans les autres endroits de la matrice.

La seconde, c'est que si le placenta avoit été
placé ou en devant, ou en arriere, ou à l'un des
côtez de la cavité, il auroit été continuellement
pressé par l'enfant ; & ses vaisseaux ainsi compri-
mez, n'auroient pas pû faire librement la distri-
bution du sang ; mais étant au plus haut lieu de
la matrice, l'enfant par son propre poids s'en
éloigne, & ne l'incommode en aucune maniere
dans ses fonctions.

La troisiéme, c'est que le sang qui va de la mere
à l'enfant, est un sang venal porté par la veine
umbilicale dont il falloit faciliter le cours, en
mettant le reservoir dont il part au dessus de
l'endroit où il doit aller ; il falloit donc que le
placenta fut placé superieurement à l'umbilic de
l'enfant, afin que le sang pût couler aisement par
son propre poid le long du cordon, & entrer par
le nombril de l'enfant, pour être distribué ensuite à toutes les parties de son crrps ; il n'en est
pas de même de celui qui revient de l'enfant à la
mere ; car étant un sang arteriel, conduit par les
arteres Iliaques, il remonte aisement au placenta
par l'impulsion continuelle de ces arteres.

J'en ajoûterai une quatriéme sur laquelle on
n'a point encore fait de reflexion, c'est que le
placenta étant une substance moyenne entre la
matrice & l'œuf, il devroit être placé à la partie
superieure de la cavité de la matrice pour suspendre l'œuf, & empêcher qu'il ne tomba sur l'orifice interne, & qu'il ne pût s'écouler avec le sang,
evec les fleurs blanches, & les autres impuretez
qui sortent de la matrice, & que cet orifice interne laisse échaper dans le cours de la grossesse ;
ce qui prouve qu'il n'est point si exactement fer-

mé, que le vouloient tous les Anciens, & que Mauriceau le prétend.

On conviendra donc qu'on n'avoit point fait affez d'attention fur cet emplacement du placenta, qui, comme on le voit, n'eft pas different, & dont au contraire l'enfant tire quatre utilitez confiderables : ainfi plus on examine la mecanique du corps humain, plus on la trouve admirable, & plus on eft convaincu qu'il n'y a pas la moindre circonftance qui n'ait fon utilité.

L'enfant eft toujours placé dans le milieu de la matrice ; car foit que la femme foit plus groffe d'un côté que de l'autre, ou foit que la tumeur qui ferme la matrice foit plus ou moins élevée, il n'a point d'autre place que la cavité de la matrice qu'il emplit tout entiere.

C'eft un abus de croire que les mâles occupent la cavité droite de la matrice, & les femelles la gauche, puifque celle de la femme n'a qu'une feule cavité ; & que cette feparation imaginée par quelques-uns, ne fe trouve point. Quand il y a deux enfans, & qu'ils font tous deux mâles ou femelles, ils font placez l'un d'un côté, l'autre de l'autre dans la même cavité ; & pour lors il y a un mâle dans le côté gauche, comme une femelle dans le droit ; ce qui prouve qu'ils n'ont point de place marquée & diftinguée l'une de l'autre.

Quant à la fituation particuliere de l'enfant dans la matrice, elle eft toujours la même, c'eft à dire, que toutes les parties de fon corps font ployées de maniere que toutes enfemble elles forment une figure ronde comme une boule, pour s'accommoder à la cavité de la matrice, de même que tous les membres d'un poulet font ployez pour s'affujettir à la cavité de l'œuf qui le renferme.

Le viſage de l'enfant regarde en devant ; ſon dos eſt appuyé ſur les vertebres des lombes de la mere ; il a la tête panchée ſur ſa poitrine ; l'épine de ſon dos a la figure d'un demi cercle ; ſes cuiſſes ſont ployées ſur ſon ventre ; ſes talons touchent ſes feſſes ; il embraſſe ſes cuiſſes & ſes jambes ; & ſa tête touche ſes genoux, ſur leſquels elle eſt appuyée.

Dans cette poſture contrainte l'enfant demeure juſqu'au neuviéme mois, ne pouvant faire que quelques legers mouvemens à la faveur des eaux dans leſquelles il nage. Dans la fin du huitiéme mois, ou au commencement du neuviéme, il ſe tourne, & faiſant la culbute en devant, la tête qui étoit en haut ſe trouve en bas, appuyée ſur l'orifice interne, qui eſt la porte par où il doit ſortir ; il a pour lors les pieds en haut, le dos tourné du côté du ventre de la mere, & le viſage regarde l'inteſtin rectum.

Lorſque l'enfant fait cette culbute, la mere ſent un mouvement extraordinaire qui lui fait croire qu'elle va accoucher ; mais ce n'eſt ordinairement qu'une fauſſe allarme qui n'a point de ſuite, & l'enfant demeure dans cette ſituation juſqu'au terme de l'accouchement.

Il ne falloit pas que l'enfant attendit les derniers jours pour ſe mettre dans la poſture dans laquelle il doit ſortir ; il auroit été pour lors trop gros, & n'auroit pas pû ſe tourner avec autant de facilité qu'il le fait un mois ou ſix ſemaines avant l'accouchement.

La poſture que tient l'enfant eſt la plus commode de toutes pour lui faciliter ſa ſortie. Sa tête qui doit paſſer la premiere, eſt proche de la porte ; le viſage eſt en deſſous, afin qu'il ne ſoit point bleſſé ni meurtri par la dureté des os pubis, & les pieds étant en enhaut, en les allon-

longeant dans le tems de l'accouchement, il les
pousse contre le fond de la matrice, & oblige par
ce mouvement la tête de s'avancer dans le passage,
& d'ouvrir ainsi le chemin pour le reste du corps.

Dans les deux ou trois derniers jours de la
grossesse le ventre s'abat ; on voit un vuide entre la grosseur du ventre & les côtes, qui n'y
étoit point auparavant, ce qui marque que l'enfant est descendu, & qu'il s'est approché de la
porte par où il doit sortir ; ce signe d'un pro-
chain accouchement est certain, & tellement
connu des femmes qui sont dans la pratique de
faire des enfans, qu'on leur entend dire qu'elles
accoucheront bien-tôt, parce que la grosseur de
leur ventre est descendue.

CHAPITRE XVIII.

Comment la femme à terme se doit conduire.

TOus ceux qui jusqu'à présent ont gouverné
les femmes grosses, leur ont conseillé de
faire plus d'exercice dans les derniers mois de
la grossesse qu'elles ne faisoient dans les premiers, persuadez que celles qui étoient sedentaires
avoient plus de peine à accoucher que celles qui
avoient fait de l'exercice. Cette pratique dont
on s'est toujours bien trouvé, est venue jusqu'à
nous avec une approbation universelle, & les
bons effets que l'exercice produisoit en faisant
accoucher heureusement, sembloient leur promettre qu'elle devoit passer à nos successeurs,
sans que qui que ce soit dût s'y opposer.

Neanmoins Mauriceau entreprend de persuader aux femmes grosses de suivre une conduite
toute opposée. Il veut que les derniers mois elles
fassent moins d'exercice que dans les autres ; & il

les menace de quantité de malheurs ſi elles ne ſe
rendent pas à ſon ſentiment. Il dit que c'eſt le
tems que l'enfant ſe tourne & fait la culbute ;
que l'exercice peut l'avancer, & lui faire prendre une ſituation contre nature, ce qui peut rendre l'accouchement laborieux, qu'il peut cauſer
des pertes de ſang ; qu'il fait deſcendre trop tôt
l'enfant dans l'hypogaſtre, & qu'il peut procurer un accouchement avant terme, comme un
vent qui fait tomber le fruit avant ſa maturité.

Si Mauriceau ſupoſe des exercices violens, il
a raiſon. On convient avec lui qu'ils peuvent cauſer ces accidens, & encore de plus grands ; mais
le ſentiment commun, eſt que la femme pendant
ſa groſſeſſe ne faſſe qu'un exercice moderé, &
qu'elle l'augmente un peu les derniers mois de
quelques promenades qui lui faciliteront ſon accouchement. Toutes les femmes conviennent par
leurs propres experiences, que le travail & le
marcher rend leurs couches plus heureuſes, que
l'indolence & la pareſſe.

Il eſt vrai qu'il eſt des occaſions où la femme
groſſe eſt obligée de garder le repos, & même
le lit, comme quand il y a diſpoſition à craindre
une perte de ſang, ou quand elle porte ſon enfant
ſi bas, qu'elle ne peut marcher, ni ſe tenir debout, alors il y a neceſſité de ſe repoſer ; mais ces
cas particuliers ne font point une regle pour toutes les autres en general, qui doivent faire de
l'exercice ſi elles veulent s'épargner la durée des
douleurs qui ſont toujours plus longues à celles
qui ont été ſedentaires, qu'à celles qui ſe ſont
donné du mouvement. Ainſi Mauriceau n'a point
eu raiſon de leur défendre l'exercice auſſi poſi-
tivement qu'il a fait.

Il prétend ſupprimer les purgatifs, les lavemens & la ſaignée, lorſque la femme approche

de son terme ; disant que l'émotion & l'agitation que ces remedes causent à l'enfant, qui est déja grand, le font mouvoir quelquefois si fortement, que la matrice peut être contrainte de s'ouvrir pour le laisser sortir avant qu'elle y fût naturellement disposée. Pour les purgatifs & les lavemens, on convient qu'ils peuvent faire cet effet ; mais pour la saignée, on n'en convient pas : on remarque bien qu'après qu'elle est faite, l'enfant se remue avec plus de liberté, ce qui lui procure un bien plutôt qu'un mal ; car n'étant pas si gêné dans sa prison, il ne cherche point à en sortir, & il y demeure plus long-tems : ainsi la saignée au lieu d'avancer l'accouchement, est capable en desemplissant & laissant la liberté à l'enfant de se mouvoir, de l'empêcher de sortir avant son terme.

Dans le même Chapitre où Mauriceau défend l'exercice & les remedes, de crainte de procurer l'accouchement, il conseille les fomentations émollientes, & les onctions d'huiles & de graisses, pour rendre les parties qui se doivent dilater plus souples, & les disposer à une plus prompte & plus facile distention. Je vous avoue qu'il y a là dessus une contradiction qu'on a de la peine à lui passer : car s'il avoit dit qu'il ne faut absolument rien faire, & qu'on doit attendre que la matrice se dispose d'elle-même à livrer passage à l'enfant, on ne le blâmeroit pas de condamner l'exercice & les remedes, en même tems qu'il approuve les fomentations & les onctions qui vont à même fin. On sçait qu'on se sert d'huile & de beure, mais c'est dans le tems des douleurs, & lorsque l'orifice interne commence à se dilater, mais de les employer huit ou dix jours avant l'accouchement, comme il l'ordonne, c'est une pratique qui n'aura point d'Approbateurs.

Le meilleur conseil qu'on puisse donner à une femme grosse qui approche de son terme, c'est de ne rien faire ; les purgatifs, les lavemens, les bains, les fomentations, les onctions, sont tous remedes qui peuvent avancer les couches, c'est pourquoi il ne faut point les mettre en usage ; la saignée même qui se pratique dans le neuviéme mois, doit être differée s'il n'y a point de raisons pressantes, jusqu'à ce que la femme s'apperçoive des avant-coureurs de l'accouchement ; car pour lors elle sert à deux fins ; l'une pour vuider la plenitude du sang, & l'autre pour prévenir la perte qui pourroit arriver dans ses douleurs ; elle doit donc seulement se promener, & faire un exercice moderé, qui est le moyen le plus innocent pour lui donner la facilité d'accoucher ; & cela est si vrai que nous voyons, lorsque le travail est tardif, que les Accoucheurs font marcher la femme dans la chambre pour avancer sa couche ; ce qui leur réussit tres-heureusement.

Il y a neanmoins quelque occasion où cela ne se peut pas executer, comme nous l'avons vû arriver à feue Madame la Dauphine dans sa premiere grossesse, qui ne pouvoit pas marcher, ni se tenir debout, sans sentir de grandes douleurs, & qui fut obligée de garder le lit pendant les trois derniers mois, & dont la couche ne laissa pas d'être heureuse. Mais cet exemple ne change en rien la regle generalle, & il ne doit point autoriser les autres femmes à le suivre, quand les mêmes raisons ne s'y rencontrent pas.

Nous voilà enfin parvenus à la fin de ce second Livre, dans lequel j'ai tâché de faire connoître tous les accidens qui peuvent survenir dans le cours de la grossesse, & d'instruire des moyens

dont on se doit servir pour en soulager les femmes grosses : ainsi pour suivre l'ordre que je me
suis prescrit , après avoir parlé de tout ce que
l'Accoucheur doit observer avant l'accouchement, voyons ce qu'il doit faire durant l'accouchement ; & tâchons de n'en pas oublier aucunes circonstances ; c'est à quoi nous allons travailler dans ce troisiéme Livre.

Fin du second Livre.

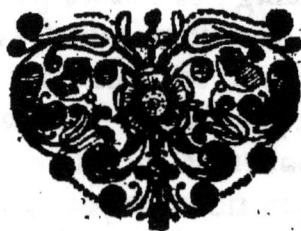

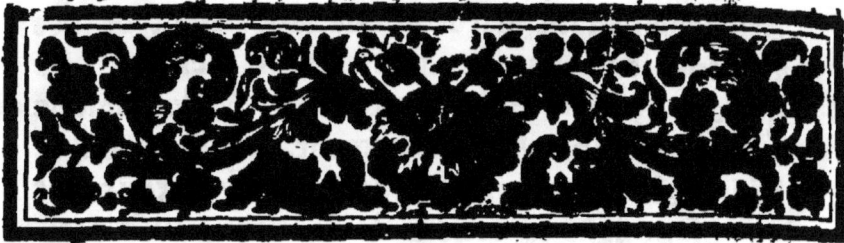

TRAITÉ GENERAL
DES
ACCOUCHEMENS.

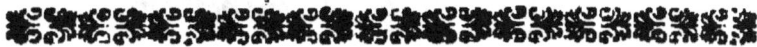

LIVRE TROISIÉME.

Ce qu'il faut faire durant l'accouchement.

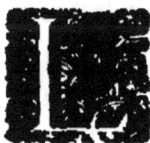

LEs deux Livres précedens regardent plutôt la theorie que la pratique des accouchemens. Le premier nous inſtruit de la generation de l'homme ; & le ſecond nous apprend comment il faut ſe conduire pour conſerver l'enfant depuis le moment de ſa conception juſqu'u terme de l'accouchement.

Il ne ſuffit pas de l'avoir préſervé pendant les neuf mois qu'il a ſejourné dans le ventre de ſa mere, de tous les perils qui y a couru, il faut l'en tirer, & de quelque maniere qu'il ſe preſente pour en ſortir, il faut lui aider ; ce n'eſt point par des diſcours & des paroles qu'on peut le ſecourir, c'eſt la main du Chirurgien qu'il demande pour le faire ſortir d'une priſon où il ne veut plus demeurer.

Nous allons dans ce troiſiéme Livre qui contient vingt-huit Chapitres, parler de tous les accouchemens

touchemens tant naturels que laborieux, & des moyens les plus sûrs pour avoir l'enfant, de quelque maniere qu'il soit tourné, & de quelque nature que soit l'accouchement. C'est ici où le Chirurgien doit faire voir son adresse en tournant un enfant dans le ventre de sa mere, aussi facilement que s'il tournoit un étui dans sa poche, & c'est dans ces accouchemens laborieux qu'il donne des marques essentielles qu'il est habile Accoucheur.

CHAPITRE PREMIER.

Qu'est-ce qu'Accouchement.

NOus entendons par Accouchement la sortie d'un enfant hors la matrice d'une femme dans son terme ordinaire ; je dis d'une femme, parce que tous les animaux ont des termes particuliers qui signifient la sortie de leurs petits hors la matrice : on dit, par exemple, d'une chienne, qu'elle a chienné, d'une vache, qu'elle a vêlé, & ainsi des autres : on ne dit point qu'elles ont accouché, le mot d'accouchement étant uniquement reservé pour les femmes.

On ne doit pas appeller accouchement toutes les fois que la matrice s'ouvre pour laisser échapper ce qu'elle contenoit ; quand quelques jours après que l'œuf est tombé dans la matrice, que la membrane trop delicate ou trop pressée se déchire, & que la liqueur contenue s'écoule & sort, on appelle cela écoulement ; quand par une conception manquée il s'est formé un faux germe ou une mole, & que ces corps étranges sortent dans leurs termes, on donne à cela le nom de fausse couche : quand à deux ou trois mois ou plus, soit par une perte de sang, soit

N

par une maladie, on fent que la mere ait été bleffée, qu'un petit enfant fort de la matrice avec fon arriere-faix, on appelle cela avortement : quand on voit fortir dans le neuviéme mois un gros enfant bien conditionné & bien vivant, c'eft ce qu'on appelle veritable accouchement, qui eft d'autant plus heureux, qu'il approche de la fin du neuviéme mois.

On fait de deux fortes d'accouchemens, de naturels & de contre nature, on entend par accouchemens naturels ceux qui fe paffent felon les regles prefcrites par la nature à toutes les femmes, & qui finiffent heureufement; & par accouchement contre nature, ceux qui font accompagnez d'accidens facheux, & qui finiffent fouvent malheureufement, & pour la mere, & pour l'enfant : il n'y en a que trop d'efpeces de ces derniers, dont nous parlerons de chacun en particulier, chapitre par chapitre, dans la fuite de ce livre.

Quatre conditions font neceffaires à l'accouchement naturel, la premiere qu'il foit à terme, la feconde, que l'enfant foit bien tourné, la troifiéme, qu'il foit prompt & fans accidens, & la quatriéme, que l'enfant foit vivant : examinons ces quatre conditions les unes aprés les autres.

Tous les êtres qui font dans l'univers ont leurs tems & leurs termes pour leur production, les animaux terreftres qui couvent en eux-mêmes, ont chacun leur tems où ils entrent en chaleur, & où ils s'accouplent, & chacun leur terme reglé pour mettre au jour leurs petits.

Les oifeaux qui couvent hors d'eux-mêmes ont leur tems pour pondre, & leurs œufs leur terme pour éclore ; les poiffons vuident leurs œufs dans de certains tems, dont il en fort de petits

poiſſons à leurs termes ; les inſectes avan que
de perir laiſſent des œufs qui dans leurs termes
en produiſent d'autres : les plantes mêmes dont
les graines ſont des œufs, ont chacunes leurs
ſaiſons pour grainer & pour en produire d'autres : c'eſt un ordre établi qui ne s'eſt point de-
menti depuis la création du monde.

La femme n'eſt pas exempte de cette regle
generale, avec cette difference que preſque tous
les animaux n'ont qu'un tems de l'année où ils
ſont capables de concevoir, & qu'elle le peut
douze fois chaque année, ſçavoir, à la fin de
ſes ordinaires, auquel tems la matrice eſt diſpoſée à faire un bon uſage de la ſemence qu'on
lui donne.

Tous les animaux ont leur terme fixé pour
porter leurs petits, les uns plus long, les autres plus court ; mais celui de la femme eſt reglé à neuf mois accomplis ; ce terme eſt une loy
ſi poſitive qu'il n'y a pas une femme qui en ſoit
diſpenſée ; celles qui nous diſent qu'elles ont
porté leurs enfans plus ou moins de tems, ont
ſouvent leurs raiſons ; il ne faut pas que le Chirurgien ſoit aſſés credule pour les en croire ſur
leur parole, mais il ne faut pas auſſi qu'il
entreprenne de leur prouver que cela ne peut
être, car quelquefois leur honneur eſt intereſſé
à ſoûtenir ce qu'elles nous diſent.

Il y a une infinité de femmes qui ſe trompent de bonne foy ſur le jugement qu'elles font
de leur groſſeſſe, par exemple, celles qui auront
vû quelque choſe les deux premiers mois, nous
aſſûrent être accouchées à ſept mois, parce
qu'elles s'imaginent n'être devenues groſſes qu'a-
prés que cela leur a manqué, d'autres ſoûtien-
nent être accouchées dans le onziéme mois ſur
des aparences trompeuſes qui leur faiſoient croire

qu'elles étoient grosses deux mois avant qu'elles
le soient devenues, mais les unes & les autres
se trompent, car elles accouchent toutes à la fin
du neuviéme mois.

Il est des occasions où on ne doit pas affirmativement soûtenir ce principe ; une jeune femme qui au bout de sept mois accouchera d'un
enfant aussi formé que s'il étoit venu à neuf : une
veuve qui dix ou onze mois après la mort de
son mari lui donnera un successeur, une femme
qui accouchera quelquefois onze mois ou un an
après le depart de son mari, ira-t-on dire que
l'un & l'autre fait est impossible ? il y va de
l'honneur de ces personnes ; il faut pour lors que
le Chirurgien paroisse persuadé que cela est possible, qu'il leur cite quelques autheurs qui rapportent de pareilles histoires, & qu'il se deffen-
de honnêtement d'en dire son sentiment, pour
éviter le desordre & le deshonneur qu'un aveu
trop sincere causeroit à toute une famille.

Les Arrêts des Cours souveraines & les de-
cisions des Jurisconsultes ne changent point la
loy imposée par la nature à tout ce qui peuple
l'univers ; ils les ont prononcez sur des rapports
mandiez ou deguisez qu'on leur a donnez, ou
bien souvent des raisons d'Etat, de famille ou
de bienseance les y ont determinez ; mais un
Chirurgien éclairé qui connoît les ouvrages de
la nature, qui sçait qu'elle est toûjours une dans
tout ce qu'elle fait, doit croire que tous les accouchemens se font au bout de neuf mois, qui
est le terme prescrit par la nature à toutes les
femmes.

Remarquons ici que presque tous les mâles
des animaux n'ont qu'un tems où ils cherchent
à s'accoupler, que pendant le reste de l'année
cette action leur est indifferente ; que l'homme

au contraire depuis l'âge de quinze ans jusques
à la fin de sa vie, est en état de travailler à la
generation, & que dans toutes les saisons & tous
les jours il peut produire son semblable : que la
plûpart des femelles des animaux n'entrent en
chaleur que dans un certain tems de l'année, &
que c'est dans ce seul tems qu'elles sont capables d'engendrer, mais que les femmes le peuvent douze fois l'année, & même qu'il n'est pas
impossible qu'elles ne puissent tous les jours devenir grosses : cette remarque nous fournit une
reflexion qui est que puisque l'Autheur de la
nature a accordé ce privilege à l'homme par
préference aux autres animaux, c'est qu'il a jugé
qu'il étoit le plus necessaire pour peupler le
monde.

Cette reflexion en fait naître une autre qui
est qu'en même tems qu'il a donné à l'homme
ce pouvoir de produire en tout tems, il lui a
donné la raison qu'il a refusée à tous les animaux
dans le dessein qu'il en usera avec moderation,
& qu'il ne se laissera pas comme eux emporter
brutalement par un instinct dont ils ne sont pas
les maîtres ; mais que lui se conduisant par la
raison qui doit être un frain à ses passions, il
ne s'y abandonneroit qu'autant qu'il le doit pour
avoir des enfans qui soient ses successeurs, qui
peuplent le monde & qui soient utiles à l'Etat.

Il ne suffit pas à un accouchement naturel,
qu'il soit à neuf mois, qui est son terme, il faut encore que l'enfant soit bien tourné, c'est-à-dire
qu'il presente la tête la premiere, on le voit se
presenter en tant de differentes manieres, qu'il y
a lieu de craindre qu'il ne soit mal tourné, jusques à ce que l'accoucheur ait touché & reconnu la partie qui se presente la premiere.

Pour peu que l'orifice interne soit dilaté, si

en y introduisant le doigt l'Accoucheur sent de
la resistance à la partie qu'il touche, c'est signe
qu'il est bien tourné, parce que c'est la dureté
du crane qui fait cette resistance ; alors il peut
assûrer la mere qu'elle accouchera naturellement,
& qu'il n'y a qu'à attendre que par les douleurs cet orifice se dilate peu à peu pour livrer
passage à l'enfant.

La troisiéme condition, c'est que l'accouchement soit prompt, on entend une promptitude
raisonnable, car s'il se faisoit tout d'un coup,
il faudroit que l'enfant forçât l'orifice interne
de se dilater en trop peu de tems, ce qui fati-
gueroit la matrice par des douleurs trop frequentes ou trop violentes, & de plus, c'est qu'on
ne feroit pas un jugement favorable d'une femme qui accoucheroit si promptement, parce que
le public croit que cette facilité vient de la disposition de la partie, & que les femmes se font
honneur quand elles ont été longtems en travail ;
il ne faut pas aussi que l'accouchement soit trop
lent, la durée des douleurs qui ne portent point
en embas, affoiblit la mere, & n'avance point
l'enfant : il ne faut point encore qu'il soit accompagné d'accidens, c'est-à-dire, de ces gros accidens qui peuvent être préjudiciables à la mere
ou à l'enfant ; car il en est de legers inseparables
de l'accouchement, ausquels il faut s'attendre,
comme la douleur qu'on ne peut pas éviter.

La quatriéme condition pour rendre l'accouchement naturel & heureux, est que l'enfant
vienne vivant. Quel triste spectacle pour une
mere qui aprés avoir été grosse pendant neuf
mois, & qui aprés avoir souffert les douleurs de
l'accouchement, ne voit qu'un cadavre pour fruit
de ses peines ! quel desolation pour un pere, &
pour les assistans qui ne s'attendent pas à un

pareil malheur ! on voit pour lors la tristesse
s'emparer de tous les cœurs, & prendre la place
de la joie, que l'esperance d'avoir un enfant vivant y avoit fait naître.

Ceux qui ne connoissent pas la structure de
la matrice, ne peuvent pas comprendre comment elle peut se dilater assez pour livrer
à l'enfant un passage suffisant pour sa sortie : ils
voyent neanmoins sortir un gros enfant, comment cela s'est-il pû faire ? c'est ce qui fait leur
étonnement ; mais ceux qui ont examiné la disposition naturelle de la matrice, n'en sont aucunement surpris ; ils sçavent qu'elle est composée de fibres capables de s'étendre assez pour
laisser sortir un enfant quelque gros qu'il puisse
être.

La matrice se divise en quatre parties, 1°. en
son fond ; 2°. en son orifice interne ; 3°. en
son col ; 4°. en son orifice externe. Tout le
monde voit & sçait que le fond de la matrice
s'étend peu à peu, à mesure que l'enfant grossit, & qu'il est capable même d'en contenir plusieurs. Quand l'enfant est à terme, l'orifice interne, qui est composé d'un peloton de fibres,
commence à s'ouvrir, & ses fibres se developent
& s'étendent assez pour son passage, étant for-
cez de le faire par la tête de l'enfant qui poussant à chaque douleur les oblige à se dilater.
La tête de l'enfant ayant passé la barriere que
formoit l'orifice interne, elle entre dans le col
de la matrice, qui étant composée de membranes plissées & épaisses qui peuvent s'étendre &
s'alonger, ne fait aucune resistance au passage
de l'enfant, qui en tres-peu de tems se presente
à l'orifice externe, & où il s'arrête quelque
moment, jusqu'à ce qu'il l'ait forcé de s'ouvrir
suffisamment pour sa sortie. A cet orifice sont

les caroncules, les nymphes, les lévres externes,
toutes parties fpongieufes & membraneufes qui
ne peuvent pas refifter aux efforts de l'enfant,
& qui aidées de la main de l'Accoucheur, ne s'op-
pofent que legerement à fa fortie ; de forte qu'il
faut convenir que toutes ces operations font purement naturelles, & qu'elles fe font fans miracle.

Beaucoup d'Auteurs anciens, peu inftruits de
la mécanique des parties qui environnent la matrice, ont crû que les os des iles & ceux du
pubis, fe feparoient dans le tems de l'accouchement ; ils ont trouvé des Sectateurs qui ont
fuivi leur opinion, & qui ont écrit avoir trouvé
ces os feparez de la largeur d'un travers de doigt
quinze jours après l'accouchement. Je puis affu-
rer que ces Auteurs fe font trompez : que j'ai
examiné ce fait autant qu'un autre, & je puis
dire au contraire, par le grand nombre d'Anato-
mies que j'ai fait, que j'ai toujours trouvé ces
os unis par des cartilages que le plus fort fcalpel
avoit de la peine à couper.

Ce qui les a jettez dans cette erreur, c'eft qu'ils ne
croyoient pas l'efpace que ces os forment à la partie inferieure de l'hypogaftre, affez grand pour
laiffer paffer un enfant. Ils n'avoient peut-être
examiné que des fquelets d'hommes, dont le baffin fermé par ces os, n'eft pas affez fpacieux pour
donner paffage à un enfant ; mais s'ils avoient
confronté le fquelet d'une femme avec celui d'un
homme, ils auroient vû que la femme a les os
des iles plus écartez, & l'os facrum plus porté
en dehors que ceux des hommes ; que c'eft la raifon pourquoi elles ont plus d'hanches & plus de
cul que les hommes ; & qu'ainfi leur baffin étant
plus large, un enfant y peut paffer fans y trouver
de la difficulté ; de maniere qu'il n'étoit point

besoin que ces os se separassent dans l'accouchement, comme tant d'Auteurs l'ont publié sans aucun fondement.

CHAPITRE II.

Des signes qui précedent l'accouchement.

LOrsque la femme grosse est sur son terme, elle est attentive sur tout ce qui lui arrive : elle a raison, parce qu'elle est la partie interessée, & que c'est elle qui doit jouer le premier rôlle de l'accouchement : aux premieres mouches qui la picquent, elle appelle du secours ; que ce soit un Accoucheur ou une Sage-femme, ils doivent examiner la nature des douleurs avant que de se déterminer à la mettre en travail ; car de ces douleurs il y en a de deux sortes, de fausses & de bonnes.

On appelle fausses douleurs celles qui ne proviennent point de la matrice, & qui ne portent point en bas ; ce sont celles qui sont causées par des vents ou de la bile répandue dans les boyaux, qu'on connoît par des brouissemens, par des épreintes, & des envies d'aller à la selle. Une trop grande agitation, un mouvement de colere, un frisson suivi d'un accès de fiévre, peuvent exciter des douleurs qui ne font point accoucher ; c'est pourquoi on les appelle fausses douleurs.

Les veritables douleurs commencent dans la region des reins & des lombes, & se font sentir dans celles de la matrice ; elles rendent le poulx plus plein, plus frequent, & plus élevé ; elles enflamment le visage qui en est plus rouge, parce que le sang en étant plus agité & plus échauffé, il s'y porte plus promptement ; elles reprennent & cessent par intervalles ; elles vont toujours en augmentant, & enfin elles finissent par l'accouchement.

Les jeunes femmes dans leur premiere grossesse se trompent souvent sur la nature de ces douleurs ; mais celles qui ont eu des enfans en sçavent faire la difference. Celle qui accouche de son premier enfant est excusable quand elle se trompe, & qu'elle prend ces douleurs pour des coliques, comme fit une Princesse qui à chaque douleur qu'elle croyoit être une colique, se faisoit chauffer des serviettes qu'elle mettoit sur son ventre ; la douleur finissoit à la verité, mais ce n'étoit pas l'effet de ces serviettes chaudes ; car il lui en prit plusieurs par intervalles qui la firent accoucher.

Les signes qui précedent & qui arrivent peu de jours avant l'accouchement, sont quelques douleurs dans les reins qui n'étoient pas ordinaires à la femme, & qu'elle commence à sentir que la grosseur de son ventre qui étoit vers le haut, est tout-à-fait abbaissé vers le bas, qu'elle ne peut pas marcher aussi facilement qu'elle avoit accoutumé ; qu'elle a des envies d'uriner tres-frequentes, & qu'il s'écoule de la matrice des humiditez glaireuses destinées pour humecter le passage, & le rendre plus glissant.

A ces signes generaux, à mesure que l'accouchement s'avance, il s'y en joint d'autres, comme un tremblement general de tout le corps, & particulierement des cuisses & des jambes, qui ressemble au frisson, mais qui ne vient pas de froid comme celui qui précede la fiévre ; le vomissement survient quelquefois, qui étonne les assistans, qui ne sçavent pas qu'il est utile dans cette occasion, & que c'est un signe que l'enfant bien tourné pousse ses pieds contre le fond de l'estomac, & qu'il fait des efforts pour sortir :

quand les glaires qui viennent de la matrice paroiſſent teintes de ſang, c'eſt une marque que l'accouchement eſt déclaré, & qu'il n'y a que le plus ou le moins de tems à attendre.

L'Accoucheur qui ayant ce tems ne doit point fatiguer la femme par des attouchemens inutiles, comme font la plûpart des Sages-femmes, doit alors la toucher pour voir en quel état eſt l'orifice interne, & pour pouvoir juger & faire ſon prognoſtic ſur le tems de l'accouchement; s'il trouve cet orifice dilaté, & s'il ſent la membrane pouſſer dans cet orifice, comme un boudin plein d'eau, c'eſt ſigne que les eaux ſe forment, & qu'elles ſont pouſſées par la tête de l'enfant qui doit les ſuivre; & enfin quand dans une grande douleur cauſée par les efforts de l'enfant, cette membrane ſe creve, & que les eaux s'écoulent, on dit pour lors que les eaux ſont percées; & on peut aſſurer que l'accouchement ne tardera pas long-tems.

CHAPITRE III.

Ce qu'il faut faire au commencement du travail,

L'Accoucheur étant certain par les ſignes précedens que le travail eſt déclaré, il doit faire préparer & apprêter toutes choſes pour parvenir à l'accouchement. Ce ſont de ces diſpoſitions préparatoires dont nous allons parler dans le preſent Chapitre; car pour les ſecours qu'il doit donner dans le moment de l'accouchement, ils feront le ſujet du Chapitre ſuivant.

Un Accoucheur ne peut pas répondre que la conduite qu'il a preſcrite à une femme groſſe,

foit utile à une autre ; autant de groffeffe, autant de differentes circonftances ; c'eft pourquoi
il ne doit point les réduire toutes fous une regle
generale, qui conviendroit à quelques-unes, &
qui feroit pernicieufe à d'autres ; il faut qu'il fe
diftingue des matrônes qui fouvent n'ont qu'une
routine qu'elles fuivent, & qu'elles pratiquent
fans diftinction, & fans connoiffance des fuites
qui en peuvent arriver.

La premiere chofe que doit faire l'Accoucheur,
c'eft d'interroger la femme groffe fur tous les
articles qui doivent lui faire connoître l'état où
elle eft ; il faut qu'il foit attentif à ce qu'elle lui
répond, & qu'il ne patoiffe point étonné, quand
même elle lui diroit quelque circonftance qui lui
feroit apprehender un mauvais accouchement ;
s'il jugeoit par la groffeur du ventre qu'il pût
y avoir deux enfans, ou qu'il fût mal tourné, il
ne doit point le dire, il fera tems d'en avertir
lorfque l'un des deux fera forti. Il ne faut donc
point qu'il paroiffe aucune crainte fur le vifage
de l'Accoucheur, qui doit au contraire s'efforcer
de faire efperer à la femme & aux affiftans que la
fin en fera heureufe.

Il ne faut point qu'il décide affirmativement
de l'accouchement. J'ai vû des femmes à qui on
avoit dit qu'elles accoucheroient à une telle heure,
s'impatienter furieufement aprés l'heure paffée.
Les quarts d'heures à celles qui fouffrent, paroiffent des journées, & particulierement à celles à qui on avoit fait efperer la fin de leurs douleurs à une heure marquée. Il eft plus à propos
de leur impofer un terme plus long ; car il arrive
de deux chofes l'une, ou elle va jufqu'à ce terme, ou elle accouche avant qu'il foit venu ; fi
elle n'accouche point avant l'heure qu'il lui a
prédite, elle n'a point d'occafion de s'impatien-

ter, & elle attend cette heure avec plus de patience. Si elle accouche avant l'heure marquée, elle peut croire que les secours de l'Accoucheur lui ont épargné quelques heures de douleurs ; ainsi l'Accoucheur doit plutôt allonger son prognostic que de l'avancer.

Mauriceau ordonne un lavement, la saignée, & la nourriture facile à digerer, comme les consommez, les œufs frais, & la rôtie au vin & au sucre. Et il défend en même tems les vins de liqueurs, le ratafiat, & tout ce qui peut échauffer ; mais comme il est des occasions où l'on doit éviter ce qu'il ordonne, & d'autres où l'on doit faire ce qu'il défend, examinons les cas où nous devons suivre son sentiment.

Il allegue deux raisons pourquoi il fait prendre un lavement ; l'une, c'est pour vuider les gros excremens endurcis dans le rectum, qui pourroient par leur dureté empêcher la sortie de l'enfant : l'autre, c'est qu'en s'efforçant de rendre le lavement, cela cause des épreintes qui peuvent avancer l'accouchement. Il en oublie une troisiéme, qui est qu'il faut vuider le gros boyau de ses excremens, afin qu'ils ne soient pas obligez de sortir en accouchant, étant poussez par la tête de l'enfant, comme il arrive souvent que les femmes ne peuvent point pour lors les retenir ; ce qui n'est pas d'une petite incommodité.

Ces raisons s'évanouissent en un moment si la femme a été à la selle dans la journée, car les excremens étant sortis, ils ne peuvent point nuire à l'enfant, ni s'échaper en accouchant, ni causer des épreintes, en sorte que le lavement devient inutile quand il n'y a plus d'excremens dans le gros boyau. On peut ajoûter que dans plusieurs endroits Mauriceau défend de mettre les femmes trop tôt en travail ; or le lavement peut l'avancer ; il ne faut donc en donner que dans les neceſſitez preſſantes qui ne ſe rencontrent point dans l'accouchement naturel, qui eſt celui dont nous parlons à preſent.

La ſaignée eſt quelquefois d'un grand ſecours dans le travail, mais il faut qu'il y ait quelque raiſon qui indique de la faire, mais dans l'accouchement naturel il n'y a point de raiſon qui la demande abſolument. Mauriceau veut neanmoins qu'on la faſſe, diſant qu'on peut en ſureté deſemplir les veines de la femme qui eſt prête d'accoucher, parce que n'ayant plus d'enfant à nourrir, elle n'a plus beſoin d'avoir tant de ſang. Cette raiſon paroît trop generale pour devoir être ſuivie à la lettre. Si la femme eſt ſanguine & replette, & qu'il y ait long-tems qu'elle n'ait été ſaignée, il a raiſon ; mais ſi elle eſt foible & délicate, & qu'elle ait tres-peu mangé durant ſa groſſeſſe, il lui faut conſerver ſes forces & ſon ſang. Il ne faut point craindre qu'elle ait de ces grandes pertes de ſang qui font mourir en peu de tems, ni des vuidanges en abondance, comme celles qui ſont fortes & robuſtes, & qui ont mangé beaucoup, & quand même à celles à qui on a jugé d'épargner la ſaignée, il reſteroit dans leurs veines quelques poëllettes de ſang de trop, la Nature ſçauroit s'en débaraſſer par les vuidanges.

Si une femme commence à ſentir des douleurs peu de tems aprés avoir dîné ou ſoupé, il ne faut point ſonger à lui donner de la nourriture, au contraire il ſeroit à ſouhaiter qu'elle n'eût rien dans l'eſtomac, parce qu'elle ſeroit moins excitée à vomir. Il y a des femmes qui ont toujours peur de mourir de faim, & qui croiroient être mortes ſi elles avoient été quatre heures

fans prendre de la nourriture ; à celles-là on ne
peut pas fe difpenfer de leur en donner, non
pas pour leur donner des forces, comme elles fe
l'imaginent, mais pour contenter leur gourman-
dife : il n'en feroit que mieux fi une femme accouchoit fans prendre de la nourriture, j'entens
un accouchement naturel qui ne pafle pas fept
ou huit heures, car s'il alloit plus loing, il faudroit par de la gelée ou des confommez, entretenir les forces de l'Accouchée.

Les vins, les liqueurs & toutes les compo-
fitions chaudes, font deffendues par Mauriceau :
j'avouerai avec lui que la femme en travail, qui
a le poulx élevé & le vifage enflammé par les
douleurs qu'elle reffent, & la gorge échauffée par
les cris qu'elle fait, n'a point befoin de toutes
ces liqueurs qui l'échauffent encore davantage ;
que la ptifane ou l'eau fimple lui conviennent
mieux pour la rafraîchir & humecter fa gorge.
Mais afin que les vins d'Efpagne ou de Canarie
dont on a fait provifion, ne foient pas perdus,
il faut les faire boire par les affiftans fatiguez par
quelque partie de la nuit qu'ils auront pafsée
fans dormir, & à qui ils feront plus de bien qu'à
l'Accouchée.

La plûpart des femmes & même des Dames
de la premiere qualité font dans l'ufage de prendre quelque chofe, fans quoi elles croiroient ne
pouvoir pas accoucher : les Princeffes ont beaucoup de foy pour l'eau de tête de cerf, ce font
des andouilles de la tête de cerf, encore tendres, que l'on fait diftiller, & dont on prend
dans le travail ; d'autres ont un roffolis compofé dont elles prennent ; d'aures, des eaux divines qu'elles font faire exprès ; d'autres moins
delicates fe contentent de faire bouillir dans du

vin, de la canelle & du sucre ; & enfin les moins aisées prennent du vin : l'Accoucheur feroit de vains efforts s'il entreprennoit de persuader à celles qui sont dans quelqu'un de ces usages, de le retrancher ; tout ce qu'il doit faire, c'est de tâcher d'en moderer la quantité.

S'il ne doit point s'opposer aux liqueurs que les femmes en travail veulent prendre ; il le doit encore moins aux Reliques & aux Reliquaires qu'on leur apporte dans ce tems-là ; s'il paroissoit n'y avoir point de foy, il passeroit pour un Heretique & pour un Athée ; c'est pourquoy il faut les laisser faire sur cet article, il faut qu'il entende tout & qu'il ne dise mot : les unes promettent de délivrer un prisonnier, d'autres de faire dire une neuvaine, d'autres envoyent dire des messes, d'autres se font apporter la Ceinture de Sainte Marguerite, & d'autres vouent leurs enfans au Blanc ou au Gris ; ce sont toutes bonnes actions qui ne gâtent rien.

Sa complaisance doit encore paroître sur toutes les suites de l'accouchement ; les unes sont dans l'habitude d'accoucher debout, les coudes acostez sur une table, les autres dans une chaise, d'autres à genoux, d'autres sur un matelas auprés du feu, & d'autres dans leur lit ; si l'Accoucheur vouloit entreprendre de leur faire changer leur maniere, il auroit de la peine à y réussir : il n'a pour lors que la voye de la remontrance, encore faut-il qu'il ne l'appuye pas trop fort, s'il ne veut pas s'exposer au réfus.

Les Angloises sont dans l'usage d'accoucher dans un fauteuil de bois fait exprès, dont le fonds est échancré par devant, pour laisser la liberté à l'enfant de sortir commodement ; on ne peut pas condamner cette situation qui a ses utilitez

litez pour faciliter l'accouchement, mais comme ce n'est point la coutume en France, on auroit de la peine à l'y introduire.

La maniere la plus usitée en France, c'est d'accoucher sur un petit lit qu'on appelle lit de travail, que l'on dresse exprès dans la plus grande ruelle du lit de la femme grosse : l'Accoucheur ne doit pas se contenter d'avoir ordonné de disposer ce lit, il faut qu'il le fasse faire de telle sorte qu'il convienne à l'accouchement : il doit être composé de deux matelas sans lit de plume, placez sur un lit de repos qui n'ait pas plus de trois pieds de large, il faut même mettre entre les deux matelas une planche, afin que les fesses de la femme ne soient pas dans un creux ; on y met deux draps & une couverture des plus minces ; il y faut double traversin pour lever la tête & les épaules de la femme ; on y met deux chevilles d'un pied de long, l'une à droite & l'autre à gauche, que la femme empoigne dans le tems des douleurs, & il y a une barre au pied du lit, qui sert d'appui aux pieds de la femme en travail.

Quoique ces sortes de lits soient tres commodes, que toutes les femmes qui s'en servent s'en trouvent bien, & que les Reines & les Princesses, pour lesquelles on a cherché & inventé ce qu'il y a de meilleur, accouchent sur ces lits, dont il y en a un dans le Garde-meubles du Roy, qu'on a fait exprès, sur lequel les Reines & Madame la Dauphine ont accouché ; neanmoins Mauriceau veut que les femmes accouchent dans leur lit ordinaire ; il allegue pour toute raison, qu'après leur accouchement elles n'ont pas la peine d'être transportées d'un lit dans un autre.

Il me paroît que cette legere incommodité ne doit pas prévaloir sur vingt commoditez que la

femme reçoit en accouchant fur un lit de travail ; je l'appelle legere, parce qu'effectivement
elle l'eſt, car après l'accouchement, en approchant le petit lit du grand, deux perſonnes la
prennent aiſement & la mettent dans ſon grand
lit ſans qu'elle en ſoit aucunement incommodée.

Les avantages qu'une femme tire d'accoucher
dans un autre lit que le ſien, ſont que le lit de
travail étant plus étroit, elle eſt mieux ſecou-
rue, qu'elle a les mains & les pieds appuyez,
qu'on peut lui paſſer une alaize ſous les reins que
deux perſonnes, l'une à droite & l'autre à gauche, ſoutiennent dans le tems des douleurs, ce
qui la ſoulage extrémement ; que l'Accoucheur
eſt plus à portée de la ſecourir ; que les immondices qui ſortent en accouchant, ne gâtent point
ſon lit ; qu'elle peut demeurer après l'accouchement quelques heures, pendant leſquelles la matrice ſe degorge de pluſieurs impuretez ; que pendant ce tems on la change de linge, on lui met
une chemiſe de couche, une camiſolle, on lui
garnit ſon ſein, & qu'enſuite la remettant dans
ſon grand lit, elle le trouve propre & bien fait,
& où on la laiſſe en repos.

Toutes ces raiſons ſemblent autoriſer la pratique d'accoucher ſur un lit de travail, mais il
y en a qui prétendent ſe diſtinguer par des ſentimens différens ; Mauriceau eſt du nombre de
ces derniers, car il paroît être oppoſé, non
ſeulement ſur cet article, mais encore ſur beaucoup d'autres, aux ſentimens des autres Accoucheurs ; je ne prétens pas le condamner, je me
contente de rapporter les raiſons pour & contre, & je laiſſe la liberté au public d'en deci-
der.

Pendant qu'on prépare le lit de travail, l'Accoucheur doit envoyer chez l'Apoticaire cher-

cher les drogues dont il peut avoir besoin, sçavoir, de l'huile d'amandes douces, de l'huile de noix & du syrop de capillaire; il faut avoir des étoupes, cinq ou six œufs & quelques oranges; il ne faut pas oublier une bouteille de vin qui servira pour decrasser l'enfant, en cas qu'on n'en ait pas besoin dans l'accouchement.

Si l'Accoucheur est dans l'usage de se servir d'huile, il faut qu'il en fasse préparer; ceux qui se servent de beurre frais, doivent en envoyer chercher; mais sur tout il doit tenir prêt du fil & des ciseaux, sçavoir, du gros fil en trois ou quatre doubles, de la longueur d'un pied, pour nouer le cordon, & des ciseaux pour couper le cordon aussi tôt qu'il est noué.

Une circonstance qui n'est pas à negliger, c'est de faire garnir la tête de la femme avant qu'elle accouche; elle peut se peigner, mettre de la poudre qui n'ait point d'odeur, avoir de bons bonnets & de grosses cornettes, & s'accommoder la tête, de maniere qu'elle n'y sente point de froid, & qu'elle puisse demeurer douze ou quinze jours sans y toucher.

Tous ces préparatifs faits, on attend que les douleurs augmentent; pendant les intervalles qu'elles donnent, on s'entretient de choses agreables, on évite de parler d'aucun accouchement funeste, & on donne une interpretation favorable à tout ce qui survient, en l'assûrant que ce sont tous signes qui annoncent un heureux accouchement.

CHAPITRE IV.

Des secours qu'il faut donner dans l'accou-
chement naturel.

QUand les douleurs sont augmentées à tel
point que la femme ne peut plus marcher,
& qu'elle a même de la peine à se tenir assise,
il faut la faire mettre dans le petit lit préparé,
après l'avoir fait bassiner, de crainte qu'il ne lui
causât un frisson, s'il étoit froid.

Mauriceau veut qu'on ne couche la femme
qu'après que ses eaux sont percées ; je crois que
c'est attendre trop tard, il est vrai qu'il y en a
plusieurs qui ont encore beaucoup de douleurs
avant que d'accoucher, mais il y en a aussi quelques-unes qui accouchent dans la même douleur
que les eaux percent, ainsi s'est trop risquer de
differer si long-tems, parce que les eaux venant
à percer, la femme étant debout, & l'enfant
suivant ces eaux, il pourroit tomber sur le plan-
cher comme on l'a vû arriver.

Il ne faut pas aussi tomber dans un autre inconvenient qui est de mettre trop tôt la femme
dans son lit de travail, les heures lui paroissent
pour lors plus longues que si elle étoit debout;
car quand l'Accoucheur lui propose de se coucher, elle compte d'accoucher peu de tems après,
& lorsque cela differe, elle s'impatiente, se plaint
& croit être en danger ; c'est pourquoy il est de
la prudence de l'Acccoucheur de bien prendre
son tems afin d'éviter l'une & l'autre de ces
deux extremitez

La femme étant dans le lit, elle doit avoir
la tête & la poitrine élevée afin de respirer plus
librement, & d'avoir plus de force pour pous-

ser en bas dans le tems des douleurs, on peut
lui mettre un petit oreiller sous les fesses, qui
empêche qu'elles ne soient dans un creux ; ses
cuisses doivent être écartées l'une de l'autre, &
ses jambes ployées : il faut placer deux femmes
à ses côtez pour lui tenir les mains ou pour lui
donner ce qu'elle demanderoit, l'Accoucheur se
met au côté droit de la femme, comme la place
la plus commode pour la secourir.

Dans cette disposition on attend les douleurs
qui se suivent l'une à l'autre, & qui vont toûjours en augmentant ; c'est pour lors que l'Accoucheur, aprés avoir touché la femme dans une
douleur, peut tirer son prognostique, & juger
du tems & de l'heure qu'elle pourra accoucher,
qu'il ne doit pas pourtant dire trop affirmativement, car souvent les douleurs se relâchent
& paroissent endormies pour quelque tems, ce
qui retarde l'accouchement.

Quand l'Accoucheur a une fois touché la
femme, & qu'il n'a trouvé l'orifice interne que
mediocrement dilaté, mais assez pour sentir la
tête de l'enfant, à travers des eaux qui le pré-
parent, & qu'il est sur qu'il est bien tourné, il
ne faut point qu'il fatigue la femme par des
attouchemens continuels : il ne doit imiter ces
sages-femmes, qui pour faire les necessaires, y
portent la main à chaque douleur ; il doit en laisser
passer plusieurs qui ne laissent pas que d'avancer le travail autant que s'il y touchoit continuellement.

Il y a des femmes qui ne croiroient prs être
bien secourues si l'Accoucheur n'y avoit toûjours la main, il ne peut pas se deffendre de
toucher celles qui sont dans cette opinion, & il
faut qu'il le fasse plutôt pour guérir leur imagination que pour leur être d'aucun secours.

Il en eſt d'autres qui dès le commencement crient auſſi fort que ſi elles étoient dans les dernieres douleurs ; il faut à celles-là leur repreſenter qu'elles ſe font plus de mal que de bien, qu'il faut qu'elles menagent leurs cris, qu'il ne faut pas qu'elles les employent inutilement, & que quand il ſera tems on leur permettra de crier autant qu'elles voudront.

A chaque fois que l'Accoucheur croira qu'il y a neceſſité de toucher, il faut qu'il porte un petit morceau de beurre dont il oindra l'orifice interne pour lui donner moyen de ſe dilater plus promptement & plus facilement, car du plus ou du moins de tems que cet orifice eſt à s'ouvrir, depend l'accouchement prompt ou lent.

Il eſt vrai que les huiles & le beurre peuvent faciliter la dilatation de l'orifice interne, mais ce ne ſont pas ces onctions qui y contribuent le plus, c'eſt la tête de l'enfant qui à chaque douleur pouſſe contre lui, & à la fin le force de lui livrer paſſage, & plus l'enfant eſt fort, plus il fait d'efforts pour ſortir ; c'eſt ce qui fait que les accouchemens des garçons ſe font preſque toûjours plus promptement que ceux des filles.

Les femmes qui ſe ſont trouvées à pluſieurs accouchemens, ſont tellement perſuadées de ce fait, que lors qu'elles voyent qu'il tire en longueur, elles ne manquent pas de dire que ce ne ſera qu'une fille ; en effet, c'eſt quaſi une regle generale que les garçons paroiſſent au jour en moins de tems que les filles.

J'ai dit quaſi une regle generale, & j'ai raiſon, car il ſe trouve des accouchemens de garçons qui durent plus que ceux des filles : cela arrive quand c'eſt un enfant puiſſant, qui a une groſſe tête & les épaules larges, mais ce n'eſt pas sa faute, c'est celle de cet orifice qui n'est pas assez dilaté, il faut qu'il attende jusques à ce que par des efforts redoublez il soit contraint de s'ouvrir & de lui donner passage.

A chaque effort que fait l'enfant pour sortir, il cause de la douleur à sa mere ; quand l'effort est leger, la douleur est petite, lorsqu'il est violent, la douleur est tres grande, mais les petites douleurs n'avancent point le travail, c'est ce qui fait qu'on en souhaite de grandes qu'on appelle bonnes douleurs dans cette occasion, parce qu'elles conduisent à l'accouchement.

Il y a des femmes qui à chaque douleur s'efforcent de pousser en bas dans l'intention d'être plùtôt délivrées, ce qui ne fait que les fatiguer & diminuer leurs forces sans utilité ; mais l'Accoucheur doit les en empêcher & leur conseiller de garder ces grands efforts pour les dernieres douleurs, & leur dire qu'il les avertira quand il sera tems de les employer utilement.

Comme c'est l'orifice interne qui retarde l'accouchement, la principale attention de l'Accoucheur est de lui aider à se dilater en y portant de tems en tems un peu de beurre, & tournant un de ses doigts dans toute sa circonference, prenant garde de ne le violenter en aucune maniere.

Par l'espace que l'orifice interne laisse en se dilatant, il sort une membrane pleine d'eau qui forme un gros boudin, c'est la même membrane qui renferme l'enfant, & ce sont les eaux dans lesquelles nage l'enfant, qu'il pousse avec sa tête dans cette membrane ; il ne faut point, à l'exemple de plusieurs sages-femmes, rompre avec les ongles cette membrane pour en faire écouler les eaux ; c'est une mauvaise pratique, parce que ces eaux sont destinées pour humecter

ces parties & les rendre plus gliſſantes, & quand
elles ſont ſorties quelque tems avant l'enfant,
l'accouchement en devient plus difficile, parce
qu'il eſt obligé de venir à ſec; il faut donc attendre qu'elles percent d'elles mêmes par les efforts de l'enfant qui ſouvent ne tarde pas à les
ſuivre.

Quand les eaux ſont percées, l'Accoucheur
ſent la tête de l'enfant s'avancer & s'appuyer
directement ſur cet orifice qui la ceint comme
une couronne, c'eſt pour lors qu'on dit que l'enfant eſt au couronnement; elle y reſte quelque
fois pendant quelque tems par la reſiſtance que
fait cette couronne de s'ouvrir ſuffiſamment pour
ſa ſortie, & ſouvent la tête de l'enfant dont les
ſutures ne ſont pas encore formées, s'alonge en
pointe dans le vuide de la couronne, & enfin
par les efforts réïterez de l'enfant, qui ſont plus
violens parce qu'il a la liberté de s'étendre davantage, elle force cette barriere & entre dans
le col de la matrice, & c'eſt alors qu'on dit que
l'enfant eſt au paſſage.

Quoique le plus fort ſoit fait, l'enfant n'eſt
pas encore hors d'affaires, il trouve ſouvent de
la reſiſtance à l'orifice externe dont les caroncules, les nimphes & les levres ont de la peine
à prêter & à s'ouvrir aſſez pour lui laiſſer la
liberté de ſortir, la tête de l'enfant ſe preſente, on la voit, & elle ne peut point ſe debar-
raſſer ſans le ſecours de l'Accoucheur qui avec
ſes deux mains qu'il coule entre la tête & les
levres, les oblige de s'ouvrir pour la laiſſer avancer; alors coulant ſes doigts juſques ſous les ma-
choires de l'enfant, il la tire dehors.

Il ne ſuffit pas que la tête ſoit ſortie, il faut
que les épaules ſuivent, qui ſont quelquefois
de la peine à avoir; il ne faut pas que l'Ac-

coucheur tire la tête avec trop de violence, il
pourroit l'arracher, & la separer du corps, il doit
la tirer à droite pour dégager une épaule, & ensuite à gauche pour faire venir l'autre ; & s'il ne
pouvoit pas réussir par ce moyen, il faut qu'il
coule deux de ses doigts le long du col de l'enfant
jusqu'à une de ses aisselles, pour débarasser une
des épaules, & qu'il en fasse autant à l'autre ; de
cette maniere les épaules passées, le reste du corps
suit sans peine.

Il ne faut pas que l'Accoucheur tire l'enfant
avec trop de vîtesse, ni qu'il le fasse sortir tout-
à fait, qu'il n'ait observé s'il n'a point le cordon
tourné autour du col, ou de quelqu'autre partie
de son corps, de peur de rompre ce cordon, ou
de tirer l'arriere-faix qui peut n'être pas encore
détaché, parce qu'il ameneroit avec lui le fond
de la matrice, s'y trouvant encore adherent.

Que s'il n'y a point eu d'obstacles qui ayent empêché la sortie de l'enfant, qui doit être venu la
face en dessous, comme il arrive dans tous les
accouchemens, il faut que l'Accoucheur le mette
sur le côté, afin qu'il respire plus librement, &
pour ne lui pas laisser le visage dans les eaux & le
sang, & autres impuretez qui sont sorties pendant
l'accouchement.

Il n'est pas besoin aussi d'avertir que l'enfant
est sorti, & qu'il est vivant, par les cris qu'il fait
aussi-tôt qu'il est né, il le donne assez à connoître, la plûpart de ces femmes qui président aux
couches, prétendent décider par les cris si c'est
un garçon ou une fille, mais elles se trompent
souvent, car il est des filles qui ne crient pas
moins fort que des garçons.

La mere a souvent de l'impatience de sçavoir
si c'est d'un garçon ou d'une fille dont elle est
accouchée, mais l'Accoucheur ne le doit point

dire qu'elle ne soit délivrée, parce que la joye d'avoir un fils, ou le chagrin de n'avoir qu'une fille, peuvent faire sur elle une telle impreffion, qu'elle peut retarder la sortie de l'arriere-faix; il ne faut donc lui caufer aucune de ces paffions, qu'elle ne soit entierement délivrée.

L'empreffement de sçavoir si c'eft un garçon, eft pardonnable aux Rois & aux Princes, qui ont befoin de Succeffeurs. Dans le premier accouche-ment de Madame la Dauphine, le Roy qui vouloit être averti le premier si ce feroit un Prin-ce ou une Princeffe, convint avec l'Accoucheur de la réponfe fur la demande qu'il lui en feroit immediatement après la naiffance; on entendit le Roy demander à Clement ce que c'étoit, il devoit lui répondre, je ne sçai point, Sire, si c'étoit une fille; & je ne sçai point encore, Sire, si c'étoit un Prince; ainfi le mot d'*encore* devoit être le fignal qui avertit le Roy de la naiffance d'un Prince tant souhaité: auffi-tôt que ce mot eût été prononcé on s'apperçut de la joye que le Roy en reffentit.

Aprés la naiffance de l'enfant il y a deux chofes à faire, l'une de nouer le cordon de l'enfant, & l'autre, de délivrer la femme de fon arriere-faix. Il y a des Accoucheurs qui veulent qu'on commence par la ligature du cordon, les autres prétendent qu'on doit commencer par délivrer la femme le plutôt que faire fe peut. Ils ont l'un & l'autre des raifons pour autorifer leur procedé; nous les rapporterons dans la fuite.

Mais avant que de faire l'une ou l'autre, l'Ac-coucheur doit examiner s'il n'y a point deux en-fans; car s'il y en avoit un fecond, il faudroit travailler à l'avoir avant que d'entreprendre d'a-voir le délivre. On connoît qu'il y en a deux quand après la fortie du premier on voit que le

ventre eſt encore gros, que la femme a des douleurs, & qu'en la touchant on ſent une membrane
pleine d'eau ſe preſenter au paſſage ; mais n'y
ayant point d'apparence qu'il y ait plus d'un enfant, on doit ſonger à tirer le délivre le plutôt
que faire ſe peut. Nous en allons dire les moyens
dans le Chapitre ſuivant.

CHAPITRE V.

Le moyen d'avoir l'arriere-faix.

ON ſçait que l'arriere-faix eſt une maſſe de
chair ronde & plate qui doit ſortir peu de
tems après l'enfant, à qui on a donné ce nom,
parce qu'il eſt un ſecond fardeau qui charge &
embaraſſe la femme juſqu'à ce qu'il ſoit ſorti :
on l'appelle auſſi le délivre, parce que l'accouchement n'eſt pas fini qu'elle n'en ſoit entierement
délivrée.

Nous avons dit qu'il y a des Accoucheurs qui
veulent que l'on délivre la femme auſſi-tôt que
l'enfant eſt ſorti : c'eſt le ſentiment & la pratique de Mauriceau. Il prétend que pendant le
tems qu'on employe à faire la ligature du cordon,
l'orifice interne de la matrice ſe reſſerre, & qu'a-
lors on a plus de peine à tirer le délivre, que ſi
on le faiſoit ſortir immediatement après l'enfant ;
qu'ainſi on ne donne point le tems à la matrice
de ſe fermer, & que la femme en eſt bien plutôt
délivrée.

Ceux qui commencent par la ligature du cordon, dont Clement eſt du nombre, & pluſieurs
autres, prétendent que le plutôt qu'on peut ôter
l'enfant d'entre les cuiſſes de la mere, & l'en débaraſſer, eſt le meilleur, pour le mettre entre les
mains de celles qui ont ſoin de l'accommoder.

Ils ajoûtent que plus on diffère à lier le cordon ,
& plus l'enfant perd de sang par les arteres umbilicales qui le versent dans le placenta , & que
par la ligature du cordon , le cours de ce sang
est arrêté , & demeure chez l'enfant ; & que laissant l'enfant crier entre les cuisses de la mere ,
cela lui fait de la peine , & lui peut donner du
chagrin , qui par la tendresse maternelle , peut retarder la sortie du délivre.

Les celebres Accoucheurs ne manquent pas de
raisons pour autoriser leur procedé ; & sans les
condamner , il faut prendre un milieu qui accorde
leurs sentimens , qui est qu'aussi-tôt l'enfant sorti
& tourné sur le côté , l'Accoucheur conduise sa
main le long du cordon , & que s'il ne trouve
point l'arriere-faix adherent , qu'il tâche de l'a-
voir avant que de faire la ligature du cordon ;
mais que s'il trouvoit de la difficulté par sa trop
grande adherence à le pouvoir tirer promptement , qu'il lie le cordon , qu'il le coupe ensuite ,
& qu'il donne l'enfant aux assistans , après cela
il travaillera à délivrer la femme , selon les circonstances qui s'y trouveront ; & selon les regles
que son art lui ordonne.

Supposé que l'enfant n'y soit plus , le cordon
qui sort par le vagin , & qui pend en dehors ,
est d'un grand secours à l'Accoucheur pour délivrer la femme naturellement ; il faut qu'il entortille deux ou trois doigts de sa main gauche de
ce cordon , & qu'il avance sa main droite jusques dans le vagina , pour avec le pouce & l'index ,
tenir ce cordon le plus prés de l'arriere-faix qu'il
pourra ; s'il y sent en tirant doucement ce cordon ,
que l'arriere-faix s'avance peu à peu , il a esperance qu'il l'aura bien-tôt ; mais s'il s'apperçoit
qu'il ne fait aucun chemin , c'est signe qu'il est
encore trop adherent : il faut pour lors l'ébran-

ler, tantôt à droite, tantôt à gauche, afin de l'obliger de se détacher peu à peu, & cela sans faire aucune violence.

Quoique l'Accoucheur fasse de son mieux, il faut qu'il se fasse aider par la Garde, en lui faisant mettre une de ses mains sur la region de la matrice, qui la pressera legerement en la coulant plusieurs fois depuis le nombril jusques sur l'os pubis ; & par la mere, en lui conseillant de souffler dans une de ses mains fermée, comme si elle souffloit dans une bouteille, de retenir son haleine, afin que la poitrine pleine d'air, pousse le diaphragme en embas, & par conséquent le fond de la matrice, de faire les mêmes efforts comme si elle étoit sur le bassin pour faire une selle, & de se mettre un doigt dans la bouche pour s'exciter à vomir. Tous ces petits secours réussissent assez souvent, c'est pourquoi il ne faut pas les negliger.

Si malgré tout cela l'arriere-faix ne sort pas, il ne faut pas perdre patience ; il se passe quelquefois des demie heure & des heures entieres, avant qu'il vienne. Celles qui ont un sang grossier & épais, qui ont mangé beaucoup, & qui ont fait peu d'exercice, sont les plus difficiles à délivrer, parce que leur arriere-faix est plus adherent.

Si par impatience on tiroit trop fort le cordon, il pourroit en arriver trois accidens tres-fâcheux ; le premier, c'est qu'il se pourroit rompre, ce qui rendroit l'extraction de l'arriere-faix tres-difficile : le second, c'est qu'obligeant l'arriere-faix de se separer de la matrice avec trop de précipitation, il pourroit en arriver une perte de sang par le dégorgement des vaisseaux de la matrice : & le troisiéme, c'est que l'arriere-faix adherent à la matrice, étant tiré trop fortement, il amene avec lui le fond de la matrice, dont il se fait un renversement qui cause souvent la mort.

Un habile Accoucheur évite tous ces écueils, avec de l'adresse & de la patience il en vient à bout. Lorsque la femme est délivrée, il faut qu'il fasse mettre l'arriere faix dans un plat pour le laisser voir ; & examiner par un chacun, c'est une circonstance qu'il ne faut pas qu'il oublie ; car si par malheur dans la suite de la couche il survenoit quelque accident, les Commeres ne manqueroient pas de l'attribuer à quelque morceau de l'arriere-faix resté, s'il ne l'avoit pas exposé aux yeux de tout le monde.

Aussi-tôt que la femme est délivrée, on couvre la partie avec un chauffois mediocrement chaud, & ployé en plusieurs doubles ; on lui fait approcher les cuisses l'une de l'autre, & allonger les jambes : on ajoûte à son lit une couverture, afin qu'elle ne sente point de froid ; & on la laisse en repos pendant quelque tems qu'elle goûte alors avec plaisir.

Si l'Accoucheur craint que la partie n'ait été mal traitée par le passage d'un gros enfant, & particulierement quand c'est une premiere couche, il faut qu'il y mette dessus une espece de cataplasme fait avec des œufs & de l'huile de noix brouillez & cuits ensemble, & étendus sur de l'étoupe, & par dessus un grand chauffois pour tenir le tout sur cette partie.

Beaucoup de femmes sont dans l'usage de prendre du syrop de capillaires, de l'huile d'amandes douces, & un jus d'orange dont elles font un breuvage qu'elles avalent peu de temps après être accouchées : elles croyent par ce moyen appaiser les tranchées, & faciliter l'écoulement des vuidanges ; d'autres prennent un consommé fait avec une tranche de bœuf, un morceau de gigot de mouton, une perdrix & des poireaux. Je préfererois le confommé à l'autre breuvage, parce l'Accouchée a plus befoin d'être fortifiée, que d'être dégoûtée par un remede qu'elle ne peut pas prendre fans repugnance.

Pendant les deux ou trois heures qu'elle refte dans fon lit de travail pour laiffer dégorger la matrice de fes impuretez, on prépare fon lit ordinaire, on le garnit, & on le difpofe de maniere qu'elle puiffe y être commodement : enfuite on met à l'Accouchée le linge qui lui convient ; & après avoir bien garni fon fein, on approche le lit de travail de celui où on la doit coucher ; & l'ayant envelopée d'une alaife, deux perfonnes l'a mettent dans fon lit, où on la laiffe en repos pendant toute la couche.

Il y en a qui ne veulent pas qu'on laiffe fi-tôt dormir les femmes accouchées, à caufe des grandes évacuations qu'elles ont faites : c'étoit un ufage qui fe pratiquoit chez la Reine, & dans fes dernieres couches, j'ai eu l'honneur de l'entretenir, afin qu'elle ne s'endormit pas, que les premieres quatre heures ne fuffent paffées. Je croi que cette opinion n'eft pas mieux fondée, que celle de ne pas dormir après la faignée.

CHAPITRE VI.

Le moyen de délivrer une femme, le cordon étant rompu.

CE n'eft pas fouvent la faute de l'Accoucheur, ni celle de la Sage-femme, fi le cordon fe rompt avant que l'arriere-faix foit forti : il eft tant d'occafions où ce malheur arrive fans que ceux qui font commis pour fecourir la femme groſſe y ayent contribué, qu'on ne doit pas leur en imputer la faute, avant que d'avoir examiné ce qui peut en être la cauſe.

Dans tous les termes de la groſſeſſe un enfant peut ſortir, le cordon ſe rompre, & l'arriere-faix demeurer dans la matrice, quand il n'y a perſonne auprés d'elle pour la ſecourir. On en voit tous les jours qui accouchent avant que d'avoir appellé du ſecours.

Dans les premiers mois de la groſſeſſe, chez une femme qui eſt ſanguine, il ſe porte à la matrice plus de ſang qu'il n'en faut pour nourrir l'enfant encore petit : cette abondance de ſang ſorti des vaiſſeaux, forme des caillots qui venans à ſortir entraînent avec eux l'enfant ; & comme l'arriere-faix n'eſt pas ſi-tôt détaché, le cordon qui eſt pour lors tres-délicat ſe rompt, & il reſte dans la matrice juſqu'à ce qu'il ſoit entierement ſeparé, & qu'il puiſſe ſortir avec le ſang, qui ne ceſſe point de couler juſqu'à ce que la matrice ſoit délivrée de ce corps étranger.

Dans tous les mois de la groſſeſſe une femme peut tomber, ſe bleſſer, & en accoucher ſeule ; parce que ſçachant qu'elle n'eſt pas à terme, elle ne croit pas que les douleurs qu'elle reſſent doivent ſe terminer par un accouchement : l'enfant étant ſorti, & n'y ayant perſonne pour la délivrer promptement, il n'eſt pas ſurprenant que le cordon, qui n'eſt pas auſſi ſolide qu'il ſeroit à neuf mois, ſe rompe, & que l'arriere-faix ne l'ait pas ſuivi.

Si dans le cours de la groſſeſſe un enfant meurt dans la matrice, ſoit naturellement, ſoit par accident, il n'en ſort pas auſſi-tôt qu'il eſt mort ; pendant le ſejour qu'il y fait, il ſe corrompt, & par conſequent le cordon auſſi ; & lorſque la la mere vient à accoucher de ce cadavre, le cordon

don à demi pourri , qui n'a pas assez de résistance pour amener avec lui l'arriere-faix , se rompt ,
& laisse cette masse de chair dans la matrice ,
qu'il faut aller chercher.

Dans les accouchemens naturels & à terme ,
l'enfant peut avoir le cordon tourné autour de
son col , ou de quelqu'autre partie de son corps ,
qui venant à sortir , le tiraille , & le peut rompre ,
ou du moins par le tiraillement qu'il lui a fait , le
dispose à se rompre lorsque l'Accoucheur , l'enfant
étant sorti , le veut tirer pour avoir l'arriere-faix.

Par toutes ces dispositions on doit convenir
que le cordon peut souvent se rompre sans qu'on
en puisse accuser l'Accoucheur ; il n'y a qu'une
seule occasion où il y peut avoir de sa faute , qui
est quand avec trop de précipitation il le tire avec
violence avant que l'arriere-faix se soit détaché
de la matrice.

On demande dans quel tems l'arriere-faix se
détache , si c'est dans le commencement du travail , ou vers la fin , ou après la sortie de l'enfant ;
les Experts en Accouchemens ne nous ont point
instruits de ce fait ; mais nous pouvons dire &
assurer que quand l'accouchement est accompagné
d'une perte de sang , c'est signe qu'il est separé
de la matrice , ou dans sa totalité , ou en partie ;
quand il n'y a qu'une petite quantité de sang qui
suit l'enfant , c'est signe qu'il n'y a pas long-tems
qu'il est détaché ; mais quand il sort à flot ,
& en quantité , c'est une marque qu'il s'est passé
quelque tems depuis sa separation ; & enfin quand
il n'y a point paru de sang avec l'enfant , on peut
tirer une consequence infaillible que c'est que
l'arriere-faix est encore adherent.

Mais qu'il soit détaché de la matrice , ou qu'il
y soit encore attaché , soit que la femme ait
avorté à deux ou trois mois , ou qu'elle soit plus

P

plus avancée dans sa grossesse, ou enfin qu'elle soit accouchée à terme, il faut l'en délivrer, & le plutôt c'est le meilleur ; & c'est dans de pareilles occasions où l'Accoucheur doit donner des marques de sa prudence, & de son adresse.

Aprés un avortement de deux ou trois mois qui ne se passe point sans perte & sans caillots de sang, quoique l'arriere-faix ne soit pas sorti, il ne faut pas s'en allarmer ; il est pour lors d'un trop petit volume pour causer des accidens mortels : ce qu'il y a de plus fâcheux, c'est l'inquiétude de la femme qui voudroit être délivrée, & qui ne se contente point des raisons que son Accoucheur lui rapporte pour lui prouver qu'il n'y a aucun danger pour sa vie.

Il est vrai qu'elle souffre, & qu'elle ressent de petites douleurs par intervalles, causées par cet arriere-faix, qui chagrinent & fatiguent la matrice, & qui l'obligent à travailler à s'en défaire. Quand ces douleurs cessent, c'est signe qu'il est entierement détaché, & qu'il sortira de lui-même dans le tems qu'on y pensera le moins ; car en se presentant au pot de chambre, ou au bassin, elle le sent sortir sans peine : ainsi quand l'arriere-faix est au dessous de trois mois, il ne demande point l'operation de la main, il est l'ouvrage de la Nature, qui est la premiere à chercher les moyens de s'en débarasser.

Quand l'accouchement est plus avancé, & qu'il est à cinq ou six mois, si aprés que l'enfant est sorti le cordon s'est rompu, & que l'arriere-faix soit resté, de quelque cause que ce soit que le cordon ait été rompu, soit qu'on ait tiré trop fort, soit que le placenta ait été trop fortement attaché, soit qu'étant gros & schirreux il n'ait pas pû suivre le cordon, ou que l'enfant étant mort, & le cordon pourri, il se soit rompu aise-

ment, il le faut tirer le plus promptement qu'il
est possible, parce que le sejour de ce corps
étrange dans la matrice, peut causer des accidens
terribles.

Pour y parvenir, l'Accoucheur ayant rogné
ses ongles de fort prés, & frotté sa main droite
d'huile ou de beurre, il l'introduira dans le vagin, puis fourrant deux ou trois doigts dans
l'orifice interne, il le dilatera doucement, & ouvrira ainsi le passage au reste de la main, afin
qu'elle puisse aller jusques dans le fond de la
matrice ; il y trouvera l'arriere-faix qu'il distin-
guera aisement d'avec la matrice, pour peu qu'il
soit versé dans les accouchemens, & qu'il ait lû
les Anatomistes sur ces parties. Si le placenta est
tout-à-fait détaché, il l'empoignera, & l'amenera dehors sans peine ; mais s'il est encore adherent, on le separera adroitement en glissant le
côté de la main entre l'arriere-faix & la surface
interne de la matrice, à quoi on réussi quelquefois sans beaucoup de peine, & de la même maniere qu'on separe les parties d'un gâteau feuil-
leté : s'il tenoit neanmoins fortement, il ne faudroit pas se rebuter, ni travailler avec trop de
précipitation, on en fera la separation avec
douceur, & lentement, prenant bien garde de
ne point offenser la matrice.

Mauriceau conseille ici de laisser plutôt quelque petite portion du placenta attachée, qui par
la suite sortiroit avec les vuidanges, que de trop
tirailler & tourmenter la matrice, dont il pourroit s'ensuivre une inflammation perilleuse. Et
dans un autre endroit il rapporte les malheurs
arrivez par le sejour de ces corps étranges dans la
matrice. Il en rapporte quelques histoires, & entr'autres celle de la femme du Concierge de Saint
Cosme qui n'auroit pas été encore deux heures

en vie, s'il ne l'en avoit pas délivrée. Il faut tâcher neanmoins de l'avoir tout entier pour le
montrer aux affistans, & empêcher par là tous
les contes des Commeres, qui dans ces occafions
fe croyent en droit de dire ce qu'elles veulent,
& de décider fur des faits qui paffent leurs con-
noiffances. Que ne diroient-elles point fi quelques
jours aprés elles voyoient fortir quelque morceau de l'arriere-faix ? quelle confequence n'en
tireroient-elles pas ? & à quels difcours la réputation de l'Accoucheur feroit-elle expofée ? il
doit donc fe fervir de toute fon adreffe, & de fa
patience pour ne rien laiffer dans la matrice,
pour éviter les mauvais difcours qu'on en feroit.

Quand c'eft un accouchement à neuf mois, &
que par quelque hazard le cordon eft rompu,
l'ouvrage n'en eft pas fi difficile ; car la main de
l'Accoucheur peut aifement entrer dans un endroit d'où un gros enfant vient de fortir : il faut
donc que fans perdre de tems il y porte la main,
qu'il prenne l'arriere-faix, & qu'il le conduife
dehors ; la femme en eft auffi-tôt délivrée, &
n'en fouffre pas davantage que s'il avoit été amené par le cordon.

Pour délivrer une femme auffi promptement que
je viens de dire, il faudroit que l'Accoucheur fut
prefent à la fortie de l'enfant : quand c'eft une
Sage-femme qui a fait l'accouchement, elle ne
demande jamais de fecours auffi tôt qu'elle s'apperçoit du malheur ; elle efpere que l'arriere-faix
fortira de lui-même ; elle a de la confiance à un
lavement, ou en quelqu'autre drogue ; enfin elle
differe tout autant qu'elle peut, afin qu'il ne
foit pas dit qu'on ait été obligé d'appeller une
autre perfonne pour achever fon ouvrage ; pendant tout ce tems perdu la matrice fe refferre, &

l'Accoucheur y trouve des difficultez qui n'y auroient pas été s'il avoit été mandé plutôt.

Si l'arriere-faix a séjourné quelque tems dans
la matrice, & qu'il ait commencé à s'y corrompre, ce qui arrive quand il y a du tems que l'enfant est mort, il faut après l'avoir tiré, faire des
injections préparées avec l'orge, l'aigremoine
& le miel rosat, qui entraînent & nettoyent ce
qui par son séjour peut incommoder la matrice :
on se sert pour cet effet d'une seringue qui est
particuliere pour les femmes, ayant son canon
courbé, & percé par le bout comme un arrosoir.

CHAPITRE VII.

Les signes qui font connoître si l'enfant est vivant ou mort.

L'Accoucheur est souvent embarassé sur la décision qu'il doit faire sur la vie ou la mort
d'un enfant, c'est un fait qui est d'une telle consequence pour la mere, & encore plus grande
pour l'enfant, qui y est le plus interessé, qu'il ne
doit pas en porter un jugement certain avant
que d'en avoir exactement examiné toutes les circonstances ; & encore après cet examen, il ne doit
pas parler trop affirmativement, puisqu'il est
fondé en partie sur le recit de la mere, qui elle-
même se peut tromper dans le rapport qu'elle en
fait.

Une femme après être tombée, ou avoir fait
quelque effort, qui croit être blessée, parce qu'-
elle s'imagine que depuis sa chûte ou cet effort
il y a du changement dans sa grossesse, consulte
l'Accoucheur pour sçavoir si son enfant est mort
ou vivant. Pour une femme qui sera malade, on

lui demandera son avis sur l'état de l'enfant, parce que les Medecins trouveront à propos de lui faire des remedes qu'ils ne voudront pas lui donner avant que d'être sûrs si l'enfant est en vie ou s'il est mort : dans un accouchement qui tirera en longueur, dont les douleurs sont lentes, & où il s'agira de se servir d'instrumens pour avoir l'enfant, parce que les forces de la mere diminuent, il faut avant que d'en venir à cette extremité, être certain que l'enfant est mort ; dans toutes ces occasions la timidité est préferable à la temerité, il faut que l'Accoucheur differe pour quelque tems de prononcer ; & souvent en differant, il n'a pas sujet de s'en repentir.

Le signe le plus certain que l'enfant est vivant dans la matrice, c'est lorsque la mere le sent remuer ; ce n'est pas pour cela une consequence qu'il soit mort, lorsqu'il a été quelque tems sans remuer : on a vû des femmes assurer n'avoir point senti mouvoir leurs enfans pendant plusieurs jours, & des semaines entieres, & qui neanmoins étoient vivans. La plenitude & le trop de sang les empêchent quelquefois de remuer ; & après une saignée ils reprennent leurs mouvemens ordinaires, & se font sentir comme auparavant.

Dans un travail où les eaux se sont percées promptement, il arrive quelquefois que l'enfant cesse de remuer, parce que les eaux dans lesquelles il nageoit lui donnoient la liberté de s'étendre, & qu'étant écoulées, les parties de la matrice s'affaissent & compriment l'enfant qui n'a plus la liberté pour lors de se mouvoir comme il faisoit; la mere s'en allarme, & croit qu'il est mort, ce qui peut retarder son accouchement.

Le Chirurgien doit la rassurer en lui en expliquant la cause ; & pour en être plus sûr, il doit tâcher de couler doucement sa main dans la matrice, pour pouvoir toucher le cordon ; s'il fent battre les arteres umbilicales, il eft certain que l'enfant eft vivant, ou bien s'il trouvoit la main de l'enfant, en lui touchant le poulx, il connoîtroit s'il eft encore en vie ; & en cas que fa main paffa par deffus le vifage de l'enfant, en lui mettant le doigt dans fa bouche, s'il le ferroit, il feroit certain qu'il n'eft pas mort.

Les fignes au contraire qui marquent que l'enfant eft mort, font qu'il ne fait plus aucun mouvement, qu'il ne fe foutient point, qu'il tombe comme une maffe pefante au bas de l'hypogaftre, & que comme une boulle la groffeur du ventre panche du côté que la femme fe couche. Qu'en touchant la tête de l'enfant on la fent mollaffe, que les futures en font tout-à-fait feparées, que la femme a des foibleffes & des fincopes, & qu'il fort de la matrice des humiditez cadavereufes & puantes.

A tous ces fignes qui fignifient la mort de l'enfant, on en fera plus certain, fi la mere a le vifage plombé, les yeux enfoncez, & le regard abbatu & languiffant ; fi fon fein fe fletrit, fi fon ventre diminue au lieu d'augmenter, fi elle a l'haleine puante, & fi fes eaux étant percées l'accouchement ne s'avance pas.

Tous ces fignes nous perfuadent que vrai-femblablement l'enfant eft mort ; mais ils ne nous l'affurent pas veritablement, il y en a plufieurs qui font équivoques, & fur lefquels il ne faut pas abfolument conter ; par exemple, celui qui devroit être le plus fûr, c'eft l'écoulement des humiditez fœtides & cadavereufes, & neanmoins il peut nous tromper. On a vû fortir par la matrice pendant la groffeffe de quelques femmes, des fleurs blanches, des glaires, des ferofitez vertes & noirâtres qui fentoient tres-mauvais, &

qui ont accouché d'enfans vivans, & en bonne
santé.

Il arrive quelquefois que l'enfant vuide une humeur noire qui s'amasse dans ses intestins, pendant le séjour qu'il fait dans la matrice, que l'on
appelle *meconium* ; cette humeur mêlangée avec
ses eaux, les rend noires & puantes, ce qui peut
faire croire à ceux qui ne s'y connoissent pas, que
l'enfant est mort ; mais un habile Accoucheur en
sçait faire la difference ; car il sçait que cette accident arrive lorsque l'enfant, au lieu de presenter la tête au passage, presente le cul, & que
faisant des efforts pour sortir dans cette situation,
le meconium est obligé de couler par l'anus, &
de tromper ainsi les ignorans.

Il peut arriver encore que de deux enfans formez en même tems, l'un peut mourir dans la matrice, & l'autre être vivant ; ce qui fait deux in-
dications differentes ; car il sort des humiditez de
celui qui est mort, pendant que l'autre, par les
mouvemens qu'il fait, donne des marques qu'il
est vivant. On a vû des exemples d'enfans morts
dans la matrice, y demeurer plusieurs mois, & ne
sortir qu'au terme de l'accouchement de celui qui
étoit vivant.

Par l'observation de tous les signes que nous
venons de remarquer, si l'Accoucheur a de la certitude que l'enfant soit mort, il doit travailler
à le faire sortir d'un lieu où il ne fait qu'incommoder ; on sçait qu'il faut l'en accoucher au plutôt ; mais cela n'est pas facile à executer. Dans
les accouchemens où l'enfant est vivant, c'est lui
qui fait le plus fort de l'ouvrage, mais dans celui ci tout dépend des efforts de la mere, & de l'a-
dresse de l'Accoucheur. Nous allons parler dans le
Chapitre suivant des moyens de la secourir.

CHAPITRE VIII.

De l'extraction d'un enfant mort.

Quand par les signes que nous avons declarez dans le Chapitre precedent, on est certain que l'enfant est mort dans la matrice, le meilleur parti que l'Accoucheur ait à prendre, est de l'accoucher promptement, & de se déterminer sur les moyens dont il se doit servir pour y parvenir.

Dans une pareille occasion l'Accoucheur n'a pas lieu d'attendre aucun secours de la part de l'enfant, qui comme une masse de plomb, ne peut faire aucun effort pour sortir que par sa propre pesanteur, ce qui rend l'accouchement tres-long & tres-penible.

On ne doit pas non plus en esperer beaucoup de la mere dont les douleurs sont si foibles & si lentes dans cette occasion, qu'elles ne suffisent pas pour pousser l'enfant dehors ; il arrive même quelquefois qu'elles n'en ont aucunes ; & cela met l'Accoucheur dans la necessité de les secourir, sans quoi elles ne pourroient accoucher.

Si l'enfant est dans une bonne situation, il faut tâcher de reveiller les douleurs qui sont comme endormies : ce qu'on fera par des lavemens forts & acres, qui picotans les boyaux excitent des épreintes qui peuvent faciliter la sortie de l'enfant. On ne doit point faire prendre des potions, parce que si elles sont composées de medicamens doux, elles n'ont aucune vertu, ce sont des remedes de bonnes femmes ; si au contraire elles sont faites de drogues fortes & violentes, elles seront dangereuses, & pourront causer des accidens cruels, & souvent la mort.

Si ces lavemens n'ont pas eu l'effet que l'on attendoit, il faut que l'Accoucheur travaille, & qu'il tâche par l'operation de la main de retirer le plutôt qu'il pourra cet enfant mort ; & pour y parvenir, il fera fituer la femme fur le bord de fon lit, & de la maniere que l'on fait dans les accouchemens laborieux. S'il y a long-tems qu'elle n'ait uriné, il introduira une fonde creufe ointe d'huile dans la veffie, pour en évacuer l'urine, qui rempliffant cet organe, incommode-roit dans l'accouchement ; puis coulant la main droite dans la matrice, s'il ne trouve pas que la tête de l'enfant foit trop engagée dans le paf-fage, il la repouffera, & gliffant cette main par deffous le ventre de l'enfant, il ira chercher les pieds pour le retourner, & le faire fortir. Ainfi en obfervant les circonftances marquées dans le Chapitre où l'on parle des enfans qui viennent par les pieds, & prenant garde fur tout de ne point tirer trop fort fi la tête demeuroit accro-chée, de peur de décapiter cet enfant, ce qui arriveroit à raifon de fa pourriture, fi on le ti-roit avec trop de précipitation.

Quelques précautions que prennent les plus habiles Accoucheurs, il peut leur arriver que l'enfant fe décole, parce qu'il fera tout corrom-pu. En ce cas il ne faudra pas laiffer fejourner la tête dans la matrice où elle fera reftée feule. Pour en faire l'extraction, on fe fervira d'un crochet mouffe, avec lequel on embraffera la tête d'un côté, pendant que le Chirurgien de fon autre main l'appuiera contre ce même crochet pour la conduire dehors.

Mais fi la tête de l'enfant s'étant prefentée la premiere, étoit tellement avancée & engagée dans le paffage, qu'elle ne pût être repouffée fans faire trop de violence à la femme, il faudroit tâcher d'en procurer la sortie en cet état ; & comme la tête est ronde & glissante à cause des humiditez dont elle est abreuvée, le Chirurgien n'a sur elle aucune prise avec les mains, il faut qu'il ait recours à un crochet pointu, qu'il poussera le plus avant qu'il pourra entre la matrice & la tête de l'enfant, conduisant cet instrument au dedans d'une de ses mains ; le pointu en étant tourné du côté de la tête où il doit s'accrocher dans un endroit solide, de telle sorte que le crochet ne puisse glisser ; étant ainsi affermie, on amenera la tête dehors en appliquant la main gauche au côté opposé au crochet, pour aider à la dégager, & à la conduire plus directement hors du passage.

Si la main ne suffisoit pas, on prendroit un second crochet pointu, que l'on introduiroit de la même maniere que le précedent, & que l'on attacheroit à la tête, du côté où on avoit la main : avec ces deux crochets on tirera l'enfant également quelque gros qu'il soit. Si la tête étant sortie l'enfant étoit arrêté par les épaules, on les dégagera en coulant un ou deux doigts de chaque main jusques sous les aisselles, pour achever de tirer l'enfant tout-à-fait dehors.

Quand pour avoir un enfant mort on est contraint de le couper par morceaux, soit que le passage ne pût assez se dilater, soit que les parties de l'enfant soient excessivement grosses, on se servira d'un crochet fait comme un couteau courbe, qui a la figure d'une serpette dont les Jardiniers taillent les arbres.

Voilà la methode dont on s'est toujours servi ; mais Mauriceau a inventé un instrument qu'il appelle *tire tête*, & qu'il croit incomparablement meilleur que le crochet pour tirer une tête de

de la matrice lorſqu'elle y eſt reſtée aprés que le
corps en a été ſeparé ; il lui a donné ce nom à
cauſe de ſon uſage qui eſt de l'attacher à la tête
de l'enfant à l'endroit de la ſuture ſagittalle, lorſqu'elle eſt fortement engagée entre les os qui
forment le paſſage. Cet inſtrument eſt gravé dans
dans ſes Ouvrages, avec le biſtouri pointu qui
ſert à faire l'inciſion à la tête pour y placer le
tire-tête, c'eſt pourquoi j'y renvoye le Lecteur,
qui y apprendra les moyens de s'en ſervir, dont
je ne pourrois pas l'inſtruire ne l'ayant jamais
vû mettre en uſage.

Mais ſoit des crochets ou du tire tête dont on
doive ſe ſervir, il faut être tres-certain que l'enfant ſoit mort avant que de les employer. Quel
ſpectacle affreux ſeroit-ce que de trouver l'enfant encore vivant, & preſque expirant aprés
l'avoir ainſi tiré ! il faut donc éviter de tomber
dans ce terrible inconvenient, en ne mettant en
uſage les inſtrumens qu'aprés des preuves in-
conteſtables de la mort de l'enfant. Il ſeroit beaucoup mieux de ſe ſervir de ſes mains, ſi elles pouvoient ſuppléer à tout, & de n'employer les ferremens qu'à la derniere extrémité.

CHAPITRE IX.

Des accouchemens laborieux.

TOus les accouchemens ſe reduiſent ſous trois
eſpeces, 1º. ſous ceux qui ſont naturels ;
2º. ſous ceux qui ſont laborieux ; 3º. ſous ceux
qui ſont contre nature. Des naturels nous en
avons parlé dans le quatriéme Chapitre de ce Livre : des laborieux nous en allons parler dans le
preſent Chapitre, & ceux qui ſont contre nature,
feront le ſujet du Chapitre ſuivant.

Tout accouchement où il se trouve des difficultez qui n'ont pas accoutumé d'accompagner le naturel, est appellé laborieux, ce mot est dérivé de *labor*, qui signifie travail, parce que par les difficultez qui s'y rencontrent, la mere est obligée de beaucoup travailler pour être délivrée, l'enfant de redoubler ses efforts pour sortir, & l'Accoucheur de leur aider à l'un & à l'autre. On entend donc par accouchement laborieux celui qui augmente le travail de la mere, de l'enfant, & de l'Accoucheur.

L'accouchement laborieux tient le milieu entre le naturel & celui qui est contre nature, & souvent il participe de l'un & de l'autre ; car il arrive que les commencemens paroissent si heureux, qu'ils semblent faire esperer un accouchement naturel, parce que l'enfant sera bien tourné, la tête en embas, la face en dessous, le dos du côté du ventre de la mere, les eaux se bien préparer, l'orifice interne vouloir se dilater, & les douleurs se suivre les unes les autres, & augmenter peu à peu, & neanmoins dans la suite il se rencontre des difficultez qui de naturel qu'il paroissoit, le rendent laborieux.

Ces difficultez peuvent venir de trois causes differentes, 1º. de la part de la mere ; 2º. de la part de l'enfant ; 3º. de la part de celui ou de celle qui aura été appellé pour secourir.

De la part de la mere il y a aussi trois causes qui font naître des difficultez qui retardent ou empêchent les accouchemens, 1º. celles qui viennent par la mauvaise constitution du corps ; 2º. celles qui sont causées par les passions de l'ame ; 3º. celles qui proviennent des accidens ausquels on ne s'attendoit pas.

La mauvaise constitution du corps se distingue en deux, 1º. en celle qui regarde l'habitude du corps ; 2°. en celle qui ne confiste que dans la ftructure particuliere de la matrice.

Les difficultez qui viennent de l'habitude du corps en general, font en grand nombre ; quand la femme eft trop jeune, & qu'elle accouche à quinze ou feize ans, alors toutes les parties de fon corps n'ayant pas encore acquifes leur parfaite croiffance, elles ne peuvent pas donner un paffage auffi libre à l'enfant, que fi elle étoit plus avancée en âge. Or quand elle eft trop âgée, & qu'elle accouche de fon premier enfant aprés quarante ans, les parties ne peuvent pas prêter & fe dilater avec la même facilité que fi elle n'avoit que vingt ou vingt-cinq ans. Si l'on prend deux peaux de brebis, fçavoir d'une jeune & d'une vieille, & que l'on en faffe des gants, ceux qui feront faits de la peau de la jeune brebis fe ganteront aifement, & s'accommoderont à la groffeur de la main ; mais ceux qui feront faits de la peau de la vieille, auront de la peine à fe ganter, parce que les fibres étant plus dures & plus deffechées, ne pourront point s'étendre : il ne faut point que la femme foit ni trop jeune, ni trop vieille quand elle accouche de fon premier enfant ; & de ces deux extremitez les Accoucheurs preferent d'accoucher plutôt une jeune à quinze ans, qu'une vieille qui en a paffé quarante.

Le trop d'embonpoint ou une grande maigreur, peuvent caufer des difficultez. La quantité de graiffe qui emplit la circonference du col de la matrice, peut ne lui pas permettre de fe dilater autant qu'il le faudroit ; & à celle qui eft extrémement maigre, les ligamens des os du coccix trop deffechez, ont de la peine à s'étendre, & à s'éloigner en dehors dans le tems de l'accouchement.

Les petites femmes trapues & contrefaites dans

leur taille, n'accouchent pas aifement ; celles qui
font boffues ont plus de difficulté que les autres,
parce que les poumons preffez, ne peuvent pas
pouffer le diaphragme en bas, autant qu'il faudroit dans le tems de la douleur. Les boiteufes
qui ont un des os des hanches plus haut que l'autre, ont quelquefois beaucoup de peine à accoucher, parce que le baffin formé par ces os n'é-
tant pas exactement rond, l'enfant eft obligé de
redoubler fes efforts pour franchir ce paffage.

Les femmes qui ont été nouées dans leur jeu-
neffe, dont les os des hanches ne fe font offifiez
que long-tems aprés leur naiffance, font les plus
à plaindre de toutes ; car s'ils fe font endurcis de
maniere que le baffin foit trop ferré, il eft impoffible que l'enfant y puiffe paffer ; on en a vû
aprés un travail de plufieurs jours, & avoir fouf-
fert mille douleurs mortelles, mourir fans pouvoir accoucher.

Les difficultez qui fe rencontrent de la part de
la matrice, procedent de deux differentes caufes, fçavoir, 1°. de fa ftructure particuliere qui
fera vicieufe ; 2°. des chofes qu'elle contient,
& qui y font renfermées avec l'enfant.

Il eft certain que la mauviafe conformation de
la matrice rend l'accouchement difficile ; quand
elle a fon col trop étroit & trop dure ; quand il
eft devenu calleux par une cicatrice qui a fuc-
cedé à un abfcès arrivé en cette partie ; quand il
y eft furvenu une chair fongueufe qu'on a été
obligé d'extirper ; quand il y aura eu un ulcere
qui fe fera cicatrifé, & qui aura retreffi le paffage ; quand l'orifice interne trop folide ou trop
compacte aura de la peine à fe dilater ; ou quand
à une fille qui fera née imperforée, on n'aura
fait qu'une petite ouverture qui ne fera pas fuffifante pour livrer paffage à l'enfant.

Il eſt encore vrai que ce qui eſt contenu dans la matrice peut rendre l'accouchement laborieux, ſi les membranes de l'enfant ſont trop foibles, & qu'elles ſe percent trop tôt, les eaux écoulées long-tems avant qu'il ſoit en état de ſortir, font qu'il demeure à ſec ; ſi au contraire elles ſont trop dures, & qu'elles different trop à ſe percer, l'accouchement en eſt retardé ; s'il s'y rencontre quelque mole, ſi le cordon ſe preſente dans le col, qu'il faut repouſſer promptement, ſans quoi l'enfant periroit à l'inſtant, parce que la circulation du ſang de la mere à l'enfant, ſeroit interceptée, ou ſi l'arriere-faix ſortoit le premier, qu'il faudroit ſeparer ſur le champ, aprés avoir lié le cordon, & tâcher d'avoir l'enfant au plutôt, ſi on veut lui ſauver la vie.

Les paſſions de l'ame peuvent retarder l'accouchement, comme la timidité, la triſteſſe, la crainte de ſentir de la douleur, ou de mourir : il y a des femmes qui font les délicates, qui ne veulent pas ſe donner la peine de pouſſer & de faire valoir la douleur ; d'autres qui ſaiſies de la crainte de mourir, ne font que pleurer ; d'autres impatientes qui voudroient que l'on tira leur enfant comme on feroit un étui de la poche ; & d'autres qui crient ſans ceſſe, & dans les tems qu'elles devroient ſe repoſer ; car dans la douleur on leur permet de crier, & les cris ſont pour lors neceſſaires ; mais quand elle eſt paſſée, ils deviennent inutils, & même nuiſibles.

Il y a une infinité d'accidens qui rendent l'accouchement laborieux ; s'il eſt prématuré, ce qu'on appelle avortement ; ſi la mere eſt tombée, & qu'elle ſe ſoit bleſſée ; s'il ſurvient une perte de ſang ; ſi la mere a des foibleſſes ou des convulſions ; ſi elle a une pierre dans la veſſie ; ſi elle a des hemorroïdes groſſes & douloureuſes, ou

une

une exomphale qui ne lui permette pas de s'efforcer, & si elle a de la fièvre ou quelqu'autre maladie considerable ; l'accouchement qui de soi est penible, le devient encore davantage par ces accidens qui sont proprement des maladies effectives, car pour celui que Mauriceau met de ce nombre, il est de si peu de consequence qu'il ne mérite pas d'en parler, qui est, la retenue des excremens dans le rectum ; car quand il y en a, la tête de l'enfant les pousse dehors, & il n'est pas dans le pouvoir de la mere de les retenir, de sorte que les excremens dans le rectum ne sont pas capables d'arrêter l'enfant dans le passage ; lorsque cela arrive, c'est une malpropreté dans l'accouchement, mais non pas une difficulté telle que Mauriceau le veut faire croire.

L'enfant apporte aussi des difficultez de son côté, qui ne sont pas aisées à surmonter, comme quand il est extraordinairement gros, quand la tête pleine d'eau par une hydrocephale ne peut point passer ; quand les épaules trop larges l'arrêtent au passage ; quand le ventre est furieusement tendu par une hydropisie ; quand il est monstrueux, qu'il y en a deux attachez ensemble, ou qu'il est figuré de maniere à ne pouvoir sortir ; quand il a le visage en dessus ou quand il a un ou plusieurs tours de son cordon autour du col, qui le retiennent.

Comme l'adresse & l'experience d'un Accoucheur ou d'une Sage-femme sont d'un grand secours à la femme qui accouche ; aussi leur ignorance lui peut être tres préjudiciable ; il faut de la tête pour connoître le peril, & il faut de la main pour le prévenir ; on ne peut se mettre en de trop habiles mains, ce n'est point par comperes & par comeres qu'on doit

Q

faire fon choix : ceux qui par une bonne pratique fe font faits une reputation, doivent être
préferez, & on ne peut point prendre trop de
précautions pour être fecouru à propos dans
une occafion où il fe rencontre tant de difficultez, & où il y va de la vie.

A toutes ces difficultez qui ne font pas petites, qui font en grand nombre, & fouvent
tres embarraffantes, l'Accoucheur doit employer les remedes, & fe fervir des moyens les
plus convenables pour les furmonter : de ces
moyens on ne peut en parler qu'en general ; il
eft tant de differentes circonftances qui accompagnent ces difficultez, qu'il eft impoffible de
les rapporter toutes : un Accoucheur, quoique
dans la pratique journaliere des accouchemens,
eft quelque fois furpris de voir des faits que lui
& fes prédeceffeurs n'ont jamais vû arriver.

Celles qui viennent de la part de la mere, fi elle eft trop jeune, trop vieille ou trop
maigre, fi elle a des duretez, des callofitez ou
des cicatrices au col de la matrice ou à fon orifice, il faut tâcher de les amollir en y portant
les huiles & le beurre, ou des décoctions émollientes ; fi elle eft contrefaite dans fa taille, il
faut la fcituer dans une pofture convenable, &
fi elle eft petite & trapue, il faut la faire marcher dans la chambre & ne la mettre fur le lit
de travail qu'aprés que les eaux font percées,
& le plus tard que l'on peut.

Si la femme eft d'un caractere d'efprit particulier, & qu'elle ait des fentimens extraordinaires, il faut par bonnes raifons tâcher de
la reduire à la regle generale ; fi elle eft timide,
il faut l'encourager ; fi elle eft craintive, il faut
la raffûrer ; fi c'eft la peur de la mort qui l'a-
larme, il faut lui faire voir qu'elle n'a aucun

sujet de la craindre, & qu'il n'y aucune apparence qu'elle arrive; si elle fait la mignone & qu'elle apprehende la douleur, il faut lui faire faire voir que c'est une necessité de souffrir & qu'il faut absolument qu'elle en passe par là comme toutes les autres femmes; si par un motif de pudeur elle ne veut pas se livrer à un homme, il ne faut point la contraindre, il faut pour lors lui donner une Sage-femme.

Si c'est quelque accident qui rende l'accouchement laborieux, il y faut remedier autant que faire se peut; si c'est une maladie du ressort de la Medecine, il faut appeller un habile Medecin, si la femme est tombée, il faut la mettre au lit & la saigner; s'il y survient une perte de sang, il faut l'accoucher au plûtôt; si la vessie est trop pleine d'urine, il faut la vuider par la sonde; s'il y a une pierre dans la vessie, il faut patienter, parce qu'on ne peut pas l'ôter pour lors; si elle a des hemorroïdes douloureuses, il faut les adoucir avec des pommades; si le cordon est sorti, il faut le remettre promptement; si c'est l'arriere-faix, il faut tirer le cordon & le couper; si les membranes trop dures ne percent pas d'elles-mêmes, il faut les percer en les déchirant avec les ongles; si au contraire elles se sont percées trop tôt, & que les eaux étant écoulées, les douleurs ayent cessé, il faut les reveiller par des lavemens, & alors Mauriceau conseille de faire infuser deux dragmes de séné dans un verre d'eau, & d'y ajoûter le jus d'une orange aigre, & de faire prendre cette infusion à la femme en travail; il assûre en avoir vû de bons effets.

Les difficultez qui viennent de la part de l'enfant ne sont pas moins considerables; s'il a une hydrocephale, il faut par une ponction en tirer l'eau qui l'emplit ; s'il est hyropique, il faut par une autre ponction au ventre en vuider les eaux ; s'il a la face en enhaut on ne peut pas le retourner, on en est quitte pour quelques douleurs de plus; s'il a le cordon autour du col, on ne peut pas le detourner que la tête ne soit sortie; s'il est trop gros ou monstrueux, il faut attendre sans s'impatienter que les douleurs puissent peu à peu ouvrir & dilater suffisamment le passage pour le laisser sortir : mais si aprés quelques jours de souffrance, l'enfant n'avançoit point, & qu'on vît les douleurs diminuer & la mere s'affoiblir, il faudroit employer le crochet pour le tirer, afin de ne pas laisser mourir la mere, son enfant encore dans son ventre.

Dans cette extremité fâcheuse, je ne conseillerai point à un Accoucheur de se charger seul de cette operation : il doit dans une pareille occasion avertir les parens du peril où est la femme, & de la necessité qu'il y a de se servir d'instrument pour l'accoucher, & demander quelqu'un de ses Confreres pour convenir ensemble des moyens de sauver la vie à la mere, qui infailliblement mourroit si elle n'étoit secourue.

Tout Chirurgien qui demande conseil, est loué de tout le monde, & même de ceux à qui il le demande ; cette conduite produit plusieurs bons effets, il fait son operation avec plus de hardiesse lorsqu'il est fortifié par l'approbation de son Confrere, lequel dans le tems qu'il travaille, peut l'assister de ses conseils & de sa main, & l'encourager dans des tems où la crainte pourroit s'emparer de son esprit ; il évite encore par ce moyen le blâme qu'on pourroit lui imputer si malheureusement aprés l'operation la mere venoit à mourir.

Les difficultez caufées par celui ou celle qu'on appelle pour fecourir, n'arrivent qu'autant qu'on fait un bon ou un mauvais choix, fi par hazard une femme fe livre en des mains ignorantes, elle en eft la victime, mais fi elle choifit un habile Accoucheur, non-feulement il ne furvient aucune difficulté de fa part, mais encore il furmonte toutes celles qui fe rencontrent de la part de la mere & de l'enfant.

CHAPITRE X.

De l'accouchement contre nature.

NOus avons divifé les accouchemens en trois, 1º En ceux qui font naturels. 2º En ceux qui font laborieux. 3º En ceux qui font contre nature : des deux premieres efpeces, nous en avons deja parlé ; nous allons tâcher de trouver les moyens de fecourir dans ceux qui font contre nature.

Dans les naturels, la femme n'a quelque fois pas befoin de fecours, quand l'enfant eft bien tourné, qu'il travaille pour fortir de fa prifon, qu'il eft aidé par les efforts de fa mere, & que la matrice eft bien difpofée à s'ouvrir pour le laiffer paffer, on le voit paroître au jour fans Accoucheur ni fans Sage-femme, c'eft pour lors le matelas qui le reçoit ; il s'agit après d'avoir l'arriere-faix, & on en a vû avoir affez de courage pour prendre le cordon, le tirer doucement & fe délivrer elles-mêmes : cette facilité heureufe de quelques-unes, a fait croire à de certains Autheurs qu'il en devoit être de même de toutes les autres femmes, & pour foûtenir leur opinion, ils citoient les pauvres femmes qui étant accouchées à la campagne en travaillant, où celles qui fuivent les armées, qui auffi-tôt aprés être accouchées, prenoient leurs enfans, & les emportoient avec elles.

Ces exemples feroient dangereux à fuivre, car pour quelques-unes dont l'accouchement aura été heureux, combien en a-t-on vû qui ont été fuivis de pertes de fang, de defcente de matrice ou de fuppreffion de vuidanges qui les ont fait perir par la fuite ; c'eft pourquoi il eft de la prudence des femmes groffes de ne fe pas expofer à de pareils malheurs, & de ne pas croire ces Autheurs qui ofent impunement écrire que de mille femmes qui accouchent, il n'y en aura au plus qu'une qui aura befoin d'être fecourue.

On ne doit pas établir pour une regle generale fi on a vû quelques femmes accoucher fans fe plaindre, & avoïer qu'elles n'avoient point fenti du mal en accouchant ; c'eft figne que la nature a traité celles-là favorablement, en difpofant ces parties de maniere que l'enfant en pouvoit fortir fans peine : c'eft ce qui faifoit dire à une Dame de la premiere qualité, que quand cela arrivoit, c'étoit tant mieux pour la femme, & tant pis pour le mari.

Dans les accouchemens laborieux, le fecours eft tres fouvent neceffaire ; il eft vrai qu'il en eft quelques-uns où les difficultez n'étant pas de grande confequence, la nature les peut furmonter ; mais il en eft tant d'autres, comme nous l'avons remarqué dans le chapitre precedent, que fi la femme n'étoit fecourue à pro-pos, elle ne pourroit pas s'en tirer, & que la nature, quoique bien intentionnée, feroit des efforts inutiles.

Mais dans les accouchemens contre nature, il ne faut attendre aucun fecours de la nature, il n'y a que la main seule du Chirurgien qui puisse en venir à bout ; c'est dans ces occasions où la vie de la mere & celle de l'enfant, sont entre ses mains , & c'est pour lors que par des coups de maître , il doit faire voir sa prudence & son adresse , en tournant un enfant dans le ventre de sa mere , & en le tirant dehors, lequel n'en auroit pû jamais sortir sans son secours.

On entend par accouchemens contre nature, ceux où l'enfant présente toute autre partie que la tête ; ces sortes d'accouchemens arrivent tres-souvent, & sont de tant de differentes especes, qu'il est difficile de pouvoir entrer dans le détail de chacune en particulier : nous ferons dix ou douze chapitres des plus mauvaises scituations où l'enfant se peut présenter : nous dirons les moyens de secourir la femme dans un état si fâcheux ; ainsi l'Accoucheur instruit de ce qu'il doit faire dans les accouchemens les plus difficiles , n'aura pas beaucoup de peine à soulager celles où il ne se trouve pas tant de difficultez.

Certains Autheurs , dont j'ai parlé ailleurs, mettent les accouchemens au nombre des operations de la Chirurgie les plus aisées à faire, ils ne se trompent pas seulement sur la facilité, mais encore sur la maniere de les faire , puisqu'ils disent que la femme est exposée à la vûe & à la main du Chirurgien : s'il étoit vrai, comme dans toutes les autres operations, que le Chirurgien pût se servir dans celle-cy de sa vûe & de sa main , il ne seroit pas quelquefois si embarassé, mais dans les accouchemens ses yeux lui sont inutiles, il n'a que la main qui lui sert de guide dans tout ce qu'il fait ; Desforges , un des plus habiles Accoucheurs de son

tems, étoit aveugle, ce qui prouve qu'on ne se
sert point de ses yeux pour accoucher.

Quand un Chirurgien fait quelqu'autre operation, il voit & il touche, mais dans celle-
cy, qui est la plus difficile & la plus dangereuse de toutes, il n'a que le toucher pour le
conduire : dans toutes les autres où on a recours
au Chirurgien, il agit au dehors & voit à decouvert les parties sur lesquelles il opere, mais
dans l'accouchement il travaille au dedans &
il ne voit point, ni ne pourroit pas même,
quand il le voudroit, se servir de la vûe pour
conduire sa main : on ajoûte que dans les autres operations il ne s'agit que de la vie de la
personne sur laquelle on travaille, mais que
dans les accouchemens il y va de la vie de la
mere & de l'enfant, ce qui redouble l'attention de l'Accoucheur pour la partager entre
la mere & l'enfant.

Aussi-tôt que l'Accoucheur est arrivé chez
la femme qui le fait appeller, il ne peut pas
toûjours connoître si son accouchement sera
naturel ou contre nature, & quoiqu'il la touche
dans la douleur, & que l'orifice interne commence à se dilater, les eaux qui se preparent ne
permettent pas à son doigt d'aller jusques à l'enfant ; il sent bien à travers l'épaisseur de la matrice que l'enfant pousse, mais il ne peut pas
distinguer quelle est la partie de l'enfant qui
fait cette impulsion, il est obligé pour lors de
suspendre son jugement, & d'attendre que les
eaux soient percées, pour sçavoir par quelle partie il se présente.

Quand c'est la tête qui doit se présenter, les
douleurs sont vives & pressantes, elles se suivent de prés les unes & les autres, les membranes sont fortement tendues, & elles percent

plus promptement ; mais quand les douleurs sont lentes, qu'elles viennent de loin à loin, & que les eaux sont tardives à percer, l'Accoucheur doit s'attendre à un accouchement contre nature. En effet elles ne sont pas plutôt écoulées, que l'enfant les suit ; & il est étonné qu'au lieu de la tête il voit sortir une main, ou un pied, ou quelqu'autre partie, ce qui lui prépare un travail des plus penibles, auquel il faut qu'il se prépare de remedier à l'instant.

Si c'est à un Accoucheur qu'un pareil travail arrive, ce n'est qu'un demi mal pour la mere, & pour lui, parce qu'il ne donne pas le tems à l'enfant de descendre dans le passage, & qu'il travaille aussi-tôt à le retourner avant qu'il y soit engagé ; mais quand c'est une Sage-femme qui devoit faire l'accouchement, comme il devient au dessus de sa portée, elle est obligée de demander du secours : pendant qu'on va chercher l'Accoucheur, & pendant le tems qu'il est à venir, l'enfant s'avance toujours, ce qui rend l'ouvrage plus difficile que s'il avoit été present.

Mais que ce soit à un Accoucheur à qui un accouchement contre nature se presente, ou que ce soit à une Sage-femme qui l'aura fait appeller, il s'agit de secourir la femme qui souffre, & qui est en danger de sa vie ; ce qu'on ne peut faire qu'en l'accouchant le plus promptement que faire se pourra. Parlons des moyens generaux dont il faut qu'il se serve pour y parvenir ; car pour des particuliers nous en parlerons dans chaque Chapitre separement.

Avant que de rien entreprendre, il faut qu'il examine la femme grosse, & qu'il lui touche le poulx, pour connoître si elle a des forces suffisantes pour soutenir l'operation qu'il va lui faire, s'il est foible & intermittent, si elle a le visage pâle, les yeux abbatus, la parole languissante, les extremitez froides, s'il lui prend souvent des sincopes avec des sueurs froides, & si elle tombe en convulsion avec perte de connoissance : tous ces signes avant-coureurs de la mort, doivent faire apprehender que la suite & la fin n'en soient funestes.

On a vû neanmoins beaucoup de femmes avoir la plus grande partie de ces mauvais signes, & n'en pas mourir, parce qu'elles avoient été secourues à propos ; c'est pourquoi on ne doit point absolument desesperer d'une femme en quelque état qu'elle soit. On les voit d'un quart d'heure à une autre ou mourantes ou sauvées. La Nature qui a imposé à toutes les femmes la dure necessité d'accoucher, ne l'a pas fait pour les faire perir, mais pour peupler l'Univers ; c'est pourquoi elle est la premiere interessée à la conservation de celles qu'elle a assujettie à cette loy. En effet on la voit souvent redoubler de forces, & les tirer quasi d'entre les bras de la mort, quand elle est aidée par l'art qui en plusieurs occasions lui est d'un tres grand secours.

Il ne faut pas aussi que l'Accoucheur compte trop sur les bonnes intentions de la Nature ; il ne doit point se flater qu'elle puisse faire des miracles, quand une femme est dans l'état malheureux dont nous verons de parler, il faut qu'il en avertisse le mari & les assistans, qu'il propose de lui faire donner ses derniers Sacremens, & de regler ses affaires temporelles s'il en est besoin ; & aprés cela qu'il la dispose à l'accoucher au plutôt, dans la confiance que Dieu benira son travail.

Il ne faut pas que les exemples de celles qui sont mortes en accouchant, ou peu de tems aprés être accouchées de la sorte, intimident un

Accoucheur, ni que les difcours impertinens des Commeres, qui parlant fans raifon, le faffent fuir ces accouchemens perilleux, & l'obligent à abandonner une pauvre femme à une mort certaine ; fon honneur & fa confcience l'engageant à la fecourir ; & quoiqu'il en arrive, n'ayant rien à fe reprocher, il ne doit point s'embaraffer de tout ce que l'on pourra dire, ni de ce que les ignorans, ou les mal intentionnez pourroient lui imputer, parce qu'il eft vrai que les honnêtes gens rendent toujours à un habile homme la juftice qu'il merite.

L'Accoucheur doit enfuite parler naturellement à la femme : il faut qu'il lui reprefente fans l'allarmer, l'état où il la trouve elle & fon enfant; qu'il lui dife le befoin abfolu qu'elle a d'être fecourue, parce qu'il n'eft plus dans le pouvoir de la nature de la faire accoucher, fi elle n'eft aidée par la main du Chirurgien ; que fi on lui a confeillé de fe munir des Sacremens, ce n'eft point qu'elle foit dans un danger certain, mais par une précaution que tout Chrétien doit prendre lorfque la maladie eft tant foit peu confiderable, que les douleurs qu'elle doit fouffrir ne feront pas auffi violentes qu'elle fe les peut imaginer ; & enfin que fi elle avoit de la peine à fe refoudre, il faut lui reprefenter qu'elle eft obligée en confcience à s'y foumettre par rapport à fon enfant qui periroit fans recevoir le Sacrement de Baptême.

Si la femme n'eft groffe que de quatre ou cinq mois, ou même fi elle n'eft pas dans un terme fi avancé, & que l'enfant fe prefente dans une mauvaife fituation, il ne faut point travailler à lui en faire prendre une meilleure, parce qu'étant très petit pour lors, il peut être pouffé dehors dans quelque fituation qu'il fe trouve ; c'eft pour-

quoi on en doit abandonner l'ouvrage à la nature
qui fait tous ces efforts pour se débarasser d'un
avorton qui ne fait que l'incommoder, & principalement si la femme a déja eu des enfans, &
qu'elle en soit accouchée à terme, parce que la
matrice s'étant déja dilatée pour donner passage
à un enfant de neuf mois, elle peut s'ouvrir facilement pour laisser sortir un avorton ; mais si
c'est la premiere grossesse, la mere en souffre d'a-
vantage, & plus long-tems, à cause de la peine
que l'orifice interne a de se dilater la premiere
fois : il faut neanmoins en commettre la sortie
à la nature, en quelque posture qu'il soit situé,
plutôt que de tenter de le retourner pour lui faire
prendre sa figure naturelle ; ce que l'on ne pourroit faire à une femme qui n'a point encore eu
des enfans, sans lui faire quelque sorte de violence, qui pourroit lui être plus préjudiciable,
que le secours qu'on voudroit lui donner.

Quoique l'enfant se presente par toute autre
partie que la tête, il ne faut pas toujours que
l'Accoucheur se mette en état d'operer, par exemple, si aprés que les eaux sont percées, une
main se plaçoit dans le passage, il faudroit qu'il
examina si l'orifice interne seroit assez dilaté pour
y pouvoir introduire sa main, afin de retourner
l'enfant, & l'avoir par les pieds ; mais si cette
orifice est encore trop serré, il doit attendre que
par des douleurs réiterées il s'ouvre davantage ;
car s'il étoit suffisamment dilaté pour que la main
y pût entrer, il n'y auroit point à déliberer, il
faudroit travailler sans perdre de tems, dans la
crainte que l'enfant s'embarrassant dans le passage, l'accouchement n'en devint plus difficile ;
mais quand par le peu d'ouverture de cet orifice,
il ne peut pas s'y engager, on ne risque rien en
differant, au contraire on lui donne le tems de

s'ouvrir peu à peu sans le violenter.

Quand l'Accoucheur a reconnu la necessité pressante de travailler, il faut qu'il mette la femme dans une situation commode à ses intentions, c'est-à-dire, qu'il la fasse asseoir sur le bord de son lit les jambes embas ; & le reste du corps couché sur le lit ; s'il croit être obligé de retourner l'enfant, il faut qu'elle ait la tête aussi basse que les fesses, afin de pouvoir faire remonter l'enfant en le retournant ; mais s'il voit qu'il y ait apparence de l'accoucher dans la situation où l'enfant se presente, il faut qu'elle ait la tête & les épaules élevées comme dans l'accouchement naturel, afin qu'elle puisse respirer librement, & faire valoir les douleurs dans le tems que l'Accoucheur lui conseillera ; elle aura les cuisses écartées l'une de l'autre, les jambes ployées, dont les talons ne seront pas éloignez des fesses, qui seront tenues chacune par une personne qui soit assez forte pour empêcher la malade de changer de situation ; on placera une troisiéme personne derriere la femme pour lui tenir les épaules, afin qu'elle ne puisse pas reculer quand on retourne l'enfant, & qu'elle ne puisse pas s'avancer trop sur bord du lit quand on fait l'extraction de l'enfant.

L'Accoucheur doit se placer commodement tant pour soulager la femme à propos, que pour ne se point trop fatiguer en operant ; & pour cet effet après avoir mis une serviette ou une nappe autour de lui, il se mettra sur un tabouret en face de la femme, & le plus proche d'elle que faire se pourra : ainsi placé il sera de hauteur & à portée de travailler, & de faire tout ce qu'il jugera necessaire, ou de se reposer dans le moment que l'accouchement lui permettra, il observera que les cuisses & les jambes de la femme foient couvertes du drap pour les garentir du froid, & pour la bien fecourir.

C'eft faire un propofition extravagante que de confeiller comme font quelques Auteurs, de lier une femme pour l'accoucher de force ; n'eft elle pas affez à plaindre de fon mal, fans être garotée comme fi elle étoit condamnée au fupplice ? A-t-on peur qu'elle s'enfuye, & qu'elle s'échappe ? elle a trop d'intérêt d'être délivrée pour apprehender qu'elle ne fe foumette pas volontairement à tout ce que l'Accoucheur lui impofe pour fon bien : il n'eft donc point neceffaire de lacs ni de cordes, il ne faut feulement que trois femmes qui la tiennent de la maniere que nous venons de dire.

L'Accoucheur affis en préfence de la femme qu'il va fecourir, fera mettre auprés de lui du beurre ou de l'huile pour s'en fervir en tems & lieu : il aura auffi fait mettre de l'eau dans un vaiffeau proche de lui, pour ondoyer l'enfant fi la neceffité le demande ; & il n'aura pas manqué de préparer du fil pour nouer le cordon, & des cifeaux pour le couper aprés la ligature faite ; toutes chofes ainfi difpofées, il operera dans chaque accouchement contre nature, de la maniere que nous allons dire dans les Chapitres fuivans.

CHAPITRE XI.

De l'accouchement par les pieds.

DE tous les Accouchemens où l'enfant fe préfente par toute autre partie que par la tête, celui où il paroît par les pieds eft le moins dangereux, & le plus facile à faire ; & fouvent entre les mains d'un habile Accoucheur, il eft plus prompt & moins douloureux que celui où la tête de l'enfant doit fortir la premiere.

Quand c'eft la tête qui doit ouvrir le paffage, elle ne le peut faire qu'en pouffant fortement contre l'orifice interne, & en redoublant fes efforts par des douleurs réiterées ; mais après que les eaux font percées, fi les pieds de l'enfant fe prefentent au paffage, l'Accoucheur en les tirant doucement, oblige cet orifice de fe dilater pour laiffer paffer le jambes, enfuite les cuiffes, & enfin tout le corps ; ainfi les parties les premieres forties étant moins groffes que celles qui fuivent, elles s'ouvrent le chemin les unes aux autres ; & ainfi dans cette fituation l'accouchement en eft plutôt fait, & elle épargne beaucoup de douleurs à la mere.

Il y a des fignes qui font connoître que l'enfant n'eft pas bien tourné, & qu'il fe prefente par quelque autre partie que par la tête, par exemple, fi les douleurs font lentes & éloignées les unes des autres, fi elles commencent dans la région des reins, & qu'elles ne répondent pas tout-à-fait en embas, ce font des fignes que ce n'eft point la tête de l'enfant qui les caufe, & l'Accoucheur en eft certain fi en touchant la femme il ne fent rien qui pouffe fur l'orifice interne, ou s'il fent quelque partie, elle n'eft point dure & ronde comme fi c'étoit la tête, il fent bien les eaux fe préparer ; mais en pouffant fon doigt contre la membrane des eaux, il ne fent point la même réfiftance, comme fi c'étoit la tête de l'enfant.

Dans cette conjonĉture l'Accoucheur doit attendre que les eaux fe percent d'elles-mêmes, lefquelles étant écoulées, donnent moyen à l'enfant de defcendre, & de faire fentir la partie qui la premiere fe prefente au paffage ; quand ce font les pieds ou l'un d'eux, il ne doit point fonger à retourner l'enfant, ni travailler à lui faire prendre une autre posture; il doit le rece-voir & l'accoucher par les pieds, en se condui-fant de la maniere que nous dirons dans un mo-ment.

Quand je dis qu'il faut attendre que les eaux percent d'elles-mêmes, je ne prétens pas en faire une regle generale, j'entens quand les dou-leurs sont lentes, & que l'accouchement paroît encore éloigné, mais quand elles sont vives & frequentes; & que les eaux forment un gros bou-din qui emplit tout l'orifice interne, il faut que l'Accoucheur avec ses ongles les perce, parce qu'alors par leur écoulement, l'enfant a la li-berté de descendre & de se presenter au passage : s'il est bien tourné, la tête se pose sur l'orifice interne, qui empêche que le reste des eaux ne s'écoule, ce qui facilite la sortie du corps de l'enfant aprés que la tête est passée ; mais si c'est toute autre partie que la tête qui se place au passage, toutes les eaux s'écoulent peu à peu, parce que rien ne les en empêche, & il n'en reste plus quand l'enfant sort, ce qui rend pour lors l'accouchement plus difficile.

Il ne seroit pas impossible si l'orifice interne étoit assez dilaté pour y introduire la main aussi tôt que les eaux sont percées, & avant que l'en-fant se fut embarassé dans le passage, de le re-tourner s'il presentoit les pieds, & de lui faire prendre la posture naturelle, qui est de venir par la tête ; comme il ne seroit pas aussi impos-sible quand il presente la tête de le retourner, & de le faire venir par les pieds ; mais on ne doit point travailler à changer l'une & l'autre de ces deux situations qui sont les plus natu-relles ; & soit qu'il presente la tête ou les pieds, il faut le recevoir de l'un ou de l'autre maniere,

&

& ne point expofer la mere à fouffrir des douleurs inutiles, ni l'enfant aux violences qu'il faudroit lui faire pour le changer de fituation.

Auffi-tôt que les eaux font percées, & que le premier flot en eft écoulé, l'Accoucheur n'ayant point de bagues à fes doigts, ni les ongles trop longs, & ayant frotté fa main d'huile ou de beurre, il l'introduira dans le vagin ; s'il ne trouve pas l'orifice interne affez dilaté pour aller jufqu'à l'enfant, avec deux ou trois doigts il faudra doucement l'obliger de s'ouvrir davantage ; fi les pieds de l'enfant fe prefentent, il les empoignera ; & les tirant fans violence, il obligera les autres parties de les fuivre ; & ainfi l'accouchement fe fera heureufement, & en trés-peu de tems.

Mais s'il ne fe prefentoit qu'un pied, il faudroit l'amener dans le vagin, & examiner fi c'eft le droit ou le gauche, afin de conduire la main le long du dedans de la jambe que l'on tient, pour plus facilement trouver l'autre, ce qui n'eft pas difficile à un habile Accoucheur, qui quand il tient un pied a bien-tôt trouvé l'autre. Les tenant tous deux, il les joint l'un à l'autre ; & les ayant envelopez d'un chauffoit, il les amene doucement dehors avec le refte du corps qui eft obligé de les fuivre.

Mauriceau nous avertit de prendre garde que les deux pieds que l'on tient ne foient pas de deux differens enfans ; mais comme il eft impoffible que cela puiffe arriver, l'avertiffement paroît inutile. Quand il y a deux enfans, ils font enfermez chacun dans une membrane particuliere, qui ne fe percent que l'une aprés l'autre ; ainfi les quatre pieds ne peuvent pas fe prefenter en même tems : des deux enfans l'un eft au paffage, & l'autre au fond de la matrice, ce qui les empêche de pouvoir

sortir ensemble ; & de plus quand même on voudroit joindre le pied droit d'un enfant avec le
pied gauche d'un autre, on ne pourroit pas y
réussir, par la distance qu'il y auroit de l'un à
l'autre ; de sorte qu'il auroit pû s'épargner la
peine de faire une observation qui ne peut être
qu'en idée, & non pas en effet.

Ceux qui prennent la précaution de lier le
premier pied de l'enfant qui est sorti, avec un
ruban, & de l'attacher autour de la cuisse de la
mere, dans la crainte qu'il ne le retire dans le
tems qu'on est occupé à trouver le second, &
qu'on ne soit obligé de l'aller chercher une seconde fois, ils croyent sans doute qu'il est dans
le pouvoir de l'enfant de retirer son pied ; mais
ils se trompent, car la mere qui pousse sans cesse
en embas, contraint plutôt l'enfant de s'avancer en dehors, que de lui permettre de se re-
placer en dedans ; ainsi c'est une précaution tout
à fait inutile, dont on ne doit point se servir.

En tirant doucement le pied sorti, souvent
l'autre se presente, & pour peu qu'il differa de
paroître, il faudroit l'aller chercher, ce qui se fait
en coulant la main le long de la cuisse de l'enfant
jusqu'à la fesse, où l'on ne manque pas de le
trouver. Les deux piéds étant sortis & joints ensemble, on les envelope d'un linge sec pour
pouvoir par leur moyen tirer l'enfant, & empêcher que les humiditez glaireuses dont ils sont
couverts, ne fassent glisser les mains de l'Accoucheur dans le tems de l'operation.

De cette maniere on tire l'enfant jusques au-
dessus des hanches, où l'Accoucheur s'arrête quelque tems pour débarrasser les bras de l'enfant
l'un aprés l'autre, & les coucher le long de son
corps : quand cela est fait, il recommence à
tirer de nouveau, & même avec plus de force à

cause des épaules, qui étant la partie la plus
grosse du corps, font le plus de peine à sortir.
Quand les épaules sont passées, la tête suit aisement, pourvû qu'elle ne soit pas extrêmement
grosse, & pour éviter qu'elle ne soit arrêtée
en sortant dans le tems que les épaules passent,
l'Accoucheur recommande à la mere de redoubler ses efforts, afin que lui tirant d'un côté,
& la mere poussant de l'autre, la tête puisse
couler plus aisement, & suivre le reste du corps.

Mauriceau ne veut pas qu'on laisse un des bras
de l'enfant sans l'abaisser, pour servir de con-
ducteur & d'éclisse au col de l'enfant, quoique
ce soit le sentiment de beaucoup d'Accoucheurs,
qui disent que c'est un trait de pratique dont ils
se sont bien trouvez. Il dit qu'un bras laissé,
faisant pancher la tête, empêche qu'elle ne vienne en ligne directe, & peut la faire accrocher
aux os pubis ; mais ils lui répondent qu'il n'y a
qu'à laisser les deux bras, qu'alors la tête sera
droite, & que son volume n'en sera pas pour cela
augmenté, parce qu'ils se placent aux deux parties lateralles de la tête sur les temples où elle
est applatie, mais soit qu'on couche les bras
sur les côtez, ou soit qu'on les laisse sortir aux
côtez de la tête, cela ne fait point une difference essentielle dans l'accouchement, & ne peut
être préjudiciable.

Quand les pieds de l'enfant sortent les premiers, c'est une marque qu'il n'a point fait la
culbutte au commencement du neuviéme mois,
comme font tous les autres enfans, & qu'il se
presente dans la même posture qu'il a toujours
eu dans le ventre de sa mere ; s'il a le visage en
dessus, & qu'il soit couché sur le dos, ce qui
se connoît aisement par les pieds sortis ; il faut

que l'Accoucheur se donne bien de garde de la tirer dans cette situation, parce qu'ayant le visage en dessus, le menton ne manqueroit pas de s'accrocher aux os pubis, ce qui feroit une difficulté tres-grande ; il faut que l'Accoucheur à mesure qu'il tire l'enfant peu à peu, lui fasse faire un demi tour, & qu'au lieu d'être sur le dos, il le mette sur le ventre, la face en dessous, parce que c'est la situation la plus commode pour sortir, & celle où il court le moins de risque d'être arrêté par les os qui forment le passage.

L'enfant ainsi tourné la face en dessous, pour peu qu'on le tire sort assez aisement, supposé que la grosseur de la tête soit proportionnée à celle du corps ; mais quand la tête est extrêmement grosse, elle se trouve arrêtée par les os du bassin qui ne pouvant pas prêter, ne lui permettent point de sortir ; il ne faut pas pour lors tirer le corps de l'enfant avec trop de violence, de crainte de separer le corps d'avec la tête ; comme il n'est arrivé que trop souvent. L'Accoucheur doit faire tenir les pieds par une autre personne, lui ordonnant de ne les tirer que quand il lui dira. Ensuite de la main gauche le dos tourné du côté du coccix, il en coulera un ou deux doigts dans la bouche de l'enfant pour en abaisser le menton ; & de la main droite ayant empoigné le col proche l'occiput de l'enfant, il le tirera doucement avec l'aide de la personne qui tiendra les pieds, à qui il aura dit de tirer conjointement avec lui ; & ainsi l'enfant sortira sans courre le risque d'être décolé. Aussi tôt après avoir fait un pareil accouchement à la femme d'un Chirurgien de Versailles, le pere fut étonné de de ce que je lui dis de couper le filet à son enfant ; c'étoit que j'avois senti qu'il l'avoit en lui met-

tant mes deux doigts dans la bouche pour dégager le menton.

Si on recommande de ne pas tirer le corps
de l'enfant avec trop de violence, de peur de le
separer de la tête, on recommande en même
tems de ne pas le laisser trop long-tems dans cette
situation, parce qu'infailliblement il y mouroit
s'il y restoit plus d'un demi quart-d'heure ; il faut
qu'il respire pour que la circulation du sang soit
entretenue ; il ne peut pas respirer ayant la tête
ainsi embarrassée, & la circulation de la mere à
l'enfant, & de l'enfant à la mere, ne se peut pas
faire, parce que le cordon par où elle se faisoit,
est pressé entre la tête de l'enfant & les os qui
l'environnent ; ainsi l'un & l'autre ne se pouvant pas faire, il faut qu'il perisse. Ce malheur
est arrivé en l'année 1695 à un des fils de M. le
Duc de Savoye, ayant été trop long-tems dans
cette situation, par la faute de la Sage-femme.
C'est ce qui fit que deux ans aprés Madame la
Duchesse de Savoye, aujourd'hui Reine de Sicile,
étant devenue grosse, M. le Duc de Savoye, Roy
de Sicile, envoya son premier Chirurgien à Paris
pour y apprendre l'art des Accouchemens, &
qui étant retourné à Turin, a accouché la Reine
des enfans qu'elle a eu, & qui se sont bien portez.

CHAPITRE XII.

Quand la tête est restée separée du corps.

IL est deux incidens dans lesquels la tête de
l'enfant peut être separée du corps, & rester
dans la matrice le corps en étant sorti ; l'un
quand un enfant mort a sejourné dans la matrice,
& qu'il s'y est entierement corrompu, que pour
peu que l'on fasse d'efforts en tirant le corps, la

tête s'en separe, & reste dans la matrice. L'autre, quand la tête de l'enfant est si excessivement
grosse, qu'elle ne peut pas passer par où le corps
est sorti, & qu'elle s'en separe par les violens
efforts qu'on est obligé de faire en tirant l'enfant par les épaules. L'un & l'autre de ces deux
incidens sont causez par l'étroitesse du passage.

Le passage par où sort l'enfant est composé de
cinq os qui en font toute la circonference ; sçavoir
les deux os pubis, les deux os des hanches, & l'os
sacrum ; quand ces os sont formez naturellement,
l'enfant ne trouve aucun empêchement pour sortir ; mais quand ils n'ont pas leur grandeur, ni
leur configuration naturelle, ils étrecissent le
passage ; de sorte que l'Accoucheur n'y peut pas
faire passer la tête de l'enfant qu'en faisant des
violences extraordinaires. Ce malheur arrive ordinairement aux femmes qui ont été nouées dans
leur jeunesse, c'est-à-dire, à celles dont les os ne
se sont ossifiez que fort tard ; & à celles dont
ceux qui forment le passage en s'ossifiant, n'ont
pas pris leur étendue naturelle, non plus que
tous les autres os du corps, ce qui fait que ces
femmes demeurent plus petites que les autres, &
ne sont jamais de belle taille.

Il s'agit d'avoir cette tête, & de la faire sortir le plutôt que faire se peut, parce que plus elle
y sejourne, & plus l'extraction en devient difficile, à cause que les fibres de la matrice, & celles
des orifices qui s'étoient dilatées, tant pour contenir que pour livrer passage au corps de l'enfant, se raprochent les unes des autres, étrecis-
sant le fond & les orifices de la matrice ; & d'autant plus que si on attendoit que la nature se dé-
barasse elle-même de cette tête, que toute la force
de l'Accoucheur, & quelquefois de plusieurs
qui se sont joints à lui pour la tirer, n'ont pas

pû y réuſſir : c'eſt expoſer une femme à une mort certaine, il y faut donc travailler, & promptement ; mais avant que d'entreprendre une operation auſſi dangereuſe, & pendant qu'on préparera tout pour cet effet, je conſeille au Chirurgien de perſuader aux parens d'appeller quelqu'un de ſes Confrers, habile Accoucheur, pour déliberer avec lui de ce qu'il y a à faire, & pour l'encourager & l'aider dans une operation auſſi difficile.

La premiere choſe qu'il faut faire aprés avoir mis la femme dans une ſituation commode, c'eſt de lier le cordon, afin d'empêcher qu'il ne s'écoule beaucoup de ſang par la veine umbilicale, ce qui affoibliroit la mere, & ce qui ne manqueroit pas d'arriver, l'arriere-faix n'étant pas encore détaché du fond de la matrice, & de couper ce cordon, afin d'en ſeparer le corps de l'enfant, qui alors n'eſt plus qu'un cadavre qui embarraſſeroit dans l'operation.

La queſtion que fait Mauriceau, qui eſt de ſçavoir laquelle de ces deux parties on doit tirer la premiere, ou de la tête de l'enfant, ou de l'arriere-faix, eſt tout-à-fait inutile, puiſque ce doit être toujours celle qui ſe preſente la premiere ; il nous fait de grands raiſonnemens pour nous faire connoître les inconveniens qui peuvent arriver quand on tâche d'avoir la tête avant l'arriere-faix, & en même tems ceux qui peuvent ſurvenir ſi on veut tirer l'arriere-faix avant la tête ; mais comme on ne peut pas les faire ſortir toutes deux enſemble, & qu'il n'eſt pas dans le pouvoir de l'Accoucheur de commencer par une autre que celle qui ſe preſente à l'orifice, tous les raiſonnemens de Mauriceau n'aboutiſſent qu'à faire naître des difficultez auſquelles il eſt impoſſible de remedier.

Les Accoucheurs s'étant mis en devoir de
travailler, celui qui est chargé de l'execution
introduit sa main droite dans la matrice jusques à la tête de l'enfant qui se présente toûjours par la partie inferieure, c'est-à-dire par
l'endroit où elle a été separée du col ; il met
deux de ses doigts dans la bouche de l'enfant,
sçavoir l'index & celui du milieu, & appuyant
son pouce sous le menton, il tâche d'amener la
tête par le moyen de la machoire inferieure
qu'il tient fortement, & qu'il tire de toute sa
force : si la tête s'est separée entre la premiere
& la seconde des vertebres du col, il peut
alors porter son pouce dans le trou de l'os occipital par où sort la moëlle allongée, & ainsi
tenant cette tête avec plus de fermeté, il n'est
pas impossible qu'il n'en vienne à bout.

Si ce moyen ne lui a pas réussi, il faut qu'il
ait recours aux instrumens, & pour lors ayant
retiré la main droite de dedans la matrice, il y
introduit la main gauche, & de la droite il
prend un crochet fort & bien amanché, pour
le tenir plus fortement, & à la faveur de la
main gauche, il le conduit jusqu'à la tête de
l'enfant qu'il accroche par l'endroit qu'il trouve le plus commode, c'est-à-dire, ou par un
orbite, ou par le trou de l'os occipital, ou par
une des cavitez de l'oreille ; & sentant que son
crochet est attaché à une partie solide, il appuye de sa main gauche la tête contre le crochet,
& il tire de toute sa force, & à plusieurs reprises,
parce qu'il ne faut pas qu'il espere la pouvoir faire
sortir que par des efforts redoublez.

Quand par le secours d'un crochet l'Accoucheur n'a pas pû réussir, parce que la tête étant
de figure ronde, elle tourne comme une boulle,
ce qui fait que le crochet se détache fort souvent,

il faut qu'il ait recours à un second, & qu'il s'en
serve de cette maniere : ayant posé le bout du
premier crochet dans le trou d'une oreille, il le
fait tenir à quelqu'un par le manche, tandis qu'il
en prend un autre de la même figure, qu'il plante
dans le trou de l'autre oreille, puis ayant tiré sa
main gauche de la matrice, qui lui avoit servi à
conduire ses crochets, il en prend un de chaque main, & alors les tirant également il faut
de necessité que la tête les suive, d'autant qu'-
elle ne peut plus rouler, ainsi prise entre deux
crochets qui ne manquent de l'amener dehors,
supposé qu'il y eut de la possibilité à le faire.

Ce n'est pas sans raison que je suppose la chose
possible, car il est des femmes si contrefaites, &
qui ont les os des hanches tellement serrez, que
toute l'adresse humaine échoue contre l'obstacle
causé par cette mauvaise conformation. Il faut
neanmoins lui arracher du corps cette tête, sans
quoi la mort est indubitable ; & puisqu'on ne
peut pas la tirer dans son entier, il faut l'avoir
par morceaux, ce que l'on fait par le moyen d'un
crochet tranchant, fait comme un couteau courbe, introduit & conduit dans la matrice le long
de la main gauche, & en depeçant cette tête par
morceaux qu'on tire les uns après les autres.

Cette operation à la verité fait horreur, mais
laissera-t on mourir une femme ? la charité chrétienne nous ordonne de tout employer pour lui
sauver la vie, & n'y ayant point d'autres moyens,
il faut donc s'en servir. Une pauvre femme est
digne de compassion de se trouver dans la necessité de souffrir une si cruelle operation, & un
Accoucheur est à plaindre de se voir obligé de
l'executer.

Mauriceau nous dit qu'il a imaginé une maniere de tirer commodement une tête restée dans

la matrice fans fe fervir du crochet. Il confeille de prendre une bande de toile forte, large
de quatre travers de doigts, de la paffer par derriere la tête, & de faire enforte qu'elle l'em-
braffe comme une fronde, puis tirant les deux
bouts de la bande, on l'amenera ainfi dehors
fans faire beaucoup de violence. S'il nous difoit
qu'il s'en fût fervi, & que cela lui eût réuffi,
nous conclurions qu'il auroit penfé jufte: ce
qu'on peut dire là-deffus, c'eft que l'invention
en eft belle, mais que l'execution en eft impoffible.

CHAPITRE XIII.

Quand le col de la matrice fort avant l'enfant.

LA defcente de matrice eft un mal dont quelques femmes font affligées. Cette fâcheufe
incommodité eft caufée par la relaxation & l'allongement des deux ligamens fuperieurs de la
matrice, qui au lieu de la retenir dans l'hipo-
gaftre fa place ordinaire, lui permettent de defcendre fur l'orifice externe, & même d'en fortir, & de fe précipiter tout-à-fait en dehors.
Celles qui ont ce malheur, font obligées de porter un peffaire pour la foutenir ; & comme ce
peffaire eft de figure ronde, & fait en forme de
petit bourlet, percé dans fon milieu, fur lequel
l'orifice interne eft appuyé, de maniere que cet
orifice n'étant point bouché par le peffaire, les
ordinaires de la femme s'en peuvent écouler tous
les mois, & il peut recevoir & retenir la femence
qui lui eft lancée.

Il eft donc poffible qu'avec une defcente de

matrice une femme puisse devenir grosse : on l'a vû arriver tres-souvent. Pendant la grossesse ces femmes ne sont point sujettes à cet accident, parce que le fond de la matrice devenant d'un volume plus gros à mesure que l'enfant grossit, il ne peut plus sortir par l'orifice externe pour se précipiter en dehors, comme il faisoit avant la grossesse. Mais si elles ne craignent plus cette précipitation, elles doivent plus que les autres femmes craindre les incommoditez qui accompagnent la grossesse, & celles qui dépendent de l'accouchement.

Pendant la grossesse elles se doivent plus conserver que les autres ; elles ne doivent point faire aucun exercice violent ; il ne faut point qu'elles aillent dans des voitures qui les puissent cahoter, ni même qu'elles marchent trop à pied, parce que la matrice étant disposée à se porter en bas, parce qu'elle n'est pas suffisamment retenue par les ligamens, ces sortes d'exercices contribueroient encore à augmenter la mauvaise disposition où elle est : ce qui excepte ces femmes, & beaucoup d'autres de la regle generale, qui dit qu'il faut que les femmes grosses fassent de l'exercice ; il ne faut pas qu'elles soient couchées sur des oreilliers trop élevez, ni qu'elles prennent des lavemens, ni émolliens qui relâcheroient encore les ligamens, ni acres & purgatifs qui les obligeroient par les épreintes qu'ils causeroient, de pousser en embas. Et s'il se trouvoit une necessité absolue d'en prendre, ils ne doivent être composez que d'eau toute simple.

Dans le tems de l'accouchement à celles qui sont sujettes aux descentes de matrice, il arrive que le col de la matrice, poussé par les efforts de la mere, causez par les douleurs qu'elle sent, sort en dehors, & embarasse tout l'orifice externe.

Ce col ainsi sorti, que nous appellons le vagin, qui est semblable à un palais de bœuf, est tout plein de grosses rides qui se tumefient de plus en plus par les efforts que la tête de l'enfant fait pour sortir.

Dans un pareil accouchement il ne faut pas faire promener la femme, ni la faire tenir debout, comme on fait souvent dans celui qui est naturel, il faut au contraire la tenir toujours couchée, le corps & la tête même au niveau des fesses ; ensuite l'Accoucheur prenant l'intervale de deux douleurs, il doit avec sa main faire rentrer ce col dans sa place ordinaire ; & afin qu'il ne retombe point à la premiere douleur, il faut qu'il tienne sa main dans le vagin, afin de soutenir la masse de l'enfant, & empêcher qu'elle ne repousse le col, & qu'elle ne l'oblige pas de ressortir.

Dans ces sortes d'accouchemens il ne faut point se servir de beurre frais ni d'huile, de crainte de relâcher encore ces parties ; & on doit recommander à la mere de ne point pousser en embas dans le tems des douleurs, pour éviter la sortie de cette partie, ce qui ne manque pas d'arriver à la moindre impulsion.

C'est donc une necessité absolue à l'Accoucheur de tenir la main dans le vagin, tant pour dilater peu à peu l'orifice interne avec le bout de ses doigts, que pour contenir le col dans sa place. Il est vrai que le travail est plus long que celui où on humecte ces parties, & où la femme a la liberté de crier, & de pousser ; mais aussi il est conduit avec plus de sureté, & il se termine plus heureusement.

La femme étant accouchée, il la faut délivrer avec beaucoup de circonspection ; il ne faut point tirer le cordon, & par conséquent l'arriere-faix avec trop de violence, de crainte que le fond de la matrice, qui n'est point retenu par ses ligamens superieurs trop relâchez, ne suive l'arrierefaix, & ne tombe en dehors. Si par malheur il étoit sorti, il faut que l'Accoucheur sur le champ avec sa main ferme, le repousse le plus loin qu'il pourra, ce qui non seulement le remettra dans sa place, mais qui faisant alonger le col, lui ôtera ces plis & ces rides que l'impulsion de l'enfant lui avoit causé.

Il faut donc repousser promptement une matrice tombée & renversée, pour éviter les accidens fâcheux qui en arriveroient si on differoit, & si l'on donnoit aux fibres de la matrice le tems de se resserrer avant que d'être remise à sa place : on ne doit point craindre de faire de la douleur à la mere, puisque le passage de l'enfant a tellement dilaté ces parties, qu'une main y peut entrer avec beaucoup de facilité, ce qu'elle ne pourroit pas faire pour peu qu'on differa.

Aprés un accouchement de cette nature, & des suites aussi fâcheuses, une mere doit être attentive à se mieux conserver que dans une autre couche ; il faut qu'elle soit bandée avec plus de fermeté pour soutenir la matrice ; qu'elle ne mette les pieds à terre que quinze jours aprés sa couche ; qu'elle ne releve qu'au bout du mois ; qu'avant que de vaquer à ses exercices, elle mette plusieurs fois sur ses reins une compresse trempée dans du vin astringent, & qu'enfin elle n'oublie pas de porter un pessaire pendant quelques mois.

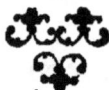

CHAPITRE XIV.

Quand la tête de l'enfant est trop grosse.

NOus parlons ici d'une femme à terme, dont l'enfant est bien tourné, & où tout semble se disposer pour un accouchement naturel, neanmoins aprés que les membranes ont été percées, & que les eaux se sont écoulées, on ne voit point la tête de l'enfant s'avancer dans le passage par où elle doit sortir, on sent au contraire qu'elle est arrêtée par quelque obstacle, qui non seulement differe sa sortie, mais qui l'empêche encore de faire son chemin, quoique la mere ait des douleurs suffisantes pour accoucher.

Cet empêchement peut avoir trois causes differentes ; la premiere, quand les os qui ferment le bassin sont ou naturellement, ou par accident disposez de maniere qu'ils ne peuvent pas livrer un passage suffisant pour la sortie de l'enfant. La seconde, quand la mere est trop avancée en âge, & que c'est son premier enfant, alors les fibres de la matrice trop serrées & trop dures, ne peuvent pas prêter, & s'alonger comme elles font dans une jeune personne. La troisiéme, quand la tête est tellement grosse, qu'il est impossible qu'elle puisse s'ouvrir le chemin qui lui est necessaire.

Des deux premieres causes, nous en avons traité dans leur lieu, nous ne parlerons dans ce Chapitre que de la troisiéme, qui est de la grosseur excessive de la tête d'un enfant, qui, quoique bien tourné, est arrêté pendant des deux, trois & quatre jours dans un même endroit, sans faire aucun progrès qui puisse faire esperer un heureux accouchement.

C'eſt dans une pareille occaſion où l'Accoucheur ſe trouve fort embaraſſé, il faut qu'il faſſe proviſion de patience, tant pour attendre que les efforts de la mere puiſſent faire avancer l'enfant, que pour répondre à toutes les queſtions qui lui ſont faites par les parens, & par les aſſiſtans, qui impatiens de voir durer le travail ſi long-tems, s'imaginent ſouvent que c'eſt la faute de l'Accoucheur, & qu'il ne remplit pas ſon devoir, parce qu'il ne leur donne pas l'enfant auſſi-tôt qu'ils le ſouhaiteroient.

La preſence de l'Accoucheur eſt pour lors d'un tres-leger ſecours, il ne peut de tems en tems que porter du beurre frais à cette partie pour tâcher de la dilater. Il eſt vrai qu'il touche la tête de l'enfant, mais comme elle ſe preſente par le ſommet, il n'a point de priſe, il ne peut ni la faire avancer, ni la faire reculer, il eſt ſeulement ſpectateur des efforts que la mere & l'enfant font pour ſe tirer de l'embarras où ils ſont ; il n'a donc rien à faire qu'à attendre, & à ne rien promettre.

Il eſt des Accoucheurs, & des plus celebres de Paris, qui impatiens de la longueur du travail, entreprennent de repouſſer l'enfant, & de le retourner pour l'avoir par les pieds. Je l'ai vû faire à deux femmes differentes, à qui après avoir tiré leurs enfans par les pieds, les têtes ſont demeurées dans le corps, qu'on n'a pû retirer qu'avec des violences extraordinaires, & qui en ſont mortes toutes les deux ; c'eſt pourquoi je ne conſeillerai jamais cette pratique, qui a été funeſte à celles qui en ont été les victimes.

Quand un enfant preſente ainſi ſa tête le premier jour, on croit être ſûr d'un heureux accouchement : le ſecond on eſpere de moment en moment voir ſinir le travail ; le troiſiéme on com-

mence à craindre que la fin n'en soit pas heureuse; & enfin le quatriéme jour on desespere de
le pouvoir avoir naturellement, & on se voit
dans la necessité d'avoir recours aux instrumens.

Avant que de s'en servir, l'Accoucheur doit
dans une chambre prochaine, afin que ce ne soit
pas en presence de la mere, parler aux parens, &
par de bonnes raisons les convaincre de l'obligation où il se trouve de les employer pour avoir
cet enfant, & pour sauver la vie à la mere, qu'ils
verroient perir indubitablement, si elle n'étoit
promptement secourue : il doit encore leur proposer d'appeller du secours, tant pour être fortifié du conseil d'un de ses Confreres, que pour être
aidé dans une operation de cette consequence.

Ce qui embarrasse le plus dans cette occasion,
c'est l'incertitude où on est souvent de sçavoir si
l'enfant est ou vivant ou mort : si on avoit des
signes certains de la mort, il ne faudroit pas
balancer un moment ; mais la crainte de le trouver vivant aprés l'avoir tiré avec le crochet, fait
trembler l'Accoucheur, & est cause qu'il differe
le plus qu'il peut ; d'un autre côté si en differant
trop long-tems il hazarde la vie de la mere, il
tombe dans un inconvenient encore plus fâcheux ;
c'est pourquoi, suivant le principe établi, qui dit
quand tous les deux sont en danger de mourir,
on doit sauver la vie à la mere, preferablement à
celle de l'enfant, il faut qu'il travaille.

Pour instruire un jeune Accoucheur de ce qu'il
doit faire lorsque la tête de l'enfant est si prodi-
gieusement grosse, que malgré les efforts que la
mere fait pour la pousser dehors, elle ne peut
point sortir, je croi que le meilleur moyen est de
lui faire le recit d'un pareil accouchement arrivé à Versailles il y a environ dix ans, la conduite

duite qu'on y a tenu, & qui a réussi, lui servira de regle pour celle qu'il doit avoir en une pareille occasion, parce que l'exemple & les faits instruisent souvent plus que les raisonnemens.

Une jeune Dame de qualité grosse de son premier enfant, aussi-tôt qu'elle sentit des douleurs, envoya chercher Mauriceau qui étoit pour lors à Versailles pour Madame la Duchesse du Maine, les douleurs ayant continué jusqu'au lendemain, les eaux percerent, & s'écoulerent, on crut que la tête suiveroit comme il arrive à toutes les autres; mais elle demeura en la même place, sans faire aucun chemin. On promena la mere, on la saigna, & on lui donna des lavemens tres-forts pour exciter des épreintes qui l'obligeassent de pousser en embas; rien ne put la faire avancer. Le second jour étant passé, les parens firent appeller Dionis le fils, en qui ils avoient de la confiance: ces deux Accoucheurs pendant le troisiéme jour furent spectateurs des douleurs qu'elle souffroit sans aucun progrès: enfin après le quatriéme jour, le poulx devenant mauvais, les forces diminuant, & les douleurs n'étant plus suffisantes, & craignant qu'elle ne mourut, son enfant dans le corps, ils resolurent de concert avec les Medecins & les Chirurgiens de la Cour, de l'accoucher de force, n'y ayant que ce moyen pour lui sauver la vie.

La femme ayant été mise dans une situation commode, c'est-à-dire, assise sur le bord du lit, le corps panché sur des oreilliers, & ces deux jambes tenues par deux femmes assurées, on commença par ondoyer l'enfant sous condition, en portant dans une petite cuilliere de l'eau jusques sur la tête de l'enfant qu'on pouvoit toucher. Mauriceau, comme le plus ancien, voulut travailler, mais ayant mis le crochet au sommet de la

S

tête, & le cuir chevelu s'étant déchiré, il voulu le mettre dans un des parietaux, comme il l'ordonne dans son Livre, & n'ayant pas pû y réussir, après beaucoup d'efforts inutils, il donna l'instrument à Dionis, en lui disant vous êtes jeune & fort, vous réussirez mieux que moi.

Mauriceau s'étant ôté, Dionis prit sa place, & se mit en devoir de travailler. Pendant qu'il cherchoit où placer son crochet, Mauriceau voulu, en prenant un ton de maître, lui donner quelques conseils, mais le pere de la Dame qui lui tenoit une de ses mains, lui imposa silence, en lui disant de laisser faire Dionis, parce qu'il lui paroissoit qu'il s'y prenoit avec toute la prudence possible. En effet il s'y prit si bien, qu'ayant planté le crochet à la nuque du col, vers la base de l'os occipital, & ayant senti un point d'appui tres-solide, il tira de toute sa force, & faisant avancer la tête peu à peu, il l'amena au dehors en tres-peu de tems ; il débarassa ensuite les épaules qui répondoient à la grosseur de la tête : l'enfant étant sorti, il la délivra heureusement.

Cet accouchement fit beaucoup d'honneur à Dionis, d'autant que toutes les Dames de la Cour s'y interessoient, & que Madame la Duchesse de Bourgogne envoyoit plusieurs fois le jour sçavoir comment il alloit. Les suites de la couche se passerent sans accidens. Et cette Dame a eu depuis deux enfans dont Dionis l'a accouchée naturellement, parce que ce premier avoit tracé le chemin aux autres.

En même tems que Dionis étoit content d'avoir aussi-bien réussi, Mauriceau étoit mortifié par trois endroits ; le premier, d'avoir été obligé de quitter le travail, après avoir voulu l'entreprendre ; & le second, d'avoir vû que Dionis avoit sçu accrocher l'enfant par la base de l'os occipital, aprés qu'il a avancé dan son Livre qu'il étoit impossible de le faire à cause des os pubis ; & le troisiéme, d'avoir vû que l'enfant n'étoit pas encore mort, aprés avoir assuré dans ses Ecrits qu'il ne pouvoit pas être vivant aprés avoir été quatre jours dans cette disposition.

Comme c'est par l'excessive grosseur de la tête que l'accouchement est retardé, il y a des Accoucheurs qui conseillent de vuider le cerveau pour en diminuer le volume ; & pour cet effet qu'on fasse une grande incision avec un bistouri courbe au sommet de la tête, à l'endroit des sutures, & que par cette incision on vuide tant le cerveau que le cervelet. Et qu'ensuite ayant porté le crochet dans la cavité du crane, on l'attache à quelqu'un de ses os pour pouvoir la tirer avec plus de facilité ; mais ce moyen ne doit point être mis en pratique ; car outre qu'il est tres-embarassant de vuider la cervelle par une ouverture longitudinale, qui ne peut pas s'entr'ouvrir à cause que les os du crane ne peuvent point s'écarter, étant pressez dans le passage ; & quand même la tête seroit vuide de la cervelle, elle n'en seroit pas plus petite, parce que ce n'est pas elle qui en fait la grosseur, & que ce sont les os qui la composent.

Mauriceau nous dit avoir inventé un instrument auquel il a donné le nom de *tire-tête*, & dont il assure qu'on approuvera l'utilité ; & comme il faut faire une ouverture à la tête pour l'appliquer, on ne peut pas s'en servir aux enfans vivans, nous dirons à la fin de ce Chapitre la maniere qu'il faut observer pour en tirer l'usage qu'il nous en promet.

Voilà donc trois moyens que nous avons pour avoir un enfant de force, l'un par le crochet, l'autre en vuidant la cervelle, & le troisiéme en se servant du tire-tête. Par ces trois moyens on ne peut pas avoir l'enfant vivant ; car s'il n'étoit pas mort quand on commenceroit à s'en servir, on le tueroit infailliblement ; c'est pourquoi il ne faut rien précipiter, & on doit avoir des signes certains de la mort de l'enfant avant que de prendre la resolution de s'en servir, à moins qu'on ne se trouve dans la cruelle necessité de faire perir l'enfant pour sauver la vie à la mere.

CHAPITRE XV.

Quand l'enfant presente la face, ou le côté de la tête.

APrés que les eaux sont percées, quoique la tête de l'enfant se presente au passage, l'accouchement n'en est pas toujours naturel ; elle peut se presenter de quatre manieres ; 1°. ou la face en dessous, 2°. ou la face en dessus, 3°. ou la face en devant, 4°. ou la face tournée de côté. Les deux premieres situations sont naturelles, & sont suivies d'un accouchement heureux ; mais les deux dernieres sont vitieuses ; il y faut remedier, & c'est dont nous allons parler dans ce Chapitre.

Les eaux étant écoulées, le Chirurgien peut sentir quelle partie de la tête se presente au passage ; quand il trouve qu'au lieu du sommet de la tête, c'est le visage qu'il touche, il doit dire à la femme de ne faire aucun effort, pour ne pas faire avancer trop avant dans le passage la tête de l'enfant, avant qu'il ait travaillé à lui faire prendre sa situation naturelle ; & pour cet effet il coulera sa main doucement entre l'os pubis & la tête de l'enfant, & appuyant legerement sur le front de l'enfant ; il lui fera tourner peu à peu la face en embas, qui est la situation naturelle qu'elle doit prendre pour sortir avec plus de facilité : il ne faut point se trop presser dans cette operation, de crainte de meurtrir le visage de l'enfant, qui pour peu de tems qu'il ait sejourné dans cette situation, devient brun & livide par le sang qui y est porté, & qui ne peut pas s'en retourner par la compression qu'il souffre dans cette mauvaise posture.

La quatriéme maniere dont la tête se peut presenter, est lorsqu'elle est de côté ou couchée sur l'épaule droite ou sur la gauche, alors elle ne peut sortir qu'elle ne soit redressée en ligne directe, c'est à quoi le Chirurgien doit travailler, en coulant sa main du côté qu'elle est panchée, après avoir fait coucher la femme sur le côté opposite, pour par cette situation lui aider à se mettre en droite ligne ; mais si la tête étoit tellement engagée dans le passage, qu'elle ne pût pas être redressée, il faudroit pour lors glisser sa main jusqu'à l'épaule de l'enfant, puis la repoussant en enhaut pour faciliter par cette impulsion le moyen à la tête de se mettre en ligne directe. Il faut observer que cette operation ne veut point qu'on la differe ; car aussi-tôt qu'on a reconnu que la tête de l'enfant se presente dans cette situation, il faut travailler à la redresser ; car plus on differe, & plus la chose devient difficile, tant par les efforts que la mere fait pour pousser son enfant dehors, qui engagent de plus en plus cette tête dans le passage ; que l'écoulement des eaux étant fait, la secheresse des parties contribue encore à rendre l'operation tres-difficile. Ce n'est pas un petit ouvrage pour l'Accoucheur de redresser une tête ainsi panchée sur une épaule ; il est à souhaiter qu'il le puisse faire avec ses mains,

car souvent il est impossible qu'il puisse réussir;
il ne faut pas pourtant, quoiqu'il y trouve tant
de difficultez, abandonner cette operation à la
nature, qui succomberoit plutôt que d'y réussir;
il faut donc alors repousser l'enfant dans le fond
de la matrice, & chercher un pied, puis l'autre,
& l'accoucher ainsi par les pieds. Mauriceau nous
en rapporte deux exemples de deux femmes de
Chirurgiens, dont les enfans se presentoient dans
une pareille situation, qu'il retourna, & qu'il tira
par les pieds.

CHAPITRE XVI.

Quand la tête de l'enfant est sortie, & qu'il est accroché par les épaules.

IL arrive souvent que la tête de l'enfant étant
sortie, le reste de son corps demeure arrêté par
les épaules, ou parce qu'elles sont trop grosses, où
parce que la tête étant trop petite, elle n'a pas assez dilaté le passage pour les pouvoir laisser sortir.
Cet accident arrive encore quand l'enfant est
mort dans la matrice : l'enfant venant à sortir la
tête étant mollasse elle prête & s'alonge, ce que
ne peuvent pas faire les épaules; & l'on prétend
que les peres qui ont les épaules larges, faisant
des enfans qui leur ressemblent, leurs femmes
ont beaucoup de peines à accoucher, & qu'elles
sont souvent exposées à cet accident, qui peut
encore arriver pour n'avoir pas bien pris son
tems pour tirer la tête dans le même instant qu'-
elle est sortie, afin de faire prendre aux épaules
la place par où elle a passé.

Quand l'enfant est ainsi arrêté, il ne faut pas
l'y laisser long-tems, parce qu'ayant le col pressé,

& ne pouvant refpirer, il y feroit étranglé, comme il arriva en l'année 1695 à un fils de M. le Duc de Savoye, aujourd'hui Roy de Sicile, comme nous venons de le dire page 261.

Il faut donc fans perdre de tems tirer l'enfant de ce malheureux état ; aprés avoir obfervé fi le cordon n'entoure point le col, ce qui arrive fouvent, & qui peut encore empêcher l'enfant d'avancer : il faut tirer cette tête tantôt à droite, & tantôt à gauche, pour donner moyen aux épaules de fe débaraffer l'une aprés l'autre. On prend quelquefois la tête d'une main fous le menton, & de l'autre fur le derriere de la tête, & la tirant avec une douce violence, on s'efforce d'avoir l'enfant, dont on vient à bout, à moins qu'il n'y ait quelque chofe de monftrueux qui en fut un obftacle invincible : je dis la tirer avec une douce violence, car fi l'on tiroit trop fort, on pourroit arracher la tête, comme il eft arrivé quelquefois, & dont il n'y a que trop d'exemples.

Quand les épaules n'avancent point, & qu'en tirant ainfi la tête, on craint de l'arracher, il faut couler un ou deux doigts jufques fous une des aiffelles de l'enfant ; & par ce moyen débaraffer une épaule, puis faifant la même chofe fous l'autre aiffelle, on vient à bout de fon ouvrage ; il ne faut point paffer fes doigts fous l'aiffelle avec trop de violence, de crainte de caffer l'humerus, comme je l'ai vû arriver à un celebre Accoucheur, cet os caffa comme une rave ; je lui remis, & l'enfant fut gueri en peu de tems : c'étoit une fille qui eft à préfent une des premieres Dames de la Cour.

CHAPITRE XVII.

Quand l'enfant presente une main.

LE plus difficile des Accouchemens pour le Chirurgien, sans contestation, c'est lorsque l'enfant presente un bras, au lieu de la tête, qui naturellement doit suivre l'évacuation des eaux, parce que l'enfant étant pour lors en travers dans le corps de sa mere, il est impossible qu'il en puisse sortir tant qu'il sera dans cette situation, il faut donc le retourner ; & c'est dans une pareille occasion où l'Accoucheur doit donner des preuves de son adresse, puisque cet accouchement dépend entierement de lui ; car il ne faut point qu'il attende aucun secours ni de la part de la mere, ni de celle de l'enfant, les efforts que l'un & l'autre feroient, seroient plutôt nuisibles que profitables ; car ils obligeroient le bras de s'engager de plus en plus dans le passage.

Je plains la mere qui dans un tel accouchement tombe entre les mains d'une Sage-femme ignorante, qui au lieu de repousser ce bras, s'efforce de le tirer, croyant pouvoir réussir, & qui n'appelle du secours qu'aprés avoir fait mille efforts inutils qui rendent l'accouchement plus laborieux, que si aussi-tôt qu'elle a connu que le bras se presentoit, elle l'eût empêché de s'avancer davantage.

La premiere chose que l'Accoucheur doit faire, c'est d'empêcher la mere de faire aucun effort pour pousser son enfant en embas ; il faut ensuite qu'il prenne la resolution de retourner l'enfant, n'y ayant absolument point d'autres moyens pour le faire sortir ; & qu'il se dispose à le faire le plutôt qu'il pourra ; aprés avoir fait son pro-

gnostic aux parens, & leur avoir fait connoître
la necessité de travailler incessamment, il doit
faire mettre la femme dans une situation convenable, sçavoir assise sur le bord de son lit, le
corps à demi couché, & soutenue par derriere
par une femme qui lui appuye les deux mains
sur les épaules, afin qu'elle ne puisse pas reculer
dans le tems de l'operation, & deux autres femmes fortes qui lui tiendront les deux jambes
ployées, & écartées l'une de l'autre.

Il faut que le Chirurgien touche le poulx de
l'enfant, pour connoître s'il est mort ou vivant ;
car s'il étoit mort, il n'auroit rien à menager du
côté de l'enfant, son attention seroit toute entiere pour la mere ; mais si le poulx lui marquoit
qu'il fût vivant, il faudroit commencer par l'ondoyer sur cette main, parce qu'il pourroit mourir dans le tems de l'operation qui est quelquefois
tres-longue, & tres-dangereuse pour l'enfant.

Il faut encore que l'Accoucheur examine si c'est
la main droite ou la gauche qui est sortie, ce qu'il
connoîtra par le pouce, qui est le doigt le plus
proche de la tête, parce qu'ayant à repousser le
bras du côté de la tête, il faut qu'il soit certain
que celui qui est sorti soit le droit ou le gauche ;
& de plus c'est qu'il lui indique de quelle main il
doit se servir pour travailler, parce que si c'est
le bras droit de l'enfant qui soit sorti, il faut que
l'Operateur se serve de sa main droite, & ainsi de
l'autre.

Ces précautions prises, il faut que l'Operateur
empoigne le bras de l'enfant le plus haut que faire
se pourra, & qu'il le repousse en droite ligne du
côté de l'épaule, laquelle épaule poussant doucement la tête en enhaut, lui donnera le moyen
d'avancer sa main, & la coulant le long de l'épine
du dos de l'enfant, d'y trouver les pieds, de s'en

faifir d'un , & le tirant fans trop de violence pour
l'amener en dehors, ce qui oblige l'enfant de fe
retourner peu à peu ; puis ayant amené un pied il
faut qu'il aille chercher l'autre , & que les ayant
joints enfemble , il fe comporte dans cet accouchement comme on fait dans ceux qui fe font où
l'enfant prefente les pieds.

On dit vrai quand on affu re que l'on arrache-
roit plutôt le bras de l'enfant , que de le pouvoir
faire fortir dans cette fituation , ayant la tête
dans un des côtez de la mere , & les pieds dans
l'autre , il faut donc le retourner comme je viens
de vous le marquer ; mais il y en a qui propofent
de le faire venir par la tête, difant que c'eft la
maniere la plus naturelle ; il eft vrai, mais cela
n'eft pas poffible , il faut avoir fait ces fortes
d'accouchemens pour en connoître les difficultez;
car en voulant introduire fa main dans le fond de
la matrice, on fent l'orifice interne de la matrice
qui n'ayant été que tres-peu dilaté par le bras de
l'enfant qui eft forti , ne permet pas à la main
d'y entrer facilement ; ainfi il faut qu'elle s'ouvre elle-même le paffage ; & fi à peine y permet-
il d'y paffer un pied, à plus forte raifon lui per-
mettroit-il d'y amener la tête.

C'eft avec jufte raifon qu'on appelle ces fortes
d'accouchemens laborieux, par les peines qu'ils
donnent à la mere, à l'enfant, & au Chirurgien :
j'en ai fait plufieurs qui m'ont tous réuffi, quand
j'ai pris le parti de retourner les enfans, & de
les avoir par les pieds ; mais quand j'ai voulu
prendre celui de les faire venir par la tête, je me
fuis donné des peines infinies fans pouvoir y réuffir; c'eft pourquoi je confeille à tous ceux qui pratiquent les accouchemens , de s'en tenir à la meilleure , qui eft de faire ces fortes d'accouchemens
par les pieds.

C'eſt une erreur de croire qu'en trempant la main de l'enfant dans de l'eau froide, ou la frotant d'un morceau de glace, le froid peut obliger l'enfant de retirer ſa main; le pourroit-il quand il le voudroit? & la peſanteur de ſon corps ne l'empêcheroit-elle pas de retirer ſon bras? c'eſt donc un moyen plutôt imaginaire qu'-effectif.

Ambroiſe Paré conſeille de couper le bras de l'enfant quand on eſt certain qu'il eſt mort. Il dit de le faire le plus haut que l'on pourra; & aprés avoir coupé les chairs, de couper l'os avec des tenailles inciſives. & qu'aprés on aura plus de facilité à tourner l'enfant. Les difficultez qu'il y a à faire une telle operation, & l'horreur qu'elle inſpire aux aſſiſtans, doivent la faire éviter; & je ne conſeillerai jamais de la pratiquer.

Mauriceau a imaginé un autre moyen, il dit que quand on croit être obligé de retrancher le bras de l'enfant pour pouvoir le retourner, il faut le tordre trois ou quatre tours pour ſeparer l'humerus d'avec l'omoplate, & enſuite couper les chairs; & qu'ainſi il ne reſtera point une partie d'os qui pourroit bleſſer la mere en tirant l'enfant; mais comme il ne nous dit point l'avoir pratiqué, & qu'il n'avance cela que comme un avis, je ne conſeillerai à perſonne de le mettre en pratique.

CHAPITRE XVIII.

Quand l'enfant presente l'épaule, le dos ou le côté.

UNe des plus mauvaises postures dans lesquelles un enfant se peut presenter, c'est celle de l'épaule, parce qu'étant tres-éloignée des pieds, que le Chirurgien est obligé d'aller chercher pour le faire sortir, la main du Chirurgien a plus de chemin à faire ; & de plus, c'est que la tête & le col de l'enfant sont dans une situation tres-contrainte quand c'est l'épaule qui s'avance la premiere.

Il est inutile de sçavoir si c'est l'épaule droite ou la gauche, parce que l'une & l'autre demandent le même travail. Aprés avoir fait mettre la femme dans une situation convenable, il faut lui recommander de ne faire aucun effort, & de ne point crier, si faire se peut, pendant l'operation ; le Chirurgien introduira sa main jusques sur l'épaule de l'enfant pour la pousser en enhaut, & pouvoir mettre sa main à sa place ; il ne doit point s'étonner s'il trouve de la résistance, causée par le poid de l'enfant, & par l'impulsion que toutes les parties de la mere font pour se débarasser de ce fardeau ; c'est ce qui l'oblige de redoubler ses forces pour lui faire changer de place ; s'il trouve que la tête soit disposée à se reduire, & à prendre la place de l'épaule, il faut qu'il lui en facilite les moyens ; mais comme il est difficile que cela se puisse faire, il ne faut pas s'y attendre ; il faut donc aprés avoir repoussé l'épaule, qu'il coule sa main le long du côté de l'enfant, qui lui sera le plus commode, & qu'il aille chercher les pieds pour le tirer, & le faire sortir de la maniere que nous avons déja dit.

Quand l'enfant presente le dos, il est impossible qu'il puisse sortir dans cette posture ; tous les efforts que fait la mere lui deviennent préjudiciables ; car au lieu de le faire avancer, ils l'obligent de se courber, & alors les parties contenues dans la poitrine & dans le bas ventre, en étant plus pressées, l'enfant suffoqueroit s'il demeuroit long-tems dans une situation si contrainte. Le Chirurgien doit donc, après avoir un peu repoussé le dos, glisser sa main le long de l'épine du côté des fesses, & aller chercher les pieds qui n'en sont pas loin, pour les amener en dehors, & faire l'accouchement comme s'il avoit presenté les pieds.

Il est arrivé fort souvent que les eaux étant percées, qu'au lieu de la tête de l'enfant, il presentoit le cul ; plusieurs Sages-femmes s'y sont trompées, qui après avoir touché une fesse ronde & ferme, qu'elles prenoient pour la tête, ont assuré que l'enfant étoit bien tourné ; & qui ne se sont apperçûes de leur erreur, qu'après avoir vû que rien n'avançoit, quoique la mere eût souffert de tres-grandes douleurs. On convient qu'il s'est fait beaucoup d'accouchemens de cette maniere où l'enfant est venu par derriere, c'est-à-dire en double, ayant les cuisses ployées sur le ventre : mais afin que ces sortes d'accouchemens réussissent, il faut deux circonstances, l'une que l'enfant soit tres-petit, & l'autre que la mere ait ses parties tres-larges ; car il faut qu'elles se dilatent beaucoup plus que pour laisser passer un enfant qui sort par la tête. Je plains les femmes à qui cela est arrivé, & elles devroient être fort irritées contre les Sage-femmes qui leur ont fait essuyer de pareilles douleurs.

Dans le dernier accouchement de Madame la Duchesse de Bourgogne, son enfant qui est aujourd'hui le Roy, présenta le derriere, M. Clement s'en étant apperçu, fit ce qu'il jugea necessaire : on entendit Madame la Duchesse de Bourgogne lui dire qu'il l'a tourmentoit plus qu'il n'avoit fait dans ses autres accouchemens ; il alla son chemin, & il l'accoucha assez promptement, & fort heureusement ; ce qui prouve la difference qu'il y a d'être entre les mains d'un habile homme, ou d'une Sage-femme peu experimentée.

Quoique Mauriceau nous dise que le premier accouchement qu'il a fait, l'enfant vint le cul le premier, & qu'il fût heureux, il ne nous conseille pas pourtant de recevoir les enfans de cette maniere ; & il avoue qu'il y fut contraint, parce que l'enfant, avant qu'il fût arrivé, s'étoit tellement avancé dans le passage, qu'il ne fût pas dans son pouvoir de le repousser pour le retourner. Et il ajoûte que quand le Chirurgien se trouve dans cette necessité, il faut qu'il coule une de ses mains à côté de la fesse de l'enfant, pour glisser deux de ses doigts dans une de ses aines, & le tirant à soi, lui aider par ce moyen à sortir. Il dit encore qu'il a vû des accouchemens fort heureux, & dont les meres n'étoient point incommodées, où l'enfant étoit venu en double ; mais il falloit, comme nous avons dit, de deux choses l'une, ou que l'enfant fut tres-petit, ou que le passage fut tres-large.

Quand l'enfant se presente le cul devant, il ne manque pas de lui arriver une incommodité qui est fort desagréable, c'est que le meconium qui est cette humeur noire qui s'amasse dans les intestins de l'enfant, pendant qu'il est dans le ventre de sa mere, ne manque point à sortir, parce qu'étant dans une situation comme s'il étoit sur une chaife percée, & pouffant continuellement, il n'eft pas dans fon pouvoir de le retenir.

Les enfans qui prefente le derriere ont ordinairement le dos tourné vers celui de la mere, & par confequent la face en devant : en les retournant il ne faut pas manquer de les mettre la face en deffous, parce qu'il pourroit arriver que fi la face étoit en deffus, le menton pourroit s'accrocher aux os pubis, ce qui feroit une difficulté, & ce pui pourroit arrêter la tête au paffage.

CHAPITRE XIX.

Quand l'enfant prefente le ventre, la poitrine ou le côté.

IL y a peu de difference entre ces deux fituations, ou quand l'enfant prefente le ventre, ou quand c'eft la poitrine, c'eft ce qui fait qu'elles font également dangereufes, tant parce que le cordon ne manque point de fortir, qu'à caufe de l'épine du dos qui ne peut pas fe ployer en arriere, ce qui tient l'enfant dans une fituation fi contrainte, qu'il y periroit s'il n'étoit promptement fecouru.

Ce qui doit encore déterminer l'Accoucheur à ne pas differer, c'eft l'impoffibilité qu'il y a que l'enfant puiffe fortir tant qu'il fera dans cette pofture, il faut donc qu'il travaille à la changer; & pour y parvenir il introduira fa main, afin de pouvoir pouffer doucement l'enfant ; & par ce moyen gliffer fa main en embas pour chercher les pieds, & les tirer dehors, de la même maniere que s'il les avoit prefentez les premiers, obfervant en tirant l'enfant de lui tourner la face en deffous, pour les raifons que nous avons déja dites.

Lorfque l'enfant fe prefente par le côté, cette fituation n'eft pas fi dangereufe que les deux autres dont nous venons de parler, parce qu'étant dans la matrice comme une boule, il peut plus aifement fe jetter fur un côté ou fur l'autre, & y demeurer plus long-tems fans être en danger, d'y fouffrir, ou d'y perdre la vie, comme dans les deux autres, & de plus c'eft que le cordon umbilical n'eft pas fi en danger de fortir avant l'enfant ; il ne faut pas neanmoins en differer l'accouchement, qui dépend entierement du Chirurgien, qui ne doit pour lors rien attendre de la nature, par l'impoffibilité qu'il y a que la mere puiffe accoucher tant que l'enfant fera dans cette fituation. Il faut donc le retourner, & ne pas prétendre pouvoir lui mettre la tête dans le paffage pour l'avoir la premiere ; mais il faut en la repouffant en enhaut chercher les pieds, & les tirer dehors au plutôt ; car la lenteur en cette occafion ne peut être que préjudiciable à l'enfant.

CHAPITRE XX.

Quand l'enfant prefente les genoux.

C'Eft une regle generale à tous les enfans de faire la eulbute quelque tems avant l'accouchement, & la tête en embas, la pofer fur l'orifice interne de la matrice, qui eft l'endroit par où il fe difpofe à fortir ; mais cette regle n'eft pas fi generale qu'il n'y en ait quelques-uns, & même plufieurs qui au lieu de la tête prefentent differentes parties du corps. Nous en avons déja parlé de beaucoup, & nous allons encore examiner ce qu'il faut faire à celui dont les genoux fe jettent les premiers dans le paffage.

Il n'est pas aisé de sçavoir quelle partie de l'enfant se doit presenter lorsque les eaux ne sont pas encore percées, mais aussi-tôt qu'elles sont évacuées, l'enfant en s'avançant au passage fait sentir la partie qu'il presente ; on connoît que ce sont les fesses par la grosseur & la mollesse de la partie : on est sûr que c'est la tête quand elle est ronde, dure, & qu'elle emplit tout le passage ; on juge que c'est un genoux quand elle est plus petite, & qu'elle a une rondeur plus égale que celle que feroit le coude qui l'auroit plus pointue.

On est certain que c'est le genoux quand peu de tems après l'avoir touché on sent l'autre genoux se joindre au premier ; alors l'Accoucheur doit examiner si l'enfant est couché sur le dos ou sur le ventre ; car s'il avoit la face tournée vers le dos de la mere, & que les genoux fussent beaucoup avancez dans le passage, il pourroit les laisser venir dans cette situation ; mais s'il avoit le visage en dessus, il faudroit le retourner ; ce que le Chirurgien fera en glissant deux de ses doigts sous le jarret d'une de ses jambes, pour la faire allonger, & ensuite de même sous l'autre ; & les ayant ainsi déployez, le tirer par les pieds, observant de lui mettre la face en dessous pour empêcher que le menton ne s'accroche aux os pubis, ainsi qu'il a déja été dit.

CHAPITRE XXI.

Quand l'enfant presente les pieds avec les mains.

IL est assez ordinaire qu'un enfant presente les mains ensemble, ou les pieds de même ; mais il est tres-rare qu'il puisse presenter les mains & les

T

pieds tout à la fois, parce qu'ayant, pendant qu'il
est dans le ventre de sa mere, les jambes ployées,
& par conséquent les talons proche ses fesses ; il
est tres-difficile qu'il puisse les déployer pour les
aller joindre à ses mains pour sortir conjointement avec elles ; mais cela pouvant arriver, si
nous en croyons quelques Auteurs, il est bon que
l'Accoucheur sçache à quoi s'en tenir en pareille
occasion.

Si aprés que les eaux sont percées, le Chirurgien sent une confusion de doigts qui se presente
à l'orifice interne, il ne peut pas douter que ce ne
soient les mains & les pieds, mais n'étant pas
beaucoup avancées, & étant serrées par cet orifice, il a de la peine à distinguer les doigts des
mains d'avec ceux des pieds, c'est pourquoi il
faut qu'il se donne un peu de patience, & qu'il
attende que quelques douleurs ayent fait dilater
l'orifice interne, & par conséquent avancer un
peu ces parties ; & alors pouvant les distinguer
les unes des autres, il ne doit pas balancer un
moment, il faut qu'il prenne le parti de repousser les mains, & d'empoigner les pieds pour les
tirer dehors au plutôt.

Cet accouchement n'est pas si difficile qu'on
pourroit se l'imaginer ; car en tirant les jambes
doucement, la tête & les mains de l'enfant sont
obligées de remonter en haut, & ensuite de suivre le reste du corps : & ce qui en facilite la sortie, c'est quand toutes les eaux ne sont pas évacuées, lorsque les membranes se sont crevées, &
qu'il y en est resté une partie qui sert à humecter
le passage pendant l'operation ; mais si ces parties
sont demeurées à sec, parce qu'il y aura long-tems
que les eaux seront sorties, l'enfant ne pouvant
se retourner, il faut que la main de l'Accoucheur
aille chercher la tête de l'enfant, qui heureuse-

ment n'est pas loin, & qu'en la pressant doucement, il lui aide à remonter. Cet accouchement,
à dire la verité, peut être appellé laborieux, mais
il ne l'est pas tout-à-fait tant que celui où l'enfant
ne presente qu'une seule main.

Ceux qui ne sont point dans la pratique des
accouchemens, & qui n'en ont que la theorie,
disent tous que quand il s'agit de retourner un
enfant, il faudroit lui donner sa situation naturelle pour le faire sortir la tête la premiere ;
ils ont raison si cela étoit aussi facile comme ils
se l'imaginent ; mais les Accoucheurs qui ont voulu essayer cette pratique, y ont trouvé tant de difficultez, qu'ils ont tous pris le parti de faire les
accouchemens laborieux par les pieds ; ils nous
disent que quand même ils auroient reduit la tête
au passage pour sortir la premiere, il faudroit encore que la mere essuyât beaucoup de douleurs
avant que l'orifice interne fût assez dilaté pour
la laisser passer ; mais qu'ayant une fois les pieds,
les cuisses & le corps, en sortant procuroient une
libre sortie pour la tête, & qu'ainsi on épargnoit
beaucoup de douleurs à la mere, & on retiroit plûtôt l'enfant de sa prison.

CHAPITRE XXII.

Quand l'enfant est hydropique ou monstrueux.

DES trois cavitez du corps capables de contenir de l'eau, & de s'en remplir tellement
qu'elles puissent empêcher un enfant de sortir du
ventre de sa mere, il ne faut avoir égard qu'à deux
qui sont, la tête & le bas ventre ; parce qu'étant
membraneuses, elles peuvent prêter & s'étendre
extraordinairement, car la troisiéme étant composée de chairs & d'os qui l'evironnent circulai-

rement, elle ne peut pas souffrir autant d'extension que les autres, & par consequent elle ne peut
pas s'opposer à la sortie de l'enfant.

Quand la tête est pleine d'eau, ce qu'on appelle hydrocephale, elle peut bien differer l'accouchement, mais non pas l'empêcher absolument,
car étant une humeur molle, elle prête & s'alonge
dans le passage, & à force de douleurs réïterées,
elle peut sortir & le corps de l'enfant incontinent
aprés elle ; j'ai vû des enfans venir au monde avec
cette espece d'hydropisie, à qui aprés leur naissance on a fait des scarifications aux environs de la
nuque du col, par où les eaux se sont écoulées
peu à peu, & qui se portent bien aujourd'hui ;
mais il faut remarquer que les hydrocephales curables sont celles où l'eau est contenue entre le cuir
chevelu & le pericrane, car celles où elle est renfer-
mée dans le tronc, sont mortelles.

Si neanmoins la tête étoit si grosse qu'elle ne pût
pas sortir par la plenitude des eaux qu'elle ren-
fermeroit, il faudroit venir à l'operation qui consiste à faire une ponction au sommet de la tête de
l'enfant, par où les eaux étant écoulées, le volume de la tête diminue, & lui donne moyen de sortir en liberté ; lors qu'on est obligé d'en venir à
cette operation, il faut avant que de la faire, ondoyer l'enfant, & non pas s'attendre de le recevoir vivant.

Il est arrivé quelquefois que la tête de l'enfant
étant sortie, & même les épaules, il étoit arrêté,
le reste du corps ne pouvant suivre par la grosseur
du ventre qui étoit plein d'eau ; Mauriceau rapporte l'histoire d'un enfant hydropique à qui on
arracha la tête à force de la tirer, les bras & les
épaules avec des crochets, & qu'on ne pût pas
avoir le reste du corps qu'aprés lui avoir percé
le ventre, & que les eaux fussent écoulées.

L'Accoucheur qui se trouve dans une telle occasion est à plaindre, mais il ne faut pas qu'il abandonne l'ouvrage, car si l'enfant perit il faut qu'il sauve la mere; pour y parvenir, ayant mis la femme dans une situation commode, il doit couler sa main gauche le long de la poitrine de l'enfant jusqu'à ce qu'elle soit sur le ventre, puis ayant pris de sa main droite un crochet fort bien emmanché pour le tenir plus ferme, courbe & tranchant par la pointe, il le glissera le long de sa main gauche jusques sur le ventre de l'enfant, qu'il percera avec la pointe du crochet, alors les eaux étant vuidées, & le ventre reduit à sa grosseur naturelle, il suivra le reste du corps.

On appelle un enfant monstrueux, ou quand il est d'une grosseur prodigieuse, ou quand il est d'une conformation extraordinaire, y en ayant quelquefois deux qui se tiennent ensemble par quelque partie de leurs corps; ces sortes d'accouchemens sont veritablement laborieux; ils demandent toute l'attention, toute l'adresse, & toutes les forces d'un habile Accoucheur, pour en venir à bout.

Si l'enfant est bien tourné, s'il presente la tête, & que ce soit son extrême grosseur qui l'empêche de sortir, il faut que l'Accoucheur fasse provision de patience, & qu'il attende le secours des douleurs pour le faire avancer; mais si après quelques jours il ne faisoit aucun progrès, & si les forces de la mere alloient toujours en diminuant, il faudroit avoir recours aux crochets, plutôt que de la laisser mourir son enfant dans le ventre, je ne puis pas en citer un meilleur exemple, & plus recent que celui de cette Dame de Versailles que Dionis fils accoucha avec le crochet, après une consultation des plus habiles Medecins & Chirurgiens de la Cour, & à qui il sauva la vie.

On ne peut rien prescrire sur les accouhemens
des enfans monstrueux par mauvaise conformation : on en a vû naître d'une figure si extraordinaire ; & il en peut arriver formez de telle
maniere, qu'il est impossible que l'esprit de l'homme puisse prévoir des faits si surprenans ; c'est
pourquoi cela dépend de la prudence de l'Accoucheur qui se trouve dans de pareilles occasions,
d'y apporter le secours qu'il jugera necessaire ;
on peut seulement conseiller au jeune Chirurgien d'éviter tout autant qu'il pourra l'usage des
couteaux, & de ne les employer qu'aprés avoir
pris conseil de quelque ancien, & être convenu
qu'il étoit impossible de faire autrement ; car je
ne conçois point de spectacle plus horrible que
de voir tirer par morceaux un enfant du ventre
de sa mere.

CHAPITRE XXIII.

Quand c'est le cordon qui se presente.

L'Accouchement où le cordon de l'umbilic
sort le premier, est tres-dangereux, & encore plus pour l'enfant que pour la mere ; car
il meurt souvent avant que d'être sorti du ventre
de sa mere ; car ce cordon étant pressé dans le
passage par la tête de l'enfant, la circulation du
sang qui se fait par son moyen de la mere à
l'enfant, & de l'enfant à la mere étant interrom-
pu, il faut qu'il perisse s'il demeure long-tems
dans cet état.

Deux choses causent la chute de l'umbilic,
l'une quand les eaux sont en grande quantité,
parce que ce cordon flottant dans ces eaux, il sort
avec elles lorsque les membranes étant percées,
elles viennent à débonder. L'autre, c'est quand

ce cordon se trouve fort long, il fait plusieurs circonvolutions, dont il s'en peut échaper quelqu'une qui tombe avec les eaux dans le passage, avant que la tête de l'enfant s'y soit placée.

Il est facile à l'Accoucheur, en touchant le cordon, de connoître si l'enfant est vivant, ou s'il est mort. S'il est vivant, il le trouvera chaud, ferme, dur, plein de sang, & sur tout il sentira les pulsations des arteres umbilicales ; mais s'il est mort il sera fletri, molasse, refroidi, & les arteres n'auront plus aucuns battemens : on suppose que le cordon soit en liberté, car s'il étoit pressé par la tête de l'enfant, quoique l'on ne sentit point battre ces arteres, l'enfant pourroit être vivant.

Il n'y a point de tems à perdre lorsque le cordon est tombé, c'est de le remettre au plutôt, & de le tenir sujet, de crainte qu'il ne retombe à la premiere douleur ; l'ayant repoussé avec deux doigts, on ne les retire point que la tête ne soit tellement engagée dans le passage, qu'elle ne permette plus à ce cordon de pouvoir sortir une seconde fois.

Toutes les fois que l'umbilic sort, l'enfant ne presente pas la tête ; c'est pourquoi l'Accoucheur en le repoussant doit examiner la situation de l'enfant, car s'il presente quelqu'autre partie que la tête, il ne doit pas s'amuser à vouloir l'amener au passage, ce qui lui seroit tres-difficile, & quelquefois impossible, il faut qu'il aille chercher les pieds, & qu'il en fasse l'accouchement au plutôt ; & il est souvent necessaire, quand même l'enfant presenteroit la tête, de la repousser pour prendre les pieds pour le faire sortir plus promptement qu'il ne feroit par la tête ; de cette maniere on est plus sûr de l'avoir vivant,

que si on attendoit qu'à force de douleurs la tête
se fut ouvert son passage.

CHAPITRE XXIV.

Quand c'est l'arriere-faix qui vient le premier.

NOus avons vû dans le Chapitre précedent
le peril où étoit l'enfant quand le cordon
umbilical étoit sorti, nous allons voir qu'il
n'est pas moins en danger de perdre la vie lorsque l'arriere-faix se presente le premier ; & ce
qui rend cet accouchement encore plus fâcheux,
c'est que la mere aussi-bien que son enfant y
peuvent mourir s'ils ne sont promptement secourus.

Par la separation de l'arriere-faix du fond
de la matrice où il étoit attaché ; les vaisseaux
qui y apportoient le sang de la mere, & ceux qui
de l'enfant portoient le sang à la matrice en
étant separez, versent ce sang sans cesse, & épui-
seroient bien-tôt tant celui de la mere, que celui de l'enfant, si l'Accoucheur n'y remedioit par
un prompt accouchement ; car il est facile de
comprendre que tant que la matrice sera étendue
par le volume de l'enfant qu'elle renferme, les
orifices des vaisseaux seront ouverts, & par consequent ils continueront à verser du sang ; &
aussi tant que l'arriere-faix sera separé de la matrice, les arteres umbilicales ne cesseront point
de lui pousser le sang, qui trouvant leurs embouchures ouvertes, se répandera dans la matrice, de maniere que l'enfant ayant ainsi perdu
tout son sang, il ne pourra pas éviter la mort ;

de forte que dans cette malheureufe occafion la mere & l'enfant fe trouvent en danger de mourir par la perte de leur fang.

Ce ne font pas toujours de grandes chutes qui font détacher l'arriere-faix ; cet accident arrive quelquefois quand le cordon s'eft entortillé autour de quelque partie de l'enfant, qui par les mouvemens qu'il eft obligé de faire, tiraille tellement l'arriere-faix, qu'il le contraint de fe détacher par quelque partie du fond de la matrice, & enfuite par des mouvemens réiterez de l'enfant, de s'en feparer entierement.

L'arriere-faix fe peut détacher avant que les membranes qui contiennent les eaux fe foient percées, & alors l'enfant ayant fait la culbute, l'arriere-faix qui étoit attaché à la partie fuperieure du fond de la matrice, fe trouve à l'orifice interne de la matrice, ce que le Chirurgien ayant reconnu par la molleffe de la partie qu'il touche la premiere : il doit couler fa main à l'un des côtez de cette maffe, & percer les membranes pour en faire écouler les eaux ; & enfuite rangeant un peu de côté la maffe de l'arriere-faix, retourner l'enfant pour le faire venir par les pieds.

Si les membranes étoient rompues, & fi l'arriere-faix étoit dans le paffage, on ne doit point perdre de tems à le repouffer, ni s'amufer à vouloir lier le cordon quand il eft forti ; afin de ne pas perdre aucun moment pour avoir l'enfant qui eft pour lors en tres-grand danger de fa vie, & afin de pouvoir arrêter au plutôt la perte de fang de la mere, qui ceffe ordinairement auffitôt qu'elle eft accouchée ; ce qui doit obliger d'y travailler promptement.

Quelque diligence néanmoins qu'on y ait apporté, l'enfant pour l'ordinaire, quoique vi-

vant, eſt ſi foible, qu'on a de la peine à juger s'il
eſt mort ou s'il eſt encore en vie ; c'eſt qu'il a
été preſque ſuffoqué, & qu'il n'a pas pû reſpirer
auſſi-tôt qu'il en avoit beſoin ; mais il revient
peu à peu de cette foibleſſe, lorſque l'air a la liberté d'entrer dans ſes poumons. L'uſage ancien
des Sage-femmes, eſt de faire chauffer du vin
dans un poëlon, d'y mettre l'arriere faix avant
que de le ſeparer de l'enfant : elles prétendent
que les eſprits du vin chaud, ſont portez par le
cordon à l'enfant, & qu'ils ſont capables de le
vivifier ; mais quoique cela ne ſoit d'aucune utilité pour l'enfant, il ne faut pas les empêcher de
mettre cet uſage en pratique, parce que ſi l'enfant ne revenoit pas de ſa foibleſſe par le trop
de ſang qu'il auroit perdu, elles ne manqueroient
pas d'en imputer la mort à celui qui s'y ſeroit
oppoſé.

CHAPITRE XXV.

Quand il y a pluſieurs enfans qui ſe preſentent enſemble.

SI l'accouchement d'un enfant ſeul qui ſe preſente dans une ſituation contre nature, cauſe
tant de difficultez, & tant de dangers, à plus forte
raiſon celui où il y a deux enfans qui viennent en
mauvaiſe ſituation, doit être plus penible & plus
laborieux ; car étant contraints & preſſez, ſouvent ils s'embraſſent l'un & l'autre, & s'empêchent de ſortir ; & de plus c'eſt que la matrice
en eſt ſi pleine, que l'Accoucheur a de la peine
d'introduire ſa main pour les repouſſer & les retourner, pour leur faire prendre une ſituation
convenable.

Quoiqu'on ait jugé par la groſſeur du ventre

de la mere qu'elle doive avoir deux enfans, on
ne peut pas en être certain qu'après qu'un des
deux est forti ; car il est rare qu'ils se presentent
tous deux à la fois, mais voulant aller chercher
l'arriere-faix du premier, on sent le second qui
s'avance, & qui demande à sortir, & pour lors il
faut le recevoir avant que d'entreprendre de délivrer la mere ; car souvent il n'y a qu'un arriere-
faix pour tous les deux. Il ne faut pas croire que
ce soit le plus robuste qui vienne toujours le premier, & le plus foible le dernier, ni quand il y a
garçon & fille, que ce soit le mâle qui doive fortir
le premier comme le plus fort, ni quand l'un est
vivant & l'autre mort, que ce soit le vivant qui
soit en droit de venir avant le mort. L'experience journaliere nous apprend que c'est tantôt
l'un & tantôt l'autre, & que cela dépend de
celui qui en se tournant se trouve le plus proche
du passage ; & enfin celui-là est reputé l'aîné qui
le premier a vû le jour.

La difficulté dans ces fortes d'accouchemens,
est quand les deux enfans se presentent ensemble, & en mauvaises situations, il dépend pour
lors de l'habileté de l'Accoucheur de se déterminer sur lequel des deux il doit faire venir le premier, qui est toujours sur celui qu'il croit avoir
plus facilement. Quand l'un presente les pieds
& l'autre la tête, il n'y a point à balancer, il
faut repousser les pieds du premier, & faciliter
la fortie de l'autre par la tête. Il est vrai que celui qui doit fortir le dernier souffre le plus,
parce qu'il est mal-traité par les pieds du premier, qui les poussant contre lui fait des efforts
pour fortir ; & de plus les grands efforts que la
mere fait pour être bien-tôt délivrée, ne font
utiles qu'à celui qui est dans le passage, & neanmoins il en souffre autant, quoiqu'ils ne lui fer-

vent de rien ; mais auſſi le premier étant paſſé,
le Chirurgien doit auſſi-tôt porter ſa main dans
la matrice, & prendre ce ſecond enfant par les
pieds, qu'il fera ſortir avec facilité, le premier
lui ayant ouvert une voie ſuffiſante.

Il y en a qui veulent que ſi un ſecond enfant
ſe preſente par la tête, de le recevoir dans cette
ſituation ; mais cette pratique eſt oppoſée au ſentiment des plus habiles Accoucheurs, qui conſeillent de le retourner, & de le faire venir par les
pieds. Leurs raiſons ſont qu'il coureroit le riſque d'être trop long-tems au paſſage, & d'y pouvoir mourir, tant parce qu'il eſt foible pour avoir
été tourmenté pendant la ſortie du premier, que
par l'épuiſement des forces de la mere, à qui on
a annoncé un ſecond enfant, qui ſouvent ſe de-
ſole, & ne peut plus lui être d'aucun ſecours.

Il n'eſt pas impoſſible quand il y a deux enfans, qu'ils ne puiſſent preſenter leurs pieds tous
deux enſemble ; c'eſt au Chirurgien quand il voit
pluſieurs pieds, d'examiner ceux qui ſont de l'un
ou de l'autre ; ce qu'il connoîtra en tenant deux
de ſes pieds, un droit & un gauche, & coulant
ſon autre main le long des jambes & des cuiſſes
juſqu'aux aînes ; & étant certain que les deux
pieds qu'il tient ſont du même enfant, il les
tirera doucement, aprés avoir un peu repouſſé
ceux de l'autre enfant pour faire place à celui
qu'il veut avoir ; lorſqu'il l'aura reçu, il ne per-
dra point de tems à vouloir lier le cordon, n'y
a avoir le délivre, il ira auſſi-tôt reprendre les
pieds du ſecond enfant, qu'il fera ſortir de la
même maniere que le premier ; obſervant de les
faire venir la face en deſſous, comme nous l'avons
dit ſouvent.

L'accouchement étant heureuſement fait, on
ſongera à délivrer la mere, ce qui ſe fera dautant

plus facilement que la sortie en étant plus ouverte y ayant passé deux enfans, & qu'on a deux
cordons pour le tirer dehors, il n'y a tres-souvent qu'un arriere-faix pour les deux enfans ; ce
qui peut faire croire qu'ils ont été formez dans
le même œuf, & qu'il en est de même que d'un
même noyau de pesche il en sortira deux peschers,
parce qu'il y aura deux amandes qui ont chacune
leurs membranes capables de produire deux arbres semblables à celui dont il a été détaché.

CHAPITRE XXVI.

De l'accouchement accompagné d'une perte de sang, & de convulsions.

NOus avons suffisamment parlé de la perte
de sang qui arrive aux femmes grosses dans
le Chapitre troisiéme du premier Livre, & nous
avons fait voir que le moyen le plus sûr quand
elle est excessive, pour sauver la vie à la mere
& à l'enfant, est de l'accoucher promptement
en allant chercher les pieds pour les tirer dehors : c'est pourquoi nous ne parlerons ici que
de celles qui suivent au moment de l'accouchement.

Si dans le tems que le travail commence il
paroissoit du sang, & qu'il n'en sortît qu'une
petite quantité, il ne faudroit pas s'en allarmer ;
mais pour éviter qu'elle n'augmenta, on doit
tirer deux ou trois poëllettes de sang, selon les
forces de la mere, & ensuite commettre l'accouchement à la nature, qui a autant d'empressement
que la mere de se débarasser de ce fardeau.

Le sang qui sort dans le tems des douleurs vient
des parties de la matrice, dont en se dilatant quel-

ques vaiffeaux s'ouvrent, & verfent du fang, ce
qui n'eft point dangereux, parce que ces vaiffeaux
ne font pas confiderables ; mais fi la perte aug-
mentoit, & qu'on connut qu'elle proceda du détachement de l'arriere-faix, il faudroit pour peu
que la matrice fut dilatée, percer les membranes
qui contiennent les eaux, parce que ces eaux
étant écoulées, elles ne caufent plus de diftention
aux membranes, & n'obligent point par cette
raifon l'arriere-faix de fe détacher davantage,
ce qui empêche la perte d'augmenter, & qui donne lieu à l'enfant de s'avancer dans le paffage pour
pouvoir fortir au plutôt.

La convulfion eft un accident tres-fâcheux
qui fait fouvent perir la mere & l'enfant, auffi-
bien que la perte de fang, fi la femme n'eft
promptement fecourue par l'accouchement. Cet
accident étonne tous les affiftans qui croyent à
chaque accès de convulfion que la femme va mourir. En effet eft-il rien de plus defolant que de
voir une femme perdre la raifon, la vûe égarée,
faire des contorfions tant dans toutes les parties
de fon vifage, que dans celles du refte de fon
corps ; de maniere qu'il femble qu'elle va rendre
le dernier foupir.

On attribue ces convulfions qui arrivent aux
femmes en travail, à l'une de ces trois caufes,
ou à une trop grande abondance de fang échauffé
par le travail, ou à la quantité qui s'en eft évacuée par une perte de fang, ou à l'extrême douleur que la matrice reffent dans un premier accouchement, par la grande diftention qu'elle eft
obligée de fouffrir pour livrer paffage à l'enfant.

Quand l'Accoucheur en a reconnu la caufe,
il faut qu'il y remedie le plutôt qu'il pourra ; fi
c'eft une abondance de fang, il faut qu'il faffe

saigner la femme ou du bras, ou du pied, selon qu'il le juge à propos; si c'est une perte de sang, il faut lui donner des cordiaux, & souvent de la nourriture liquide, afin qu'elle passe promptement dans la masse du sang pour reparer celui qui est perdu. Si c'est par la douleur que la matrice ressent, il y faut faire des fomentations huileuses & émollientes, & lui donner de petits lavemens doux, en forme de bains, qu'elle gardera le plus de tems qu'elle pourra, parce que par leur sejour ils humecteront la matrice, & lui aideront à s'étendre.

Les remedes violens, comme l'émetique que quelques-uns ordonnent, tant pour remedier à la convulsion que pour procurer l'expulsion de l'enfant, sont absolument condamnez par les bons Praticiens, qui disent qu'ils peuvent faire beaucoup plus de mal que de bien, assurans qu'ils n'en ont jamais vû de bons effets, & au contraire que les effets causez par les vomissemens, peuvent faire détacher l'arriere-faix, & causer une perte de sang, qui seroit beaucoup plus dangereuse que la convulsion.

On voit tous les jours des femmes qui aprés cinq ou six accès de fortes convulsions pendant leur travail, accouchent heureusement, & dont les enfans viennent vivans; c'est pourquoi il ne faut pas se presser d'avoir recours aux remedes violens, qui souvent n'avancent pas le travail, & qui au contraire le rendent plus dangereux.

Quand aprés un fort accès de convulsions, la connoissance ne revient pas, que la femme demeure assoupie, & qu'en ronflant l'écume lui sort par les deux coins de la bouche; elle periroit avec son enfant si elle n'étoit promptement secourue par l'accouchement; n'y ayant donc que ce seul moyen, le Chirurgien ne doit pas differer ; il eſt vrai qu'il n'eſt pas infaillible , mais comme on l'a vû réuſſir pluſieurs fois ; & que j'ai oui dire à beaucoup de femmes qu'elles avoient accouché ſans connoiſſance , & dans des convul-ſions , on ne doit point heſiter de le mettre en uſage.

Il ne faut pas que le Chirurgien prétende ren-dre naturel un tel accouchement ; car quand mê-me l'enfant preſenteroit la tête , il faut qu'il la retourne pour l'avoir par les pieds ; il faut donc auſſi-tôt qu'il aura percé les membranes des eaux , ſi elles ne l'étoient point , que ſans perdre de tems il empêche l'enfant de s'avancer , & qu'il en aille chercher les pieds ; car s'il vouloit le re-cevoir par la tête , il ne ſortiroit qu'à force de douleurs , qui ſeroient pour lors fort lentes , la mere n'étant pas dans un état de faire aucun ef-fort pour lui aider.

Les femmes dont les accouchemens précedens ont été accompagnez de convulſions , doivent ſe précautionner , afin que ce malheur ne leur arrive plus. Le meilleur remede , & le plus ſûr qu'elles y peuvent apporter , c'eſt de ſe faire ſaigner deux ou trois fois pendant leur groſſeſſe , & une qua-triéme lorſqu'elles approchent de leur terme , ce qui évitera non ſeulement les convulſions , mais encore la perte de ſang dans leur travail. Dans l'Ecole de Medecine de Paris on a ſoûtenu une Theſe depuis quelques années , qui porte qu'on peut , & qu'on doit ſaigner du pied les femmes groſſes , contre la pratique ordinaire , qui ordon-noit de ne les ſaigner que du bras ; je ne m'op-poſe point aux ordonnances d'une auſſi celebre Faculté , qui a des lumieres que les autres n'ont point ; mais ſi la ſaignée du pied peut être utile aux femmes groſſes , ce doit être cette quatriéme proche du travail à celles qui ſont ſujettes à avoir

des

des convulsions, afin d'empêcher le sang de se porter à la tête avec trop d'impetuosité pendant l'accouchement.

CHAPITRE XXVII.

Des instrumens quelquefois neceßaires aux Accoucheurs.

JE dis quelquefois, parce qu'il est plusieurs accouchemens, & même des laborieux qu'il peut faire, & qu'il fait effectivement sans leur secours ; car il doit éviter de s'en servir le moins qu'il lui sera possible, pour épargner la crainte & l'horreur que leur vûe inspire, non seulement à la mere, mais encore à tous ceux qui sont presens à de pareilles operations.

Il est neanmoins des occasions où il ne peut pas se dispenser de les employer ; quand une tête est separée du corps, & demeurée dans la matrice, il est impossible de la tirer sans le secours des instrumens ; quand un enfant est mort, ou qu'il est trop gros, ou monstrueux, & tant d'autres occasions où il y a necessité de s'en servir ; c'est pourquoi ceux qui en défendent l'usage, ont tort de défendre aux autres ce qu'ils n'ont pas pû se dispenser de pratiquer, s'ils ont fait beaucoup d'accouchemens ; ceux-là ressemblent aux Arracheurs de dents, qui disent & se vantent de les arracher sans ferremens, & qui neanmoins s'en servent tous les jours.

Il faut donc que l'Accoucheur ait des instrumens pour s'en servir dans une pressante necessité où il s'agit de sauver la vie à une mere qui la perdroit si on ne lui tiroit de force l'enfant de

V

fon corps. J'ai fait graver ici ceux qu'il ne peut
pas fe difpenfer d'avoir.

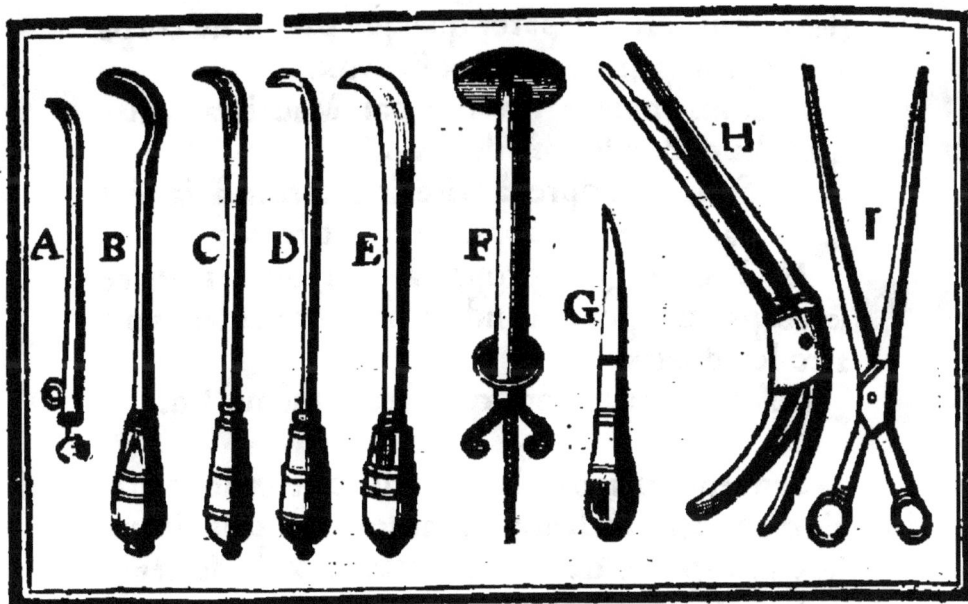

A. Sonde creufe propre à tirer l'urine quand
la femme ne peut uriner d'elle-même. C'eft un
inftrument dont on fe fert fouvent pour faire
uriner les femmes, avant que d'entreprendre un
accouchement laborieux.

B. Crochet neceffaire pour faire l'extraction
d'un enfant mort.

C. Autre crochet plus étroit ou plus large,
qui fert à même fin, felon que la neceffité le requiert.

D. Crochet mouffe propre à tirer la tête d'un
enfant qui feroit demeurée feule dans la matrice,
en la tenant d'une main, & de l'autre l'embraf-
fant avec le crochet, qui doit être comme les deux
autres, fort, poli, & fans aucune inégalité, afin
de ne pas bleffer la matrice en operant. Il faut
qu'ils ayent dix pouces de long ou environ, en
y comprenant leur manche qui doit être d'une

bonne groſſeur, afin de le pouvoir tenir avec plus de fermeté.

E. Couteau courbe, égal en longueur aux crochets, qui ſert à ſeparer quelque partie du corps de l'enfant quand il eſt monſtrueux.

F. L'inſtrument inventé par Mauriceau, auquel il a donné le nom de *tire-tête.*

G. Scalpel propre à faire l'ouverture à la tête de l'enfant, pour y appliquer le tire-tête.

H. Bec de grue propre à tirer de la matrice les corps étranges, quand on ne peut pas les avoir avec les doigts.

I. Autre inſtrument qui ſert à même fin.

Souvent les accouchemens laborieux ſont ſuivis d'accidens fâcheux, dont les deux principaux ſont la rupture de la fourchette, & la deſcente de la matrice. Je ne vous rapporte ici que ces deux-là, parce que les autres ne demandent pas l'operation de la main.

On a donné le nom de fourchette à la partie inferieure de la vulve, parce qu'elle en a la figure ; elle fait la ſeparation de la grande fente d'avec l'anus. Il arrive quelquefois que par un accouchement rude & laborieux cette partie s'eſt rompue ; de ſorte que des deux ouvertures, ſçavoir de celle de la matrice, & de celle de l'anus, il ne s'en eſt fait qu'une. Cette affligeante indiſpoſition ſeroit accompagnée de pluſieurs incommoditez, ſi on ne faiſoit pas la réunion de ces parties. La femme auroit de la peine à retenir ſes excremens qui ſortiroient par l'une & l'autre de ces ouvertures ; & ſon mari n'auroit que du dégoût pour elle, dans ce triſte état où elle ſe déplairoit fort à elle-même ; c'eſt pourquoi il faut que le Chirurgien remedie à ce déchirement par quelques points d'aiguille : j'en ai montré la maniere à la fin de la troisiéme Démonstration du Cours d'Operations que j'ai donné au Public, où je renvois.

Les maladies les plus frequentes causées par de fâcheux accouchemens, sont les descentes & les chutes de la matrice ; une infinité de femmes en sont affligées ; & ces indispositions sont d'autant plus difficiles à guerir, que par pudeur les femmes les souffrent long-tems avant que de s'en plaindre.

Il faut faire de la difference entre la descente & la chute de matrice. La premiere est lorsque le fond descendant de sa place tombe dans le vagin ; & la seconde arrive quand ce même fond tombant plus bas, sort entierement dehors ; de sorte que la descente n'est proprement que la relaxation du corps de la matrice, & la chute en est une précipitation.

Dans mon Cours d'Operations j'ai fait voir les moyens de remedier à l'un & à l'autre ; c'est pourquoi je conseille d'y avoir recours ; j'ai seulement fait graver la Planche qui marque les instrumens dont on doit se servir, & ceux qu'on employe le plus dans les accouchemens, sont les suivans.

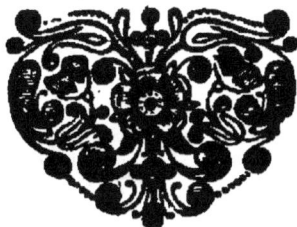

Autres Inſtrumens ſervans aux Accouchemens.

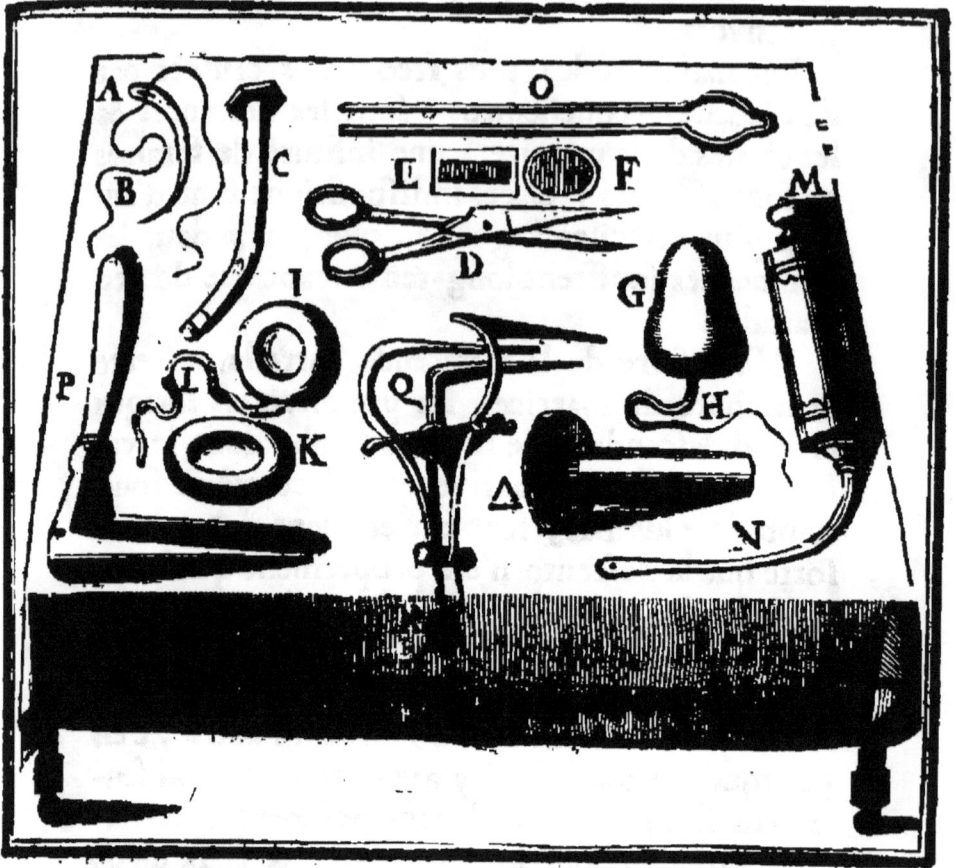

A. L'aiguille courbe pour coudre la fourchette.

B. Le fil qui eſt paſſé.

C. La canule dont on doit ſe ſervir.

D. Les ciſeaux pour couper le fil.

E. La compreſſe pour mettre ſous les points
de l'aiguille.

F. L'emplâtre neceſſaire.

G. Peſſaire qui a la figure d'un œuf.

H. Le fil qui y eſt attaché.

I. Peſſaire rond & percé.

K. Peſſaire ovale auſſi percé,

L. Cordon pour le tenir.

M. Seringue à femme.

N. Son canon courbe.

O. Dilatatoire à deux branches.

P. Autre espece de dilatatoire.

Q. Dilatatoire à trois branches.

R. La vis pour l'ouvrir & le fermer.

△. Bougie en forme de canule.

CHAPITRE XXVIII.

De l'operation Cesarienne.

NOus avons jusqu'à present parlé de tous les moyens de tirer un enfant hors du ventre de sa mere, excepté d'un seul qui est par l'operation Cesarienne ; mais comme ce moyen ne se doit pratiquer sur les femmes vivantes, & qu'on ne doit point s'en servir que sur des femmes mortes, nous l'ayons reservé pour le dernier ; & c'est par lui que nous finissons ce troisiéme Livre.

L'operation Cesarienne est une incision qu'on fait au ventre d'une femme grosse pour tirer l'enfant contenu dans la matrice, lorsqu'il n'en peut pas sortir autrement. On l'appelle *Cesarienne*, parce que Scipion l'Africain ayant été tiré du ventre de sa mere par incision, fut surnommé *Cesar* pour cette raison ; & ce nom s'étant conservé à ses descendans ; & à ceux qui étoient venus au monde de la même maniere, on appella *Cesarienne* l'operation qui avoit fait ainsi les Cesars. Mais Pline qui en rapporte l'histoire, ne dit point si ce fut du vivant, ou après la mort de la mere que cette ouverture se fit : Circonstance qu'il ne devoit pas oublier. Il y a neanmoins apparence que la mere étoit morte ; car il est rare de pouvoir trouver des personnes assez cruelles pour entreprendre une pareille operation sur des femmes vivantes.

Nous voyons des Chirurgiens affez hardis pour conseiller de la faire, & qui s'efforcent de prouver qu'elle peut réuffir : nous en voyons d'autres qui fur la bonne foy d'autrui, affurent qu'elle a été faite avec heureux fuccès. Et nous voyons des femmes affez credules pour croire & dire qu'on leur a tiré leurs enfans par le côté, dans un tems qu'elles avoient perdu connoiffance par des convulfions, ou quelqu'autre accident.

Nous lifons d'un autre côté que d'habiles Chirurgiens dont Ambroife Paré eft du nombre, nous difent que toutes celles à qui ils ont vû faire cette operation, en font mortes, & qu'ils nous défendent de la pratiquer. Guillemeau en a fait une ample differtation qui nous diffuade de jamais l'entreprendre. Mauriceau dans fon Livre en a fait un Chapitre tout entier, qui nous fait voir les fuites fâcheufes qu'elle traîne aprés elle, dont la mort paroît être la moindre : & moi qui ne me met pas au nombre de ces fameux Auteurs, dans mon Cours d'Operations, par la defcription des circonftances cruelles qui l'accompagnent, je croi avoir infpiré affez d'horreur au Chirurgien pour l'empêcher de l'entreprendre ; j'y renvoi le Lecteur.

Par tout ce que j'avance, nous voyons que cette operation fur une femme vivante, eft abfolument condamnée ; & qu'il devroit avoir punition pour ceux qui feroient affez temeraires pour la hafarder, parce qu'il ne doit pas être permis d'égorger une femme impunement ; mais en même tems qu'on la défend fur une femme vivante, on ordonne de la pratiquer fur les femmes mortes ; & même on eft obligé par un Commandement de la Loy, d'ouvrir le ventre à toutes les femmes groffes dans le moment qu'elles viennent d'expirer.

Deux principaux motifs engagent le Chirurgien de faire l'operation Cesarienne à une femme
enceinte auſſi-tôt qu'elle a rendu le dernier ſoupir. L'un eſt pour tâcher de ſauver la vie à l'enfant, l'autre eſt pour le baptiſer : ainſi par quelle
cauſe de mort qu'une femme ſoit perie, & en
quel tems qu'elle ſoit de ſa groſſeſſe, il lui faut
ouvrir le ventre. Et que s'il n'eſt pas poſſible de
ſauver la vie à l'enfant, du moins on a ſujet
d'eſperer de pouvoir lui donner le Sacrement de
Baptême.

Le nom d'*Embryouskie* que les Grecs ont donné à cette operation, étant dérivé d'Embryon qui
ſignifie *enfant*, & de Helkein qui veut dire *tirer*,
nous fait voir qu'elle ſe pratiquoit avant qu'il y
eut des Céſars ; comme auſſi que Scipion l'Africain n'eſt pas le premier qui ait été mis au jour
de cette maniere ; que ſi le nom d'operation Ceſarienne eſt demeuré, c'eſt qu'il eſt plus facile à
prononcer que celui d'embryouskie.

Quoique dans mon Cours d'Operations j'aie
marqué toutes les circonſtances neceſſaires pour
bien faire l'operation Ceſarienne, j'ai jugé à propos de les repeter ici, plutôt que d'y renvoyer
le Lecteur, qui n'en ayant peut-être pas le Livre,
ne pourroit pas être inſtruit de tout ce qu'il y a à
faire, principalement quand c'eſt dans une occaſion preſſante. J'ai auſſi trouvé à propos d'en
faire mettre ici la Planche qui lui repreſentera
les inſtrumens, & les appareils neceſſaires.

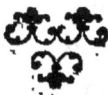

Inſtrumens pour l'operation Ceſarienne.

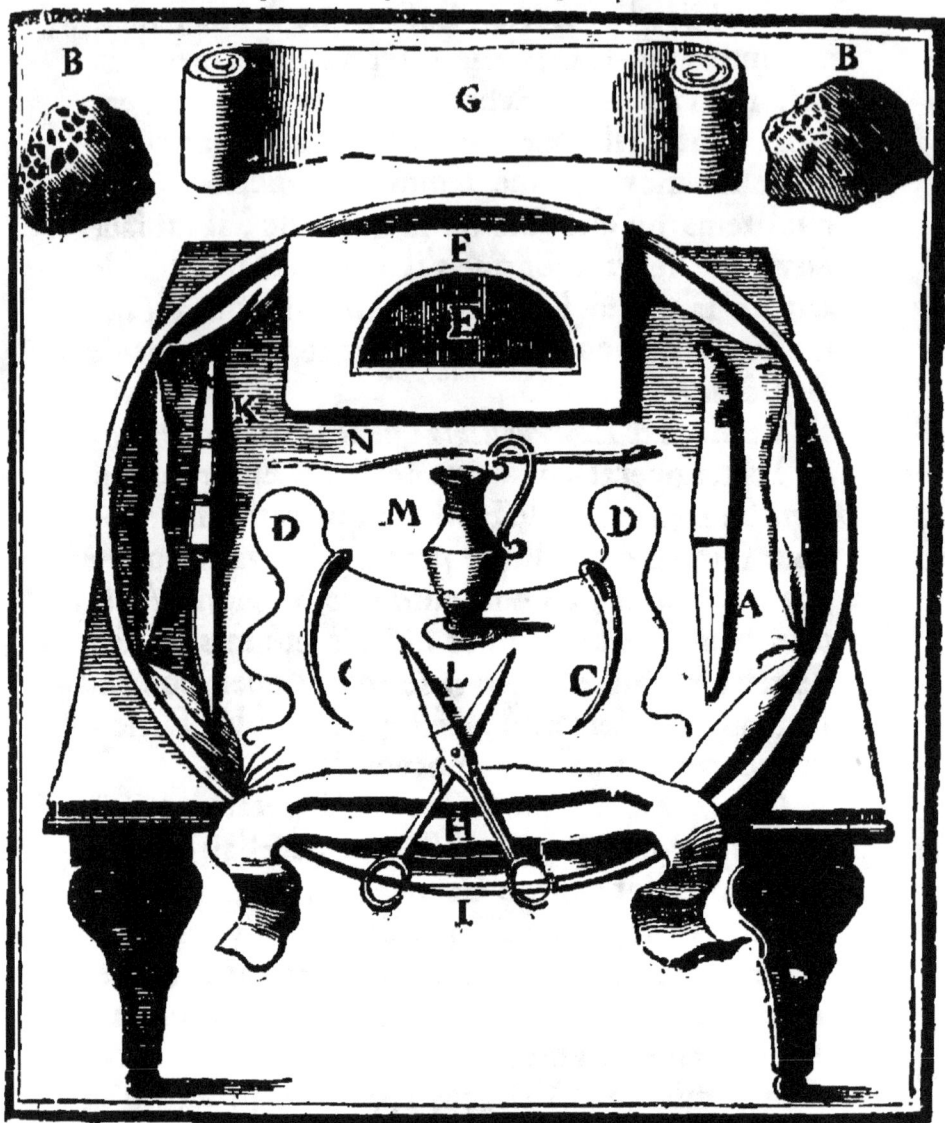

Ceux qui conſeillent cette operation à une
femme vivante, diſent qu'avec ce biſtouri *A*, il
faut faire une grande inciſion à la partie laterale
du ventre, en traçant la figure d'un croiſſant, &
ouvrir tout de ſuite le fond de l'uterus, pour en
tirer l'enfant par les ouvertures faites à ce viſcere,
& au bas ventre par le même inſtrument ; qu'on
doit avec ces éponges *B. B.* imbiber tout le ſang

épanché pendant l'operation ; qu'il ne faut point faire de suture à la matrice, parce qu'en se resserrant d'elle-même, les levres de la playe se raprochent l'une de l'autre ; mais qu'il faut coudre le ventre comme à la gastroraphie avec ces deux aiguilles *C.C.* enfilées du cordonnet *D.D.* & la suture étant faite, la couvrir de l'emplâtre *E.* puis de la compresse *F.* ensuite du bandage circulaire *G.* qu'on fait soutenir par le scapulaire *H.* ayant soin de panser tous les jours cette playe, qui se guerit, à ce qu'ils nous temoignent, aussi facilement que celles des autres parties du corps.

Ceux qui ne la pratiquent que sur des femmes mortes, attendent qu'elles ayent rendu le dernier soupir ; & au même instant le Chirurgien travaille avec toute la diligence possible. Pour cet effet on ne met point le corps sur une table, comme on fait dans les ouvertures ordinaires, on ne marque point avec de l'encre l'endroit où l'on veut faire l'incision ; on ne la fait point dans l'un des deux côtez du ventre, parce qu'il y a plus d'épaisseur que dans le milieu ; & pour abreger le tems, on ne donne point à l'incision la figure d'un croissant, comme il y en a qui l'ordonnent. Il commence par mettre un baillon dans la bouche de la femme, afin de la tenir ouverte ; il lui découvre le ventre, & avec le scalpel *K.* il lui fait une incision longitudinale au milieu de l'abdomen, en commençant au dessous du cartilage xiphoïde, & finissant au dessus des os pubis ; aussi tôt qu'il a percé le peritoine en un endroit, il y introduit un des doigts de sa main gauche pour le soulever, & avec les ciseaux *L.* il acheve de l'ouvrir de toute la longueur du ventre, il apperçoit d'abord la matrice, parce que l'épiploon est monté en haut, & les intestins rangez à côté, & avec le même couteau il fend la matrice, en

y faifant une incifion capable de donner paffage
à l'enfant qui fe trouve envelopé de fes membranes, qu'il faudra déchirer fi elles font tendres, ou couper fi on les croit trop dures pour
pouvoir les ouvrir, & les écarter avec les ongles. L'enfant étant à découvert, on lui fouleve
la tête avec la main gauche, & de la droite lui
verfant de l'eau contenue dans fa burette *M.* On
le baptife fans aucun délai, puis on le tire de la
matrice, on lui lie le cordon avec du fil, environ
à un pouce du ventre, & on le coupe enfuite à
un demi doigt au deffus de la ligature : enfin on
donne l'enfant à quelque femme, qui l'ayant envelopé dans un chauffoit fort chaud, le porte
auprés du feu, où on employe toutes fortes de
moyens pour le faire revenir de fa foibleffe, foit
en le rechauffant, foit en le lavant avec du vin
tiede, foit en lui en foufflant au vifage, & lui
ouvrant la bouche afin qu'il puiffe avaler quelques gouttes de liqueur fpiritueufe.

Si je vous ai dit qu'il falloit tenir la bouche
de la mere ouverte pendant l'operation, ce n'eft
pas que fur ce chapitre je fois dans l'erreur du
menu Peuple, qui croit que l'enfant refpire dans
le ventre de fa mere ; & qui s'imagineroit que
trouvant l'enfant mort, comme il arrive le plus
fouvent, ce feroit la faute du Chirurgien, qui
n'auroit pas mis un baillon dans la bouche de le
mere. Je fçai que cette circonftance eft inutile,
mais il ne la faut pas obmettre, pour contenter
les affiftans, & pour éviter tous les fots difcours
que feroient contre le Chirurgien quelques fem-
melettes, ou gens qui n'ayant aucune connoiffance de l'Anatomie, ne fçavent pas qu'il n'y a
point de communication de la bouche avec l'u-
terus.

Il ne faut pas faire l'ouverture à la matrice
avec trop de précipitation, ni enfoncer le fcal-

pel trop avant tout d'un coup, dans la penſée
qu'elle auroit l'épaiſſeur de deux travers de
doigts, comme l'ont avancé la plûpart des Auteurs, car on ne manqueroit pas de bleſſer l'enfant;
puiſqu'il eſt conſtant qu'elle eſt plus mince dans
les derniers mois de la groſſeſſe, que dans les premiers; & que ſemblable aux autres membranes,
elle diminue d'épaiſſeur à meſure qu'elle s'étend.
Ce qui peut avoir trompé ces Anciens, c'eſt que
l'ayant ouverte à l'endroit où le placenta eſt attaché, c'eſt-à-dire dans ſon fond, ils ont con-
fondu cette épaiſſeur de l'arriere-faix, avec celle
de la propre ſubſtance de la matrice.

Le Chirurgien doit être inſtruit de cette diſpoſition naturelle de la matrice, de crainte de ſe
tromper en pareille occaſion; mais pour peu qu'il
ait d'adreſſe, il ne bleſſera pas l'enfant; car dans
la matrice il y a des envelopes qui contiennent
de l'eau dans laquelle nage l'enfant; ce qui facilite l'operation, & empêche qu'on ne le bleſſe, à
moins que d'y aller inconſideremenent, & à l'é-
tourdi.

On connoît que l'enfant eſt vivant ou mort
en touchant le cordon; ſi on y ſent un battement,
c'eſt ſigne qu'il eſt en vie, & alors il faut le baptiſer; & ſi on n'en ſent point, il y a ſujet de croire
qu'il eſt mort. Sur quoi on fait une queſtion,
ſçavoir ſi on doit le baptiſer ou non, parce qu'il
y a des Caſuiſtes qui veulent qu'on ait des ſignes
certains de la vie pour adminiſtrer le Baptême,
diſant que ce ſeroit profaner ce Sacrement que
de le donner à un cadavre. Pour moi je les baptiſe tous, & cela pour deux raiſons; l'une eſt
qu'il peut arriver qu'un enfant ſoit en vie, &
qu'il lui reſte encore quelque ſoupir à rendre,
quoiqu'on ne ſente point de pulſation manifeſte
à ſon cordon umbilical, auquel cas ce ſeroit tomber dans un inconvenient fâcheux, que de refu-

ſer le Baptême à un enfant vivant, parce qu'il n'auroit pas aſſez de force pour donner des ſignes certains de ſa vie. L'autre raiſon eſt que dans ces ſortes d'operations, la chambre eſt toujours pleine de parentes ou de voiſines, qui ont la plûpart une imagination timide, & occupées des préjugez les plus déraiſonnables. J'en ai vû qui prenant un enfant qu'on venoit de tirer du ventre de ſa mere, où il avoit ceſſé de vivre depuis pluſieurs jours, le rechauffoient auprés du feu, & qui au moindre mouvement qu'elles lui voyoient faire, comme d'ouvrir tant ſoit peu une paupiere, de remuer la lévre, &c. s'écrioient & aſſuroient qu'il étoit vivant, ſans conſiderer que ces petits mouvemens étoient des effets de ceux qu'elles faiſoient faire à la tête de l'enfant, en s'efforçant de le ranimer. Si dans une pareille occaſion un Chirurgien refuſoit d'ondoyer l'enfant, il s'attireroit la haine publique, & toutes ces femmes ne lui pardonneroient jamais.

Il y a un expedient qui remedie à tout, c'eſt qu'en donnant le baptême à l'enfant, il le faut faire ſous condition, en diſant ees paroles avec intention de faire ce que l'Egliſe chrétienne ordonne en pareille rencontre, *Si tu es vivant, je te baptiſe au Nom du Pere, du Fils, & du Saint-Eſprit. Ainſi ſoit-il.* De cette maniere ſi l'enfant eſt vivant, il eſt bien baptiſé ; s'il eſt mort, le baptême eſt nul ; & les plus ſcrupuleux ne peuvent point blâmer un tel procedé, puiſque l'Egliſe même ne baptiſe les enfans ondoyez dans une neceſſité preſſante, que ſous condition, & qu'en cas qu'ils ne l'ayent pas été lorſqu'on a été obligé de les ondoyer.

Quand je preſcris au Chirurgien comment il doit ſe comporter pour baptiſer un enfant, je ſuppoſe qu'il n'y ait point de Prêtres pour le faire, & qu'on ait été tellement preſſé qu'on n'ait pas eu le tems d'en avertir un, comme quand une femme vient de recevoir quelque coup dont elle sera morte à l'instant ; mais lorsque la maladie donne quelque loisir, il ne faut pas manquer d'envoyer querir un Prêtre, sur tout de la Paroisse, & de le prier d'attendre auprés de l'agonisante le moment de pouvoir baptiser son enfant, le Chirurgien alors ne se doit mêler que de ce qui est du fait de l'operation.

C'est au Chirurgien à ne rien negliger pour découvrir si l'enfant est vivant ou non, parce que selon la coutume observée en beaucoup de pays, si l'enfant survit sa mere, le pere est heritier de tous les effets mobiliers ; au contraire s'il est mort avant la mere, ce sont les parens de la mere qui en heritent ; de sorte que s'il intervient un Procès entre le pere & les parens, comme il est souvent arrivé, c'est au Chirurgien a en décider ; il est le maître de faire gagner ou perdre le procès à l'un ou à l'autre, & les Juges ne prononcent que sur son raport ; c'est ce qui le doit engager de le faire avec sureté du côté de la conscience.

L'operation faite avec toutes les précautions que je viens de marquer, si l'enfant est vivant, la parenté en aura soin ; mais s'il est mort, il faut le remettre dans le ventre de la mere, puis le recoudre de la même maniere qu'on fait les cadavres qu'on vient d'ouvrir.

Nous avons montré dans ce troisiéme Livre, comment il faut tirer un enfant du ventre de sa mere, tant dans les accouchemens naturels, que dans les plus laborieux ; mais il ne suffit pas de l'avoir délivrée d'un si penible fardeau, il faut encore la secourir dans toutes les incommoditez qui peuvent lui survenir pendant ses couches ; c'est ce dont nous allons parler dans le quatriéme Livre.

Fin du troisiéme Livre.

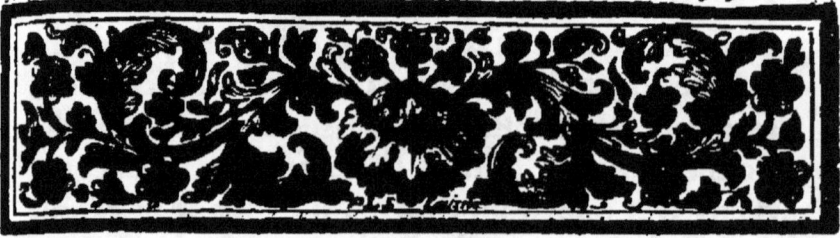

TRAITÉ GENERAL
DES
ACCOUCHEMENS.

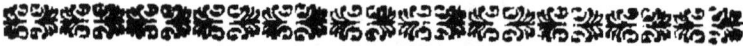

LIVRE QUATRIE'ME.

Comment il faut conduire une femme après l'accouchement.

L'ACCOUCHEMENT eſt une operation également douloureuſe pour la mere & pour l'enfant. Une mere ne met point un enfant au monde qu'après avoir eſ-ſuyé de grandes douleurs ; & un enfant ne ſort point de ſa priſon qu'après avoir fait de grands efforts, & beaucoup ſouffert au paſſage, & avoir évité des dangers capables de leur faire per-dre la vie ; & ſouvent quoique l'accouchement ait paru heureux, on voit une femme mourir pendant ſes couches, & un enfant perir peu de jours après ſa naiſſance ; ce qui fait voir qu'ils ont encore beſoin l'un & l'autre du Chirur-gien pour les préſerver & garantir de mille ac-cidens qui peuvent leur ſurvenir, qui ſont en ſi grande quantité, & ſi conſiderables que j'ai crû en devoir faire deux Livres : dans l'un je parlerai

de ceux qui regardent la femme, & dans l'autre
de ceux qui concernent l'enfant.

CHAPITRE PREMIER.

Ce qu'il faut faire à la femme aussi-tôt qu'elle est accouchée & délivrée.

C'Est une précaution à laquelle il ne faut pas
manquer, qui est d'avoir fait préparer un
chauffois d'un linge doux & maniable, ployé
en cinq ou six doubles, pour le mettre au devant
de l'entrée de la matrice aussitôt que la femme est
accouchée & délivrée : ce linge empêche que l'air
ne puisse entrer dans le col de la matrice, ce qui
pourroit causer de fâcheux accidens, principalement dans un tems où il vient d'être extrêmement dilaté par la sortie d'un enfant ; il sert encore à recevoir les immondices qui sortent après
l'accouchement, il ne faut pas que ce linge soit
absolument froid, ce qui feroit resserrer trop tôt
les vaisseaux ; il ne doit point aussi être trop
chaud, parce qu'il pourroit procurer une perte
de sang.

Mauriceau prétend qu'une femme doit accoucher dans le lit où elle demeurera pendant
ses couches, parce qu'on n'est pas obligé de l'y
transporter après son accouchement ; mais son
opinion n'est point suivie ; on ne voit point de
femmes qui veulent accoucher dans leur lit, il
n'y a que celles qui y ont été surprises, & dont
les douleurs ont été si promptes, qu'elles n'ont
pas donné le tems de préparer un lit de travail.
En effet dans un petit lit elles sont secourues par
les assistans plus commodément ; & après être accouchées & remises dans leur lit, elles y sont
beaucoup

beaucou plus proprement que si elles y étoient accouchées. Il faut donc les laisser sur ce lit de travail pendant trois ou quatre heures, pour donner le tems à la matrice de se dégorger de ses impuretez, & la porter dans son lit, qu'on aura garni de quelques draps en plusieurs doubles, pour empêcher les matelas d'être gâtez par les vuidanges.

On a de coutume de donner à l'Accouchée une potion composée de syrop de capillaires, d'huile d'amandes douces tirée sans feu, & d'un jus d'orange bigarade, dans le dessein que cette potion peut adoucir l'enrouement de la gorge, causé par les cris qu'elle a fait pendant le travail, empêcher que les tranchées ne soient si violentes, & faciliter la sortie des vuidanges : On n'empêche pas que celles qui sont dans l'usage d'en prendre, & qui ont de la foy à ce remede, ne continuent ; mais pour peu qu'elle y eut du dégoût, il ne faut point la forcer ; il faut plutôt lui donner un bon bouillon fait avec une moitié d'éclanche de mouton, un morceau de tranche de bœuf, & une perdrix. Il y en a qui y ajoûtent quelques poireaux, prétendant qu'ils sont bons contre les tranchées.

Dans l'ancienne pratique on ne vouloit pas que les femmes dormissent incontinent après leur accouchement. On me faisoit demeurer auprès du lit de la Reine pendant trois heures après qu'elle étoit accouchée, pour l'entretenir & l'empêcher de dormir ; mais aujourd'hui on condamne cet usage ; on leur permet de s'endormir aussi tôt qu'elles ont pris un bouillon, parce qu'on prétend que le repos & le sommeil reparent toutes les fatigues qu'elles ont eues en accouchant.

CHAPITRE II.

Des remedes qui conviennent aux parties basses, au ventre, & aux mammelles.

IL arrive souvent que la nouvelle Accouchée sent de la douleur aux parties basses, principalement quand c'est son premier accouchement, & que l'enfant étoit fort gros, ce qui pourroit causer de l'inflammation à ces parties ; pour l'éviter, on se sert d'un cataplasme anodin, fait avec deux onces d'huile d'amandes douces, & deux œufs, dont on met le blanc & le jaune qu'on fait cuire dans un petit vaisseau, comme des œufs brouillez, qu'on étend ensuite sur un linge, ou sur de l'étoupe, & qu'on met mediocrement chaud sur la partie, après avoir ôté le linge qu'on y avoit mis, & l'avoir nettoyé des grumeaux de sang qui pourroient y être restez. Il y en a qui au lieu d'huile d'amandes douces, se servent d'huile de noix, & qui font cuire les œufs en forme d'omelette. On renouvelle ce remede deux ou trois fois, sçavoir de quatre en quatre heures. Ce remede appaise la douleur qui pourroit être causée par la trop grande distention de ces parties. Beaucoup de Dames sont dans l'usage de s'en servir ; & M. Clement le pratiquoit à Madame la Dauphine dans toutes ses couches : ce remede n'est pas pourtant une circonstance essentielle, puisque la plus grande partie des femmes ne s'en servent point.

Pendant les cinq ou six premiers jours de la couche, on étuvera deux ou trois fois par jour ces parties, tant pour les nettoyer des immondices qui proviennent des vuidanges, que pour temperer & en appaiser la douleur. Le commun du Peuple ne se sert que d'eau tiede ; mais la plûpart des femmes usent d'une décoction d'orge & de cerfeuil, à laquelle on peut ajoûter la graine de lin, l'aigremoine, les guimauves, & les violiers, quand on les croit necessaires.

Pendant les dix-huit ou vingt premiers jours de la couche, il ne faut point se servir d'aucuns remedes astringents, qui pourroient arrêter le cours des vuidanges, au contraire il faudroit les procurer si elles se supprimoient ; mais après que les purgations auront flué assez abondamment, on pourra se servir de remedes capables de forrifier ces parties qui en ont besoin, à cause de la grande extension qu'elles ont soufferes dans l'accouchement, & qu'elles sont relâchées par les humiditez dont elles ont été abreuvées. Les eaux de Forges ou de myrtles sont excellentes pour cet effet. Mauriceau conseille de mettre infuser dans du gros vin, ou dans l'eau de Forges l'écorce de grenades, les glands de chesne, la noix de cyprés, la terre sigillée, & l'alum de roches, & de cette infusion en bassiner ces parties qui en seront fortifiées & resserrées ; mais non pas aussi exactement qu'elles étoient avant que d'avoir eu des enfans, contre l'opinion des Gardes qui promettent aux maris de rendre leurs femmes comme elles étoient le jour de leurs nôces.

Quelques Accoucheurs veulent qu'on mette sur le ventre de la nouvelle Accouchée, la peau d'un mouton noir nouvellement écorché, prétendant que la chaleur de cette peau rétablit & conforte les parties qui ont souffert. M. Clement en mit une à Madame la Dauphine à son premier accouchement ; mais on ne s'en servit point aux deux autres, par les incommoditez que cela cause, qui sont plus grandes que le bien qu'on en reçoit. En effet les précautions qu'il faut prendre sont tres embaraſſantes ; car il faut avoir un Boucher & un mouton tout prêt, pour l'écorcher dans une chambre voiſine, afin d'avoir la peau toute chaude. Le Boucher qui écorcha celui qui ſervit à Madame la Dauphine, en ayant pris & ployé la peau dans ſon rablier, l'apportant auprés du lit, le mouton écorché & tout ſanglant le ſuivit, & entra juſques auprés du lit, ce qui fit peur à toutes les Dames preſentes à ce ſpectacle.

Le bandage dont on ſe ſert dóit être lâche les premiers jours, c'eſt-à-dire ſimplement contentif, afin de ne point trop preſſer ces parties qui ſont douloureuſes, parce qu'elles ont ſouffert tant dans la groſſeſſe que dans l'accouchement : on le peut ſerrer peu à peu, à meſure que les vuidanges s'évacuent. Il ne faut pas croire avec toutes les Gardes d'Accouchées, que le bandage ſerré faſſe remonter la matrice, ni qu'il faſſe exprimer & couler les vuidanges, ni ſe perſuader avec toutes les femmes accouchées qu'il empêche que la peau du ventre ne ſoit ridée & pendante ; ce ſont des erreurs dont il faut ſe défaire, & croire qu'il fait plus de mal que de bien ; & qu'il eſt même dangereux de le charger de groſſes compreſſes, qui ſont plus capables de meurtrir les parties, que de les ſoulager. Il faut donc ſe contenter de mettre ſur le ventre une compreſſe quarrée de linge doux & molet, & d'un bandage circulaire fait d'une ſerviette ployée en trois ou quatre doubles.

Le plus grand ſecret aux femmes qui ne veulent point nourrir leurs enfans, c'eſt de tenir leur ſein bien couvert : on fait ordinairement un petit matelas de laine entre deux linges qu'on met deſſus pour le tenir chaudement ; & quand on voudra changer le linge qui ſera mouillé à cauſe de la ſeroſité qui s'écoule par les bouts, il faudra

le tirer par embas, & y en couler un autre de
la même maniere, parce qu'en le mettant par en
haut, il seroit frapé de l'air qui pourroit l'incommoder ; & si on étoit obligé de le découvrir,
il faudroit fermer tous les rideaux, & avoir un
réchaux de feu sur le lit, afin qu'il ne sentît pas
le froid ; mais si la mere vouloit être nourrice, il
ne faudroit point tant de précautions, il n'y auroit qu'à laisser le lait se porter aux mammelles à
l'ordinaire.

CHAPITRE III.

Du regime de vivre de la femme accouchée.

PResque toutes les Gardes d'Accouchées sont
dans l'erreur, quand elles croyent qu'il faut
plus donner à manger à la femme en couche, que
dans un autre tems, disant qu'il faut reparer le
sang qu'elle a perdu pendant l'accouchement, &
celui qu'elle perd tous les jours par les vuidanges ;
il faut considerer la nouvelle Accouchée, comme
une femme qui est dans un état de siévre, & dans
une disposition à l'avoir à tous momens ; & de
fait elle ne manque pas de venir le deux ou troisiéme jour ; c'est pourquoi il ne faut point par le
trop de nourriture, ni la faire avancer, ni l'augmenter, ce qui ne manqueroit pas d'arriver, si
les premiers jours elles prenoient beaucoup d'a-
limens.

La nourriture de la nouvelle Accouchée les
trois ou quatre premiers jours, ne doit être que
de bouillons, d'œufs frais & de gelée ; & sa
boisson de ptisane d'orge, de chien-dent, & de
reglisse, qu'on ne lui donnera pas froide ; mais
le cinquiéme jour aprés que la furie du lait sera
passée, on commencera à lui donner de la nour-

riture plus folide , comme du potage , & du poulet , & elle boira un peu de vin bien trempé ,
& enfin on lui augmentera fa nourriture à mefure que fa fanté & fon appetit le demanderont ;
obfervant pour une regle generale qu'elle doit
moins manger durant fes couches , qu'elle ne feroit dans un autre tems. Il faut neanmoins excepter
de cette regle les femmes robuftes , & de grand
travail , à qui il ne faut pas retrancher les vivres
auffi exactement qu'à celles qui font d'une complexion délicate , & qui ne font aucun exercice ;
car il faut accorder quelque chofe au temperament , & à la coutume.

Le repos tant du corps que de l'efprit , eft extrêmement neceffaire à l'Accouchée ; elle n'en
peu pas obferver un trop grand ; il ne faut point
qu'elle fe tourne , ni fe tourmente dans fon lit ;
elle doit être couchée fur le dos , la tête un peu
élevée , afin que la matrice puiffe mieux fe raffermir dans fa fituation naturelle ; il ne faut point
qu'elle fente le froid , & qu'au contraire elle foit
couverte jufqu'à lui procurer la fueur ; il faut
qu'elle ait fa couverture jufques fous le menton ,
& les bras toujours dans le lit ; il ne faut point
qu'elle s'embaraffe du foin de fon menage , ni qu'-
elle foit curieufe des nouvelles du tems ; il ne faut
point qu'elle parle trop, & pour cet effet il ne faut
pas qu'elle voye beaucoup de monde. Chez les Dames du premier rang , perfonne n'entre dans leurs
chambres pendant les neuf premiers jours , pas
même le jour , car toutes les fenêtres en font fermées , & il n'y a qu'une bougie allumée jour &
nuit. On ne lui rapportera aucune mauvaife nouvelle , & on ne lui dira rien qui la puiffe chagri-
ner ; & enfin elle ne mettra le pied à terre qu'a-
prés les neuf jours paffez.

La coutume parmi les Bourgeois eft de faire un

grand repas le jour qu'ils font baptiſer leurs enfans, pour regaler le compere, la commere, &
la parenté. Il eſt bon de ſe réjouir à la naiſſance
d'un enfant, mais on voudroit qu'on épargna à
la mere le ſoin de l'ordonner ; que ce repas ce fît
dans un lieu éloigné de la chambre de l'Accouchée, afin qu'elle n'en entendit point le bruit,
& qu'on ne la preſſa point de manger de ce que
l'on y ſert, parce que ce ſont des mets qui ne lui
conviennent point.

On ne peut pas preſcrire la quantité de lavemens qu'il faut donner pendant une couche ; il y
a des femmes qui en prennent tous les jours, &
qui ont la folie de croire qu'elles ſeroient échauffées ou incommodées ſi elles n'avoient toujours
un lavement dans le corps : d'autres n'en prennent que de deux jours l'un : d'autres que quand
elles en ſentent un extrême beſoin ; & enfin il y
en a qui n'en prennent point du tout, & qui ne
s'en trouve pas plus mal ; il ne faut pas neanmoins aller d'une extrémité à l'autre, il eſt bon
d'en prendre quelques-uns qui ſervent de bains
aux boyaux, & qui aident l'écoulement des vuidanges ; c'eſt pourquoi il faut qu'ils ſoient doux
& lenitif pour ne point irriter les inteſtins, & ne
point cauſer des épreintes en les rendant, qui
ſeroient pour lors préjudiciables.

C'eſt l'ordinaire de purger les femmes à la fin
de leurs couches ; mais les Accoucheurs ne ſont
pas d'accord ſur le tems : Mauriceau & quelques
autres veulent que ce ſoit vers le quinziéme, ou
tout au plus le vingtiéme jour aprés leur accouchement ; & la plus grande partie des autres
ordonnent qu'on attendent que les ſix ſemaines
ſoient paſſées, afin qu'elles ſoient quittes abſolument de leurs vuidanges, prétendant que la
plus grande partie des femmes ont des écoule-

X üij

mens , ou du moins des suintemens jusqu'à ce
tems-là. En effet anciennement il n'étoit pas permis aux femmes d'aller au Temple avant que d'ê-
tre entierement purifiées ; & nous voyons que
la sainte Vierge n'y alla qu'aprés les quarante
jours expirez.

Sur la purgation , comme sur beaucoup d'autres articles , on ne peut rien statuer de positif,
les unes ont besoin d'être purgées , & d'autres
s'en peuvent passer. Celles qui sont infirmes , pleines d'humeurs, dont les vuidanges n'ont pas coulé
suffisamment , doivent être purgées ; mais celles
qui sont d'un bon temperament , qui ont bon appetit , & dont les vuidanges ont eu leur cours ordinaire, celles-là peuvent éviter la purgation, qui
pourroit déranger ou changer quelque chose de
la bonne disposition où elles sont. On ne peut
encore imposer le tems où elle se doit faire , cela
dépend de l'état où la femme se trouve. J'avoue
que si au bout de vingt jours elle se trouvoit tellement nette , qu'il n'y eût pas d'apparence que
les vuidanges dussent revenir , parce qu'elles auroient coulé en abondance , & qu'elle eût quelque indisposition qui demanda la purgation , on
peut la faire sans préjudicier à la santé ; mais
quand il n'y a point de necessité pressante , on
doit la differer , d'autant que s'il y a quelques
femmes qui n'ont plus rien au bout de trois semaines , il y en a une infinité d'autres qui ne sont
purifiées qu'à la fin des six semaines.

Ce terme de six semaines n'est pas seulement
marqué pour la purgation , il est encore défendu
aux nouvelles accouchées d'aller en carosse , ou
dans d'autres voitures avant ce terme , parce que
les cahots & les soubre-sauts peuvent causer des
descentes , & des chutes de matrice : il est vrai
qu'il y en a qui y ont été , & qui n'en ont pas

été incommodées ; mais elles se sont exposées au peril ; & il n'est pas prudent d'en courir le risque. Jamais femme ne s'est trouvée mal de s'être conservée, & nous en voyons beaucoup qui se sont repenties de ne l'avoir pas fait.

CHAPITRE IV.

De la perte de sang qui vient aprés l'accouchement.

UN des plus grands malheurs des femmes, c'est d'être sujettes aux pertes de sang ; il leur en arrive pendant le cours de leur vie, qui sont plus ou moins dangereuses, selon les causes d'où elles proviennent : & elles y sont encore exposées durant leur grossesse, dans leur accouchement, & après leur accouchement ; toutes lesquelles pertes les mettent en dangers de perdre la vie. Nous avons traité de celles qui surviennent pendant la grossesse, dans le Chapitre treiziéme du second Livre. Nous avons parlé de celles qui accompagnent l'accouchement, dans le Chapitre vingt-sixiéme du troisiéme Livre, nous allons presentement examiner celles qui succedent à l'accouchement.

Les femmes sanguines & replettes qui ont accouché d'un gros enfant, sont plus sujettes à ces sortes de pertes, parce qu'un gros enfant oblige la matrice à une plus grande distention ; & que ces enfans ayant de plus gros arriere-faix, les vaisseaux qui lui apportent le sang étant par consequent plus gros, lorsqu'il vient à se separer de la matrice, ils versent du sang en plus grande quantité. Ces femmes doivent se faire saigner trois ou quatre fois pendant leur grossesse, &

même il ne faut pas manquer de les saigner encore peu de tems avant l'accouchement pour en diminuer la quantité, & éviter qu'il ne se porte à la matrice en trop grande abondance.

La perte de sang peut provenir de quatre causes, 1°. de ce que l'on aura arraché l'arriere-faix avec trop de précipitation, l'ayant tiré avec violence, pour n'avoir pas voulu attendre qu'il se separa naturellement de la matrice : 2°. de ce qu'il y aura quelque espece de faux germe qui ne sera pas sorti aprés l'enfant : 3°. de ce qu'il sera resté encore quelque morceau de l'arriere-faix, dont les vaisseaux versent du sang continuellement : 4°. de ce qu'il y aura du sang qui étant coagulé dans le fond de la matrice, y forme un gros caillot qui la tenant étendue, entretient la perte. Enfin de quelque cause que provienne la perte, elle est toujours dangereuse, & elle conduit souvent la femme au tombeau, & en peu de tems, si l'Accoucheur ne la secoure pas promptement.

Pour y parvenir il faut qu'il en reconnoisse la cause, si c'est un faux germe, ou un morceau de l'arriere-faix encore attaché, ou un gros caillot de sang, il faut qu'il y porte la main, & qu'il aille chercher le corps étrange, pour le faire sortir au plutôt ; aprés quoi la matrice reprenant son volume ordinaire en se resserrant, la perte cessera, ou du moins diminuera. Mais si le sang continue à couler, qu'il n'y ait plus rien dans la matrice, il faut faire une petite saignée si les forces le permettent encore, observant de mettre le doigt de tems en tems sur l'ouverture de la veine, pour tirer en plusieurs fois ce que l'on veut avoir de sang, & par ce moyen faire diversion, & empêcher qu'il ne se porte à la matrice. La malade sera couchée sur le dos, elle ne se

tournera ni d'un côté, ni de l'autre, & elle aura
sa tête aussi basse que le corps ; on ouvrira les fenêtres de sa chambre, afin de la rafraîchir ; elle
ne sera point trop couverte, & on ne lui chauf-
fera point les linges qu'on lui changera, de
crainte que la chaleur n'excite le sang à sortir.

Mauriceau, contre l'opinion de tout le monde,
veut que l'on donne des lavemens dans une perte
de sang arrivée aprés un accouchement. Il en cite
un exemple qu'il dit lui avoir réussi, qu'il fit
donner un lavement assez fort à une femme dans
une perte, & qu'aprés l'avoir rendu avec beaucoup d'excremens durs & recuits, la perte cessa ;
prétendant que les excremens retenus dans les
boyaux, peuvent causer & entretenir une perte.
On ne disconvient pas que la femme ne soit gue-
rie, comme il le dit, mais que ce soit par le lavement, & que cet exemple doive être suivi, il
ne poura jamais le persuader.

Quand la perte continue, on se sert de toutes
sortes de moyens pour rafraîchir & temperer
l'ardeur du sang : on ôte la femme de son lit, on
la porte dans le lieu le plus frais de la maison,
on lui met sur les reins des serviettes trempées
dans l'oxicrat, on en trempe même un drap, dont
on lui envelope tout le corps, & on lui en fait
boire quelques verres de tems en tems, on fait
des injections dans la matrice avec l'eau de plantain ; on peut encore lui faire prendre le jus de
pourpier, ou seul, ou mêlé dans ses bouillons,
dont on lui en donnera de quart d'heure en
quart d'heure ; ils seront peu nourrissans, afin
qu'ils passent plus promptement dans la masse
du sang, pour reparer celui qui se perd ; on lui
donnera souvent à boire du vin rouge, & de
l'eau ferrée égales parties, sçavoir dans tous les
intervales qu'elle prendra du bouillon ; on ne lui

donnera point d'alimens solides, la gelée, les œufs-frais, & les bouillons seront les seuls qu'on lui donnera, qu'on entremêlera de quelques cuillerées de potion cordiale, où entreront les poudres de perles & de corail.

Voilà les secours les plus essentiels qu'on peut apporter dans une perte de sang, lesquels souvent ne réussissent pas ; car elle est quelquefois si violente, qu'elle ne donne pas le tems de les mettre en usage, & que la malade meurt entre les bras de ceux qui s'efforcent de la secourir. Il arrive souvent que ces pertes ne sont pas mortelles, & nous voyons beaucoup de femmes qui en ont gueri, c'est pourquoi il n'en faut pas desesperer ; mais celles qui sont assez heureuses pour en revenir, ne doivent pas conter d'être si-tôt rétablies dans leur premiere santé, il leur en reste plusieurs incommoditez, comme des douleurs de tête, des foiblesses, des frissons, & des mouvemens de fiévre, dont elles ne guerissent qu'avec le tems, & après une bonne conduite.

CHAPITRE V.

Des tranchées des femmes accouchées.

ON donne le nom de tranchées aux douleurs qui arrivent aux femmes peu de tems après être accouchées : ces sortes de douleurs sont differentes de celles qui peuvent survenir dans toute la region du ventre ; car elles ne se font sentir que dans la region de la matrice, & elles prennent par épreintes, comme celles de l'accouchement, laissant des intervales de repos de l'une à l'autre. Elles commencent quelques heures après que la femme est accouchée, & ne sinissent que le deux ou troisième jour : presque toutes les femmes en sont tourmentées dans toutes leurs couches , excepté dans leur premier accouchement.

Il est vrai qu'il y a quelques femmes qui dès leur premier enfant en ont été tourmentées ; mais comme cela arrive rarement , on n'en doit point faire une regle generale ; c'est pourquoi sans nous arrêter à disputer là-dessus , nous dirons que toutes les femmes sont sujettes aux tranchées , hors dans leur premiere couche , & nous tâcherons dans connoître la cause.

Nous ne conviendrons pas des quatre causes que Mauriceau nous en rapporte. La premiere , il l'a cherche dans des vents contenus dans les intestins ; alors c'est une colique , & non pas des tranchées. La seconde , à des caillots de sang qui se forment dans la matrice ; c'est pour lors une perte de sang , dont nous avons parlé dans le Chapitre precedent. La troisiéme , à la suppression des vuidanges , ce qui ne peut point être , parce qu'elle n'arrive que quelques jours après l'accouchement , & les tranchées commencent immediatement aussi-tôt que l'enfant est sorti : Et enfin la quatriéme , à l'extension violente des ligamens de la matrice ; les douleurs causées par les ligamens , se font sentir dans la region des reins , & celles des tranchées dans la matrice même : il faut donc la chercher ailleurs , & tâcher d'en trouver une cause qui soit plus vrai-semblable.

Il y a bien plus d'apparence de croire que les orifices des vaisseaux par où sortent les vuidanges dans une premiere grossesse , étans ouverts cette premiere fois , ils les laissent échaper sans douleurs ; mais que s'étans bouchez , & comme cicatrisez après la couche ; & dans une seconde

étans obligez de se rouvrir, les vuidanges les
forcent de leur donner passage, ce qui cause à
mesure qu'elles sortent, ces douleurs qu'on appelle des tranchées, qui ne durent que les premiers jours, parce que les vuidanges, s'étant
une fois ouvert le chemin, elles sortent ensuite
sans douleurs.

La plus grande partie des femmes, principalement celles qui ont eu plusieurs enfans, souffrent patiemment ces sortes de douleurs, parce
qu'elles sçavent qu'elles ne sont que passageres;
& qu'y ayant déja passé, elles sont sûres par
leur propre experience qu'elles ne sont point
dangereuses, & qu'elles n'interessent point la
vie. Il y en a beaucoup qui croyent se précautionner contre ces tranchées, en prenant aussi-
tôt qu'elles sont acccouchées une potion faite
d'égales parties d'huile d'amandes douces, & de
syrop de capillaires ; & d'autres qui ont beaucoup de foy à un bouillon fait d'une vieille perdrix, & de poireaux, qu'elles font faire pour le
prendre aprés être accouchées.

Mais il y en a beaucoup d'autres qui impatientes de souffrir, demandent du secours ; & quoique l'on sçache qu'il ne sera pas aussi prompt
qu'elles le souhaitent, il ne faut pas leur refuser.
On leur mettra des serviettes chaudes sur le ventre, qu'on renouvellera souvent. On leur fera
une embrocation sur le ventre avec de l'huile
d'amandes douces bien chaude, ou avec de l'huile
de noix . on pourra aussi leur mettre sur le ventre une grande omelette faite avec des œufs & de
l'huile de noix ; on les empêchera de boire trop
frais ; & on leur fera donner plusieurs lavemens doux & anodins, faits avec les herbes émollientes, ausquels on ajoutera l'huile & le beurre
frais. Pendant qu'on fera ces petits remedes,

qui ne laiſſent pas que de convenir à la maladie ,
les deux ou trois jours ſe paſſeront , & les tranchées finiront.

CHAPITRE VI.

Des contuſions & déchiremens à la matrice.

C'Eſt une loy indiſpenſable aux femmes de
ne pouvoir point accoucher ſans douleurs ;
les unes en reſſentent plus , les autres moins , ſelon la diſpoſition naturelle des parties qui doivent donner paſſage à l'enfant ; mais en general
le premier accouchement eſt le plus douloureux
de tous , parce que ces parties ayant une fois
ſouffert la diſtention neceſſaire pour livrer ce
paſſage , elles n'ont pas la même peine à s'é-
tendre dans les autres accouchemens : il n'eſt
pas ſeulement le plus douloureux , il eſt encore
ſouvent ſuivi d'accidens fâcheux ; car quand
l'enfant eſt fort & vigoureux , & qu'il fait de
violens efforts pour ſortir promptement , il
cauſe des contuſions , & des déchiremens à ces
parties , auſquels il faut remedier.

Deux choſes contribuent encore à meurtrir
ces parties , l'une eſt quand la tête de l'enfant eſt
trop groſſe , & qu'elle les preſſe contre les os
qui l'environnent ; l'autre quand ces mêmes os
qui ferment le baſſin par où doit paſſer l'enfant ,
ſont trop ſerrez naturellement , ce qui rend ce
paſſage plus étroit qu'il ne devroit être ; de maniere que l'enfant pour ſortir fait des contuſions
& des écorchûres , qui ſeroient ſuivies de l'inflammation , & ſouvent d'abſcès , ſi l'on n'y ap-
portoit du remede.

Les cataplaſmes anodins y ſont excellens les
premiers jours , faits avec du lait , la mie de pain,

les jaunes d'œufs, & l'huile d'amandes douces.
En renouvellant chaque cataplasme, on lavera
la partie pour la nettoyer des immondices de la
couche, avec une décoction faite d'orges, de
mauves, guimauves, violiers & graines de lin.
Les huiles d'hypericon & d'œufs tirées sans feu,
y sont fort bonnes : & s'il y a des écorchures,
on les bassinera avec la décoction d'orges & d'aigremoine, dans laquelle on aura mis du miel de
Narbonne, pour les déterger & mondifier ; &
enfin si malgré ces remedes ces contusions viennent à supuration, & qu'elles forment quelques
abscès aux grandes lévres, on y procedera comme à ceux des autres parties, en les ouvrant quand
ils seront venus à maturité.

Ce qui a fait donner le nom de fourchette à
la partie inferieure de l'orifice externe de la
matrice, c'est qu'elle ressemble aux fourchettes
dont les Soldats anciennement se servoient pour
appuyer leurs mousquets, afin de tirer plus juste,
& qu'elle en a le même usage en appuyant la
verge de l'homme quand il veut tirer son coup.
Il y a si peu d'espace entre cette partie & l'anus,
que quelquefois par un violent accouchement elle
se déchire, & pour lors des deux ouvertures il
n'y en a plus qu'une : c'est une incommodité af-
freuse tant pour le mari que pour la femme, de
laquelle on ne peut guerir que par la future. J'ai
montré la maniere de la faire dans le Cours
d'Operations que j'ai donné au Public, & j'en
ai encore parlé dans le Chapitre xxvii. du troisiéme Livre de ce Traité.

La vessie qui a son ouverture à l'entrée du col
de la matrice, par droit de voisinage souffre aussi
dans un violent accouchement, principalement
quand la tête de l'enfant, par son extrême grosseur, demeure trop long-tems dans le passage ;

car pour lors elle preſſe tellement le col de la veſſie contre l'os pubis, qu'elle le meurtrit ; & qu'après l'accouchement, il y ſurvient une inflammation qui cauſe la difficulté d'uriner : on y remedie par la ſonde, avec laquelle pendant quelques jours on tire l'urine de la veſſie, juſqu'à ce qu'on ait appaiſé l'inflammation par des remedes convenables.

CHAPITRE VII.

De la deſcente de la matrice, de la relaxation de l'anus ; & des hemorroïdes.

IL faut differencier la deſcente d'avec la chute de la matrice. La premiere eſt lorſque le fond deſcendant de ſa place, tombe juſqu'à l'entrée du vagin ; & la ſeconde, c'eſt lorſque ce même fond tombant plus bas, ſort entierement dehors ; de ſorte que la deſcente n'eſt proprement qu'une relaxation du corps de la matrice, & la chute en eſt une précipitation.

On fait deux ſortes de deſcentes de matrice, l'une quand le fond de la matrice ne deſcend que juſques ſur les caroncules ; & alors on ſent une peſanteur dans le vagin : & l'autre quand deſcendant plus bas, l'orifice interne paroît à l'exterieur de la partie honteuſe.

Les chutes ou précipitations de la matrice, ſont auſſi de deux ſortes ; l'une quand la matrice tombe dehors ſans que ſon fond ſoit renverſé : on voit alors ſon orifice interne à l'extrémité d'une groſſe maſſe ronde & charnue, qui eſt le corps de la matrice ; l'autre eſt quand cette partie n'eſt pas ſeulement tombée dehors, mais que le fond eſt entierement renverſé ; en ſorte qu'elle

Y

semble n'être qu'un gros morceau de chair fanglante qui pend entre les cuisses de la femme.

C'est toujours une relaxation des ligamens larges de la matrice, qui lui permet de descendre, ou de tomber, & jamais une rupture de ces ligamens, comme quelques-uns se sont imaginez. Il y a plusieurs accidens qui causent ces relâchemens, dont les principaux sont des suites d'accouchemens laborieux.

Ces indispositions ont souvent d'autres causes que des suites de couches, puisqu'on voit des filles qui sont incommodées, non seulement des descentes, mais encore des chutes de matrice. Mauriceau cite plusieurs filles à qui il a remis la matrice dans sa place, après en être sortie pendant plusieurs années.

Il y a encore une autre cause dont aucun Auteur n'a parlé jusqu'à present, parce que l'on ignoroit le veritable usage des ligamens ronds de la matrice, & qu'on leur en donnoit un tout opposé à celui qu'ils ont. Tous les Anciens vouloient qu'ils empêchassent le fond de la matrice de monter trop haut, & au contraire nous sommes sûrs que ce sont eux qui le tirent embas. Dans mon Anatomie j'ai fait voir que ces ligamens étoient creux, & par consequent capables de distention ; & qu'en s'étendant ils s'accourcissoient, & obligeoient le fond de la matrice de s'approcher de la verge pour en recevoir la semence dans le moment de l'éjaculation. Le fond de la matrice est tellement attaché à son col, qu'il ne peut pas s'en éloigner. Il n'avoit donc pas besoin de ligamens pour l'en empêcher ? mais il falloit que dans le tems de l'action il s'approchât pour recevoir la semence ; c'est ce qu'ils font, & c'est-là leur veritable usage. Or étant certain que ce sont eux qui amenent le fond de la matrice en

embas, aux filles & aux femmes ui ont trop
d'ardeur, ils le peuvent faire si souvent, & avec
tant de précipitation, qu'il leur en arrive des
descentes de matrice.

Dans ces maux les femmes ressentent de la
douleur à la region des reins & des lombes. Elles se
plaignent d'une grande pesanteur au bas du ventre, souvent accompagnée de la difficulté d'uriner ; & elles ont besoin d'être promptement secourues, si elles veulent guerir ; car plus ces infirmitez vieillissent, plus il est difficile d'en ob-
tenir la cure, qui ne consiste qu'en deux points :
le premier, de remettre la matrice dans sa place
naturelle ; & le second de l'y contenir, & de l'y
affermir.

Les simples descentes de matrice ne demandent pas une grande operation, il faut avant toutes choses en examiner la cause. Si l'uterus est
seulement gonflé par la suppression des ordinaires, ce qui le rend pesant, il en faut procurer
l'évacuation ; & si c'est par la foiblesse de ses ligamens qu'il descend trop bas, il faut les fortifier
par des medicamens astringens & corroboratifs,
bouillis dans du gros vin, dont on en trempera des
compresses qu'on appliquera sur les reins & sur
le ventre, aprés avoir fait remonter la matrice
à sa place ; ce qui s'accomplit quelquefois en faisant simplement coucher la femme sur le dos, ou
en appuyant la paume de la main sur son bas
ventre, en poussant la matrice en enhaut, ou
bien en introduisant dans le vagin une bougie
faite en forme de canule marquée △, on la re-
met ainsi en un instant dans son lieu naturel.
Quelques-uns prétendent que la verge du mari
conviendroit mieux qu'une bougie, mais ils se
trompent ; car la simpatie qu'il y a entre les parties de l'homme & celles de la femme, fait qu'-

elles ne se quittent pas volontiers ; la verge à la
verité pousse le fond de la matrice où il doit être,
mais aussi-tôt qu'elle se retire, il la suit, & il retombe même un peu plus bas qu'il ne faisoit avant
cette action.

Dans les chutes de matrice où le fond n'est pas
renversé, le plus difficile n'est pas de la remettre
en sa place ; mais c'est de l'y retenir étant remise :
le moyen le plus sûr pour empêcher qu'elle ne
retombe, c'est de se servir d'un pessaire, qu'il
faut introduire dans le col de la matrice, afin
qu'en soutenrnt le fond de ce viscere, il le tienne
dans sa situation naturelle. J'en ai fait graver de
plusieurs figures dans la Planche du Chapitre
XXVII. du troisiéme Livre de ce Traité, afin que
l'on puisse choisir celui qui conviendra à la nature de la descente.

La matiere dont on fait les pessaires, est communement de liege pour être plus legers : on les
trempe dans la cire fondue pour en remplir les
vuides, afin que les inégalitez ne blessent point.
On en peut faire d'argent, ils en seroient plus
propres. On leur donne deux differentes figures,
les uns sont ovalaires, tel qu'est celui que vous
voyez marqué G. qui est fait comme un œuf. Sa
grosseur & sa longueur sont proportionnez au
col de la matrice dans lequel il doit entrer, &
demeurer aprés y avoir été introduit. Il a un
cordon H. qui a deux usages, l'un pour le retirer quand on le juge à propos, & l'autre pour
l'attacher à un autre ruban qui est autour du
corps pour l'empêcher de tomber à terre, en cas
qu'il vint à sortir en marchant, à quoi ils sont
sujets, particulierement dans le tems des menstrues. Il y a des pessaires formez autrement, les
uns sont circulaires, tel qu'est celui qui est re-
presenté I. & les autres ovalaires, comme celui

qui eſt marqué par *K.* ayant la figure d'un petit bourlet. Ils ſont dans leur milieu percez d'un trou aſſez grand, qui donne paſſage aux ordinaires ; & qui recevant l'orifice interne dans leur cavité, l'appuyent & le retiennent. Ils ſont un peu larges, afin qu'entrant avec un peu de force, ils en tiennent mieux. A l'un des deux il y a un cordon qui ſert à le retirer quand on veut ; à l'autre il n'y en a point, parce que quelques-uns le trouvant inutile, prétendent que le doigt ſuffit pour le faire ſortir.

Ces peſſaires étant une fois placez, ne ſe doivent point retirer pour les neceſſitez naturelles, parce qu'étant trouez, les excretions de la matrice peuvent ſortir librement. Et s'ils ſont bien-faits, ils n'incommodent point, & n'empêcheront point la femme qui les porte de voir ſon mari, & même de devenir groſſe, comme il eſt arrivé à pluſieurs, parce que l'orifice interne peut recevoir la ſemence éjaculée. Au moyen de ces peſſaires percez, on peut faire avec cette ſeringue à femme *M,* dont le tuyau *N.* eſt courbé pour faciliter à la malade de ſe ſeringuer elle-même des injections qui foreiſient & qui nettoyent la matrice ; de maniere que pour toutes ces raiſons, ces derniers ſont préferables à l'ovalaire.

Dans les chutes de matrice où le fond eſt abſolument renverſé, comme on feroit une bourſe en la retournant, il faut promptement le repouſſer en dedans ; & comme cet accident arrive tres-ſouvent par la faute des Sage-femmes, qui en tirant trop fort le cordon pour avoir l'arriere-faix, attirent en dehors le fond de la matrice qui y eſt encore adherent. Auſſi-tôt qu'elles s'apperçoivent que le fond a ſuivi l'arriere-faix, il faut qu'elles l'en ſeparent, & remettent ce fond

en le repouſſant dans ſa place ; ce qui ſe fait pour
lors facilement , parce que l'orifice interne a été
extrêmement dilaté pour laiſſer ſortir l'enfant :
mais ſi la Sage femme differe , cet orifice ſe reſſerre peu à peu ; & on a en ce cas beaucoup de
peine à faire rentrer ce fond dans ſon lieu ; &
ſouvent une femme meurt avant que d'être ſe-
courue , comme je l'ai vû arriver. Neanmoins ſi
le Chirurgien étoit appellé aſſez tôt pour remedier à un renverſement total de la matrice qu'il
connoîtra en voyant entre les cuiſſes une eſpece
de ſcrotum ſanguinolent ; il la ſera coucher à la
renverſe , les feſſes plus élevées que la tête , puis
aprés avoir fomenté avec du vin & de l'eau
tiede tout ce qui eſt ſorti , il le repouſſera doucement dans le lieu qui lui eſt deſtiné. Si ce fond
fait trop de peine à rentrer , on y fera une embrocation d'huile d'amandes douces , ce qui en
aidera la reduction , en rendant les fibres de cet
organe plus ſouples , & plus extenſibles ; mais ſi
malgré tous les efforts du Chirurgien , la matrice ne peut être remiſe , ſoit à cauſe qu'elle ſera
trop tumefiée , ſoit à cauſe qu'on aura trop attendu , elle eſt en danger de ſe gangrener en peu
de tems. Il y a des Auteurs qui conſeillent pour
lors de l'extirper , & qui nous aſſurent qu'ils en
ont vû qui en ont gueri. Pour moi je croirai l'ex-
tirpation de la matrice mortelle , juſqu'à ce que
j'en ſois deſabuſé par quelque experience.

Sur les indiſpoſitions qui arrivent tant aux
orifices qu'au col de la matrice , il ne faut pas
que le Chirurgien s'en rapporte aux femmes qui
ſouvent n'en font pas des recits fideles , il faut
qu'il les connoiſſe par lui-même , & qu'il tâche
de les voir par le moyen de ce petit dilatatoire _O_.
qui étant introduit dans le vagin , en écartera
les lévres , & donnera moyen de découvrir le

mal en quelque endroit qu'il soit de ce fourreau ; on peut encore se servir de cet autre dilataroire à deux branches marqué *P.* ou bien du troisiéme *Q,* qu'on appelle *speculum matricis*, miroir de la matrice ; il a trois branches, lesquelles jointes ensemble, sont poussées doucement dans le col de la matrice, puis en tournant la vis marquée *R.* elles s'éloignent l'une de l'autre, & par l'espace qu'elles laissent entr'elles, permettent qu'on voie distinctement l'orifice interne, ce qui assure de la nature des maux qu'il peut y avoir, & qui facilite les moyens d'y porter les remedes necessaires.

Dans les grandes douleurs du travail, souvent les excremens contenus dans les boyaux sont poussez dehors, quelque soin que la femme prenne pour les retenir ; c'est pourquoi on doit toujours donner un lavement au commencement du travail, pour éviter cette incommodité. Il arrive encore que dans ces mêmes douleurs, l'intestin se dispose à sortir ; quand le Chirurgien s'en apperçoit, il faut qu'il recommande à la mere de moderer ses cris & ses efforts, & qu'il tienne pendant la douleur un linge ployé en plusieurs doubles sur l'anus, pour l'empêcher de sortir ; mais si malgré ses précautions le boyau est poussé dehors, il ne faut point qu'il entreprenne de le remettre en sa place qu'après l'accouchement, pour plusieurs raisons ; mais aussi-tôt qu'il est fait, il faut qu'il lave le boyau avec du vin tiede, & qu'il en fasse la reduction, observant à celles à qui cet accident est arrivé, de ne leur point donner pendant leurs couches aucuns lavemens forts & piquans, dans la crainte que les épreintes qu'ils causeroient en les rendant, ne le fassent retomber.

Les femmes qui sont sujettes aux hemorroïdes, ne manquent pas d'en être fort incommodées durant le cours de leurs grossesses, & encore davantage les premiers jours de leurs couches, par les efforts du travail qui les font grossir, ce qui les rend encore plus douloureuses que dans un autre tems. Cette maladie à la femme en couche, ne demande point d'autres remedes que ceux qu'on a coutume de faire pour en appaiser la douleur; il n'y a qu'une observation à faire, qui est que si on est obligé d'y appliquer les sangsues pour les dégorger, il ne faut s'en servir que le huit ou dixiéme jour de la couche, dans la crainte que l'évacuation qui se feroit par les hemorroïdes, ne détourna celle des vuidanges.

CHAPITRE VIII.

Des vuidanges qui coulent pendant les couches.

ON a donné le nom de vuidanges aux impuretez qui sortent de la matrice aprés l'accouchement. C'est une necessité à toutes les femmes de vuider toutes les immondices dont la matrice a été abreuvée pendant la grossesse; quand une femme ne vuide point, ou tres-peu, il est impossible qu'elle puisse se bien porter, parce que les humeurs retenues causent des incommoditez qui ont souvent des suites tres-fâcheuses.

Les Auteurs qui nous ont dit que les vuidanges durent plus long-tems dans un accouchement d'une fille, que dans celui d'un garçon, se font trompez, puisque l'on ne voit point de difference de l'un à l'autre de ces accouchemens. Il est vrai qu'il y a des femmes à qui elles durent plus de tems qu'à d'autres, mais cela dépend de la dispo-

sition de la mere, de l'état où elle se trouve dans
sa couche, ou de sa plenitude, ou de sa foiblesse ;
c'est pourquoi on ne peut pas prescrire le tems
de leur durée, on peut seulement dire qu'il y a
des femmes à qui elles ne durent que quinze ou
vingt jours, & d'autres qui les ont des cinq &
six semaines ; & enfin qu'on ne peut pas dire
qu'une femme soit absolument purifiée, que les
quarante jours ne soient passez.

Pour raisonner juste sur la nature des vuidanges, & pour y apporter du remede lorsqu'elles se
dérangent, il faut examiner deux choses, leur
quantité, & leur qualité,

Sur la quantité des vuidanges on ne peut rien
statuer de sûr, non plus que sur leur durée, les
unes en ont plus, les autres en ont moins, cela
dépend de leur temperament, & de leur bonne
ou mauvaise santé ; & la même femme en aura
plus dans une couche que dans une autre. Ce que
l'on peut dire de certain, c'est qu'elles coulent
en plus grande abondance les premiers jours, &
que par la suite elles vont toujours en diminuant,
jusqu'à ce qu'elles soient entierement cessées.
Mauriceau veut qu'elles soient plus abondantes
quand l'enfant est gros ; la raison est que l'arriere-
faix ayant aussi plus de grosseur, & les vaisseaux
qui le joignent à la matrice étant aussi plus gros,
lorsqu'il vient à s'en separer, ils versent plus de
sang. On convient de ce fait, qui est que la perte
de sang en est plus grande ; mais ce sang perdu
par cette separation, n'est pas regardé comme
vuidanges, qui ne sont proprement prises que
pour ce qui s'écoule pendant les couches. On observe que les femmes qui ont eu des pertes de
sang pendant leurs grossesses, ou leurs accouchemens, ont leurs vuidanges en moindre quantité :
donc contre le sentiment de Mauriceau, celles

qui ont verſé beaucoup de ſang au tems de la ſeparation de l'arriere-faix, doivent auſſi les avoir en moindre quantité.

La qualité des vuidanges diverſifie ſuivant les tems de la couche : dans le moment de la couche, le reſte des eaux qui n'étoit pas ſorti par la rupture des membranes, ſuit l'enfant ; & aprés par la ſeparation de l'arriere-faix, il ſort plus ou moins de ſang, ſelon la groſſeur des vaiſſeaux qui le joignoient à la matrice : enſuite la matrice reprenant ſon volume ordinaire, ces vaiſſeaux ne verſent pendant deux jours qu'une ſeroſité ſanglante, & qui peu à peu devient blanchâtre, il s'y mêle une humidité qui ſuinte & tranſude de la ſubſtance de la matrice, ce qui fait qu'elle diminue en groſſeur à meſure qu'elle ſe débaraſſe des humiditez dont elle étoit abreuvée. Enfin ces vuidanges ſont preſque toutes blanches, & ſemblables à du lait trouble. L'opinion reçue de tout le monde, eſt que ces dernieres vuidanges ſont veritablement du lait, qui à celles qui ne veulent point être nourrices, prend ſon cours par la matrice. Mauriceau pretend que ceux qui ſont dans cette opinion, ſont dans l'erreur, parce qu'il n'y a point de chemin qui puiſſe conduire le lait des mammelles à la matrice. Si on prétendoit que tout le lait que la femme vuide pendant ſes couches, dût paſſer par les mammelles pour venir à la matrice, il auroit raiſon. On ſçait bien qu'il n'y a point de vaiſſeau qui puiſſe l'y porter, & que ces anaſtomoſes de la veine mammaire avec l'épigaſtrique, ſont imaginaires; mais il faut qu'il convienne auſſi que le lait peut être porté à la matrice par la voye de la circulation.

C'eſt en vain que pluſieurs Anatomiſtes dont j'ai été du nombre, ſe ſont efforcez de chercher

un chemin qui alla des mammelles à la matrice,
il n'y en a point, & il ne doit point y en avoir,
pour des raisons que je rapporterai ailleurs. Voici
comment cela se fait, peu de tems aprés l'accouchement la matiere chileuse & laiteuse mêlée
avec le sang, se porte par la circulation aux mammelles, lieu destiné pour la recevoir ; elle les emplit jusqu'au troisiéme jour ; alors étant tres-
pleines, elle cause une fiévre qu'on appelle fiévre de lait ; & la matiere laiteuse ne pouvant plus
y être reçue étant trop pleines, elle regorge
dans la masse du sang, & circulant avec elle, &
trouvant les glandes & les porositez de la matrice
encore ouvertes, elle s'échape, & sort par les
vuidanges, & ne se separe plus par les glandes
des mammelles. Cette évacuation dure autant
que les porositez de la matrice lui permettent de
s'échaper ; & elle finit quand elles sont entierement fermées. Le lait contenu dans les mammelles s'y resout par la chaleur, & se dissipe peu à
peu par la transpiration : une partie de la serosité s'échape quelquefois par le mammelon, &
le plus grossier cause souvent des abscès pour peu
qu'on y sente du froid.

Quand on est obligé d'ouvrir une femme morte
étant grosse, on trouve tous les vaisseaux qui
arrosent la matrice pleins d'un sang noir & grossier, qui ayant de la peine à remonter à la masse
par sa pesanteur, y sejourne plus de tems qu'il
ne devroit. Ce sang n'est pas celui que la femme
perdoit tous les mois par les menstrues, comme
quelques-uns se le sont imaginez, c'est celui qui
revient de l'enfant, dont le plus subtil & le
meilleur a été employé pour sa formation & sa
nourriture, & qui emplissant ces vaisseaux, se
dégorge avec abondance dans le moment que
l'arriere-faix se détache de la matrice.

De toutes les faignées que l'on fait pendant
la groffeffe, le fang n'en eft jamais beau, parce
que l'enfant confommant le plus pur, il ne refte
plus dans les veines que la lie & la boue du fang;
mais quand pendant les couches les vuidanges
ont eu leurs cours ordinaire, ce même fang fe
trouve purifié de toutes fortes d'immondices, &
retabli dans fon état naturel. Ce qui prouve ce
que je dis, c'eft que fi on eft obligé de faigner
une femme deux mois aprés fes couches, le fang
qu'on lui tire eft vermeil, & de bonne confiftance, & tres-differend de celui qu'on lui a tiré pendant fa groffeffe.

Les utilitez que les femmes tirent des vuidanges, font confiderables, puifqu'elles purifient
leur fang, & qu'elles les mettent en état de jouir
d'une bonne fanté : & l'on voit beaucoup de
femmes qui fe portoient beaucoup mieux quand
elles faifoient un enfant tous les ans, qu'elles
n'ont fait quand elles ont ceffé d'en faire. C'eft
une efpece de coutume de purger les femmes fix
femaines aprés leurs couches, mais elle ne doit
pas être generale ; celles dont les vuidanges n'ont
pas fuffifament coulé, & qui d'ailleurs ont quelques infirmitez, doivent être purgées ; mais celles qui les ont eues en quantité fuffifante, & qui
fe portent bien, peuvent éviter la purgation.

Quand j'ai dit que les vuidanges doivent couler pendant quinze ou vingt jours, & quelquefois davantage, j'entens des femmes qui font
accouchées à terme, & non pas de celles qui ont
avorté à deux, trois & quatre mois, celles-là
n'en doivent avoir qu'à proportion de la groffeur
de leur enfant, parce qu'ayant moins fejourné
dans la matrice, il a moins alteré la maffe du
fang, en ayant moins pris pour fa nourriture.

On finit cet article par un confeil qu'on

donne aux femmes, de ne point s'abandonn er fi-
tôt aux caresses de leurs maris, parce que cette
action mettant en mouvement la matrice, qui
n'est pas encore affermie, peut causer des pesan-
teurs & des descentes de matrice ; & de plus,
c'est que si elle devenoit grosse, n'étant pas parfaitement purifiée, l'enfant qu'elle feroit auroit
le fort de ceux qui font formez dans le tems des
ordinaires, qui est d'être infirme & galeux ; c'est
pourquoi toutes les femmes, tant pour leur propre interêt, que pour celui des enfans qui pourroient venir, doivent s'éloigner de leurs maris
jusqu'à ce qu'elles foient entierement quittes de
leurs vuidanges.

CHAPITRE IX.

De la suppression des vuidanges:

AUtant de bien que l'évacuation des vuidanges fait aux femmes nouvellement accouchées, autant de mal leur arrive-t-il quand
elles font supprimées. Tout le monde convient,
& on le voit en effet, que la suppression des vuidanges est l'accident le plus dangereux qui puisse
arriver à la femme aprés fon accouchement,
principalement si dans les premiers jours, qui est
le tems où elles doivent couler abondamment,
elles s'arrêtent entierement.

Il est certain que la suppression des ordinaires
aux femmes, est une maladie tres-fâcheuse ; mais
celle des vuidanges est plus dangereuse, parce
qu'elle est plus pressante, & que les accidens qu'-
elle cause font plus violens, & qu'elle demande
d'être plus promptement secourue. L'inflammation & la tension du bas ventre survient, caufées par ces humeurs retenues qui s'échaufent

& se corrompent : la fiévre, le mal de tête, la douleur aux mamemelles, la difficulté de respirer, les palpitations de cœur, les sincopes, les convulsions, & beaucoup d'autres accidens, sont des effets de la suppression des vuidanges, qui ne manqueroient pas de donner la mort, si une femme, dans un si miserable état, n'étoit promptement secourue.

C'est ordinairement quelque forte passion qui cause cette suppression, un emportement, une peur, un saisissement, une tristesse causée par quelque nouvelle qu'elle aura apprise, peut supprimer les vuidanges ; c'est pourquoi on ne doit jamais rien dire de fâcheux à la femme en couche. Si son enfant meurt quelques jours aprés sa naissance, s'il arrive quelque malheur dans la famille, on ne doit point lui apprendre qu'aprés ses couches. On prétend que les odeurs sont pernicieuses dans ce tems-là ; c'est ce qui fait que chez les Princesses & les Dames de qualité, on ne permet point d'entrer dans la chambre de l'accouchée à celles qui sont parfumées. Chez Madame la Dauphine, l'Huissier avoit ordre de sentir toutes les Dames qui se presenteroient pour entrer, & de renvoyer celles qui avoient des odeurs, ou des fleurs.

Il n'est pas facile de procurer l'évacuation des vuidanges aussi-tôt que l'on voudroit, mais voici la conduite qu'on doit tenir : Il faut que la femme observe un grand repos, qu'elle parle le moins qu'elle pourra, qu'elle soit couchée sur le dos, & couverte jusques sous le menton, qu'elle se plaigne plutôt du chaud que du froid, qu'on lui donne quelque potion faite avec le syrop de capillaires, l'huile d'amandes douces, & le jus d'oranges bigarades ; qu'elle ne vive que de gelée & de bouillons, que sa ptisane soit aperitive, faite avec des racines de chicorée, de chiendent & d'asperges, qu'elle ne la boive point froide, que de tems en tems on mette dans un verre de sa ptisane une once de syrop de capillaires, qu'on lui donne souvent des lavemens qui puissent attirer les humeurs par embas, dans lesquels entrera le miel mercurial, qu'on lui étuve les parties basses d'une décoction émolliente & aperitive, faite avec les mauves, parietaire, camomille, melilot, racines d'asperges, & la graine de lin, que de cette décoction on en fasse des injections dans la matrice, que du marc de ces herbes, les ayant bien fait cuire pour les pouvoir passer par le tamis, on en fasse un cataplasme, auquel ou ajoûtera l'axonge de porc, qu'on le mette chaudement sur le bas ventre, en le rechauffant de tems en tems dans la même décoction ; qu'on fasse de fortes frictions le long & en dedans des cuisses & des jambes ; & enfin qu'on applique de grosses ventouses sur le plat des cuisses, le plus haut que faire se pourra.

Tous ces remsdes sont bons, mais la saignée est le plus puissant de tous, parce qu'elle évacue en un instant une partie du sang & des humeurs qui font tous ces desordres : c'est donc par où il faut commencer, & la réiterer autant de fois que la maladie le demandera. L'usage ordinaire est de saigner du pied dans ce. sortes d'occasions. Si un Accoucheur avoit autrefois proposé la saignée du bras, tout le monde se seroit revolté contre lui, dans l'opinion où on étoit, que c'étoit vouloir faire mourir une femme que de la saigner du bras dans ses couches ; mais Mauriceau plus hardi que les autres, la propose, & prétend qu'il faut débarasser les parties superieures avant que d'aller aux inferieures. Il faut donc que la saignée du bras précede celle du pied, & il en rapporte plusieurs raisons ausquelles je vous renvois ; mais comme l'intention & l'effet qu'on attend de la saignée, n'est que pour diminuer la plenitude, soit du bras, ou soit du pied, il la faut faire, & la réiterer autant de fois qu'il en sera besoin.

Comme il n'y a point de regle generale qu'elle n'ait son exception, on a vû des femmes qui n'ont eu pendant leurs couches que tres-peu de vuidanges, & qui n'en ont pas été notablement incommodées. Quand il survient un cours de ventre, ou des sueurs en abondance pendant la couche, ces évacuations peuvent suppléer à celle des vuidanges ; c'est ce qui fait que celles-là les ont en moindre quantité que les autres.

CHAPITRE X.

De l'inflammation de la matrice.

NOus avons dit dans le Chapitre précedent que l'inflammation de la matrice étoit un des accidens causé par la suppression des vuidanges, & il est vrai ; mais la matrice peut s'enflammer par plusieurs autres causes, qu'il faut examiner pour pouvoir y apporter le rémede convenable. Une chute, un coup qu'elle aura reçu, un mauvais travail, ou un morceau de l'arriere-faix resté dans la matrice, peut y causer une inflammation. Si la Garde par trop de compresses a trop pressé la matrice, ou qu'un enfant trop gros, en poussant pour sortir, l'ait meurtrit, il s'en suit une inflammation, qui doit être regardée comme une maladie tres-dangereuse. Ceux qui croyent à la simpatie, ne veulent pas qu'on jette l'arriere-faix derriere le feu ; il est aisé de les satisfaire, & on le doit, car s'il arri-

voit

voit inflammation à la matrice, quand même on en verroit la veritable cause, ils n'en accuseroient point d'autre.

L'inflammation de la matrice ne se fait que trop connoître par la fiévre, & par la douleur ; la pesanteur & la tension qui se font sentir à cette region, & qui se communiquent aux parties voisines, comme à la vessie par la difficulté d'uriner qu'elle y cause, & au rectum, en empêchant la sortie des excremens ; elle est souvent accompagnée de hoquets, vomissemens, délires, & plusieurs autres accidens qui quelquefois conduisent à la mort.

C'est une regle generale de guerir toutes les maladies par leurs contraires. A celles où il y a de la chaleur il y faut des remedes rafraîchissans : elle ne vivra que de bouillons peu nourrissans, faits avec veau & volailles, dans lesquels on mettra les herbes rafraîchissantes, sçavoir la laitue, le pourpier, la chicorée, la bouroche, & l'oseille : elle ne boira que de la ptisane faite avec les racines de chicorée, fraisiers, chiendent, orge & reglisse : on mettra de tems de tems une once de syrop de nenuphar dans un verre de sa ptisane ; & on pourra lui faire prendre quelques verres d'émulsions faites avec les semences froides, l'eau d'orge, & le syrop violat. Il faut lui tenir le ventre libre par des lavemens simplement anodins, & lui faire observer un grand repos.

La saignée est un puissant remede pour appaiser l'inflammation de la matrice, c'est pourquoi c'est par elle qu'il faut commencer, & la réiterer sans perdre beaucoup de tems. Mauriceau veut que l'on saigne du bras une ou deux fois, avant que d'en venir à celle du pied ; mais comme l'intention pour laquelle on saigne, n'est que

Z

pour ôter la plenitude du fang & des humeurs, l'une ou l'autre la vuident également. En France on faigne toujours du bras, & rarement du pied; & en Efpagne toutes les faignées ordinaires fe font du pied, & il faut être à l'extremité quand on faigne du bras. Les uns & les autres ont leurs raifons pour la pratiquer ainfi, & ils s'en trouvent bien.

Le principal point pour parvenir à la cure de cette maladie, c'eft de tenir un milieu entre les remedes dont on fe fert. Il ne faut point fe fervir de remedes qui ont de l'aftriction, parce qu'ils pouroient fupprimer les vuidanges qui coulent toujours un peu, & qui ne laiffent pas que de dégager la partie. Les remedes rafraîchiffans y font bons, mais il ne faut pas qu'ils le foient par excès, car ils pouroient trop repercuter, & ils empêcheroient la tranfpiration. Les remedes qu'on donne ordinairement pour provoquer les vuidanges n'y conviennent point, car l'affluence des humeurs à la matrice, en augmenteroit encore l'inflammation.

On défend fur tout les purgatifs, non feulement dans cette maladie, mais encore dans toutes celles où la matrice eft attaquée, parce qu'on a remarqué qu'au lieu de vuider les humeurs qui caufent l'inflammation, ils en déterminent d'autres à fe jetter fur la partie. Et s'il eft vrai que la faignée ne puiffe point faire de mal aux femmes qui approchent du tems de leurs menftrues, & que les purgatifs leur font tres-préjudiciables, à plus forte raifon doit-on les éviter dans une maladie de la matrice; c'eft pourquoi il faut avoir recours à la faignée qui peut foulager, & non pas à la purgation qui peut nuire.

CHAPITRE XI.

Le moyen de faire tarir le lait à celles qui ne veulent pas être nourrices.

SI les femmes rempliſſoient bien leur devoir, elles ſeroient toutes nourrices pour pluſieurs raiſons que je dirai à la fin du ſixiéme Livre de ce Traité ; mais aujourd'hui non ſeulement les Dames de qualité, mais encore les Bourgeoiſes, & les femmes des moindres Artiſans, ont perdu l'habitude de nourrir leurs enfans ; c'eſt ce qui les oblige d'avoir recours aux remedes pour faire évader leur lait, dont le meilleur eſt de n'en point faire ; c'eſt de tenir chaudement le ſein, en le garniſſant de pluſieurs linges ou petits matelas, qui empêchent qu'il ne ſoit frapé ni de l'air, ni du froid.

Rien ne peut empêcher le lait de ſe porter aux mammelles après l'accouchement : c'eſt une loy naturelle dont aucune femme ne peut être diſpenſée. Dès le premier jour de la couche le ſein commence à faire de la douleur, & à groſſir par le lait qui y vient ; & le troiſiéme jour il s'y porte en telle abondance qu'il donne la fiévre ; & c'eſt un abus de croire qu'un linge trempé dans quelque liqueur appliqué ſur le ſein, ſoit capable de changer le cours ordinaire de la nature ; neanmoins quoique le Chirurgien ſoit perſuadé du peu d'effet de ces remedes, il ne peut pas ſe diſpenſer d'en faire pour contenter les femmes entêtées, qui s'imagineroient qu'on les neglige, & qui ſe plaindroient hautement du Chirurgien, ſi dans la ſuite il leur arrivoit quelque accident au ſein ; c'eſt pourquoi il pourra ſe

ſervir du cerat & du populeum par égales parties
mêlées enſemble, dont il couvrira un morceau
de papier brouillart, & qu'il appliquera ſur le
ſein. La lie de gros vin en forme de cataplaſme
y convient ; & le commun uſage des Sages-femmes, eſt de tremper un linge dans du verjus
tiede où l'on aura mis une pincée de ſel commun,
& de l'appliquer ſur le ſein.

Quelque ſoin que l'on prenne pour empêcher
que le lait ne ſe porte aux mammelles avec trop
d'abondance, & quelque remede que l'on faſſe
pour faire évader celui qui s'y eſt porté, on ne
peut pas toujours y réuſſir ; ſouvent une partie
du plus ſereux s'échape par les poroſitez du mammelon, ou ſe diſſipe par la tranſpiration ; & le
plus groſſier reſtant dans les glandes, rend le ſein
dur & douloureux ; ce qui cauſeroit un abſcès
ſi l'on ne faiſoit des remedes capables de réſou-
dre & diſſiper ce lait endurci & arrêté dans les
mammelles. On ſe ſervira d'abord de cataplaſmes anodins faits avec le lait, la mie de pain,
les jaunes d'œufs & le ſafran, enſuite on y mettra les quatre farines à la place de la mie de pain,
& on y ajoutera le miel. Il y en a qui font un petit
cataplaſme avec le miel, les jaunes d'œufs, & le
gros vin. J'en ai vû de bons effets ; mais le meilleur de tous, c'eſt de faire cuire de la ciguë dans
l'urine, la mettre ſur le ſein, & le couvrir d'une
compreſſe trempée dans cette urine. J'ai vû avec
ce remede fondre des glandes endurcies, qu'on
ſoupçonnoit être des cancers. Pendant l'uſage
de ces remedes il faut tenir le ventre libre, procurer l'évacuation des vuidanges, obſerver un
grand repos, & un regime de vivre tres-exact,
ne prenant ni bouillons, ni potages, & ne man-
geant qu'autant qu'il eſt neceſſaire pour ne pas
mourir de faim.

La plus grande partie des femmes ne font pas plutôt délivrées de cette incommodité, qu'elles ne font plus de reflexion fur le bonheur d'en être gueries ; elles fe chagrinent au contraire de voir leur fein flafque & molaffe, & elles demandent des remedes pour l'affermir, & lui rendre fa premiere fermeté, ne prévoyant pas que les remedes aftringens, dont il faut fe fervir pour cet effet, y peuvent être tres-préjudiciables en empêchant la tranfpiration ; c'eft pourquoi il ne faut pas trop condefcendre à leur impatience & à leur volonté ; il ne faut leur permettre que des remedes qui ne puiffent pas préjudicier à leur fanté, comme la friction d'huile de gland, à laquelle toutes les Gardes d'Accouchées ont beaucoup de foy ; on peut auffi leur ordonner de tremper des linges dans de l'eau de mirthe, & les mettre fur le fein, qui eft un remede innocent, & qui répond à leur intention.

Parlant ici des maladies qui arrivent quelquefois aux mammelles, nous avons trouvé à propos de rapporter dans le Chapitre fuivant, partie de ce que nous en avons déja dit dans notre Cours d'Operations de Chirurgie, afin de n'être pas obligé de recourir à deux differens Livres en traitant d'un même fujet.

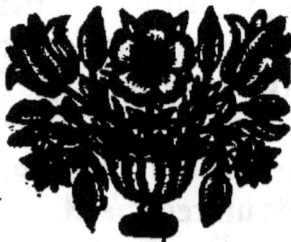

CHAPITRE XII.

Du mammelon écorché, & des apostêmes des mammelles.

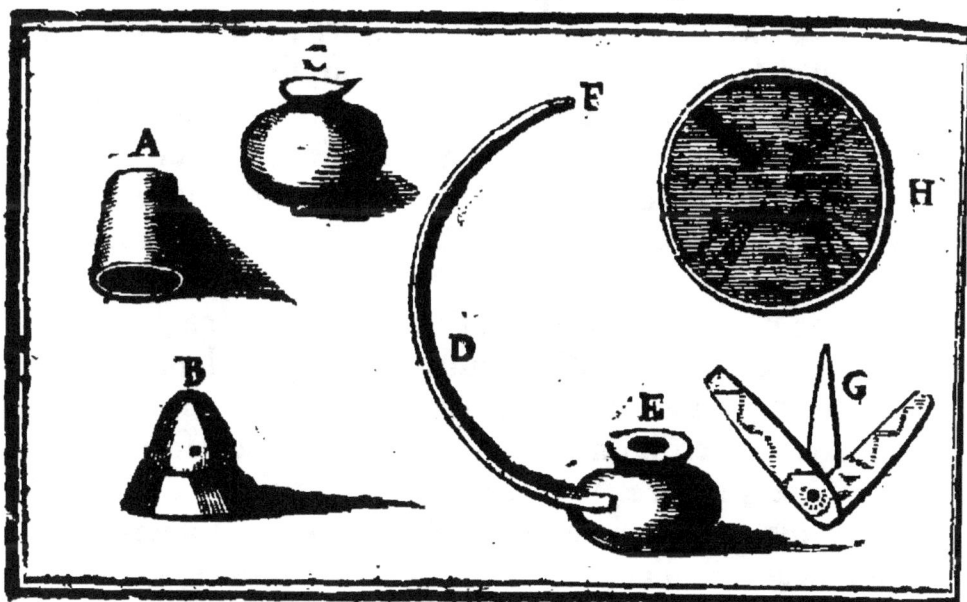

LEs mammelles qui sont un des principaux
ornemens de la femme, & qui sont si necessaires pour la nourriture de l'enfant, ne sont
pas plus exemtes de maladies, & ne sont pas
moins soumises à la main du Chirurgien que les
autres parties du corps, & il est souvent obligé
d'y faire des operations tres-cruelles.

On distingue les maladies qui y arrivent,
& les operations qu'elles demandent en deux,
sçavoir en celles du mammelon, & en celles de
la mammelle.

Le mammelon est cette éminence qui sort du
milieu de la mammelle, où aboutissent tous les
tuyaux lactez, qui versent le lait dans la bouche
de l'enfant. Quand le mammelon est trop petit,

l'enfant a de la peine à le prendre, & ne fait que chifoner ; & s'il est trop gros, il emplit trop la bouche de l'enfant, & il a de la peine à le succer ; mais pour le choisir d'un volume mediocre & proportionné, il doit être de la grosseur d'une noisette, & un peu plus long, afin que l'enfant le tenant entre son palais & sa langue, en puisse recevoir le lait avec plus de facilité, pour le peu qu'il le succe. Les pertuits par où sort le lait ne peuvent être trop ouverts pour laisser sortir le lait, avant que l'enfant ait besoin de teter ; ni trop serrez, ou trop petits, ce qu'on appelle être de dur trait, pour ne pas fatiguer l'enfant par les efforts qu'il feroit pour en exprimer le lait ; il faut que ces trous soient mediocrement dilatez, afin que retirant l'enfant aussi-tôt qu'il a lancé le teton, on voye le lait rayer par plusieurs tuyaux, comme feroit un arrosoir. Quand le lait sort de cette maniere, l'enfant ne fait qu'avaler sans avoir la peine de teter. Ces qualitez jointes à beaucoup d'autres, font une bonne nourrice.

Aux femmes qui n'ont point encore été nourrices, le mammelon a de la peine à se former ; l'enfant ne peut pas le prendre, & quand il le tient, il le lâche aussi-tôt, parce qu'il n'est pas assez avancé en dehors, & c'est ce que les femmes appellent n'avoir pas encore la corde rompue, parce qu'il semble être retenu par une petite corde. Le moyen de le former, c'est de faire teter la femme par un enfant de trois ou quatre mois, qui étant plus fort que le sien nouvellement né, embouchera mieux le mammelon ; ou bien de la faire teter par la Garde, ou par une de ces femmes qui sont dans l'habitude de faire les bouts aux nouvelles accouchées. On mettra ensuite ce petit chaperon marqué *A.* fait de buis, & figuré comme un dez que les femmes

mettent dans leurs doigts quand elles veulent
coudre ; cave dans son milieu pour recevoir le
mammelon, & percé dans son bout & à ses côtez, pour laisser sortir le lait qui se peut échaper. Ce chaperon qu'on ôte seulement dans le
tems qu'on veut donner à teter, est propre pour
former le mammelon. Cet autre marqué *B*. est
encore plus commode, parce qu'il a un bord
comme un chapeau qui empêche qu'il ne blesse la
mammelle.

Il y a des enfans voraces qui ne trouvant pas
du lait suffisamment pour les nourrir, succent
le mammelon avec tant de violence, qu'il y vient
des fentes & des crevasses à la base, où il semble
se vouloir separer de la mammelle. Ce malheur est
arrivé à plusieurs des Nourrices du feu Roy ; à
celles qui n'avoient pas assez de lait pour contenter sa faim, il leur mordoit les bouts jusqu'au sang ; & comme elles ne pouvoient pas y
resister, on étoit obligé d'en changer souvent.
Heureusement il se trouva Madame Ancelin, na-
tive de Montesson, qui ayant du lait en abondance, s'est trouvée la seule qui ait pû satisfaire
au grand appetit de ce Prince. Elle l'a nourri
pendant seize mois, & jusqu'à ce qu'il ait été
en état d'être sevré : ainsi c'est elle qui a donné
le fondement à cette forte santé qu'il a presque
toujours eue pendant le cours de sa vie.

Souvent aprés les couches le lait se porte avec
affluence dans les mammelles, s'y caille & s'y
durcit ; ce qui peut venir de ce que la femme
aura senti du froid, ou de ce qu'elle aura trop tôt
découvert son sein, ou bien de ce qu'elle aura
mis quelque habillement qui l'aura trop pressée ;
c'est en quoi les femmes ne sçauroient trop se
précautionner. Il faut qu'elles tiennent leur sein
bien couvert de linges matelassez, parce que la

chaleur empêche le lait de se grumeler , & lui ouvre les routes qu'il doit prendre pour sortir à celles qui ne veulent pas être nourrices.

Cet accident arrive quelquefois aux nourrices, quand il y a obstruction dans les glandes du sein , quand elles auront été trop long tems sans donner à teter, ou quand le froid les aura saisies, elles disent pour lors qu'elles ont le poil ; & cette indisposition leur donne la fiévre pendant vingt-quatre heures , & plus. Lorsque le mal vient d'obstruction , il faut faire un liniment sur le sein d'huile d'amandes douces , & se servir de petits cataplasmes anodins & émolliens : si c'est de l'excessive quantité du lait, il y faut remedier par la saignée , & par la diete ; si le froid en est la cause, il faut par la chaleur reparer le desordre qu'il a fait.

C'est au Chirurgien de tâcher d'évacuer le lait grumelé dans le sein, où par son sejour il ne manqueroit pas de causer un abscès. Il y a deux manieres pour l'en faire sortir, ou insensiblement, ou sensiblement.

Insensiblement , c'est-à dire , par resolution, en se servant de cataplasmes doux, émolliens & resolutifs : si ces premiers ne réussissent pas, on en fera de plus forts avec les quatre farines, & la terre cimolée cuite dans l'hydromel, y ajoûtant l'huile rosat.

Sensiblement en faisant sortir le lait par le mammelon. On propose pour cela trois moyens ; l'un de se servir d'une petite ventouse de terre C. dont l'ouverture n'en sera grande qu'autant qu'il faut pour recevoir le mammelon. On la plonge dans de l'eau bouillante, d'où on la retire quand elle est échauffée pour l'appliquer sur le sein ; le mammelon étant dans son ouverture, elle s'y attache, & aprés qu'on la couverte d'un linge

bien chaud, on la laisse emplir de lait, & on la
leve ensuite pour la vuider, & la remette autant
de fois qu'on le juge à propos. L'autre expedient est de se faire teter par une femme saine
& nette, qui ayant rempli sa bouche de lait,
le crache, pour recommencer à le succer ainsi
jusqu'à ce que le sein soit vuide. Le troisiéme
moyen est de se teter soi-même avec cet instrument D. appellé *tetine*. Si une femme trouve que
la petite ventouse n'est pas commode, ou que la
teteuse lui fait trop de douleur, elle se pourra
teter avec cet instrument de verre appliqué sur
le mammelon, par son extremité la plus large E.
la femme ayant dans sa bouche le bout du col
marqué F. de la même machine ; de cette maniere elle se fera moins de douleur, & elle continuera jusqu'à ce que le sein soit entierement
desempli.

Si malgré tous ces expediens le lait sejour-
noit dans la mammelle, il ne manqueroit pas
d'absceder, à quoi il est d'autant plus sujet, que
peu de changement suffit pour le convertir en
pus. Dans cet état il faut faire à la mammelle
une ouverture avec la lancette G. aussi-tôt qu'on
y sent de la fluctuation, pour empêcher que le
pus ne cause du desordre dans une partie aussi
délicate & aussi sensible.

C'est une erreur de bonne femme que de croire
qu'on ne doit point employer le fer aux maladies du sein. On trouve des femmes assez obsti-
nées pour ne le vouloir pas souffrir ; il les faut
pour lors laisser se gouverner selon leur caprice.
Elles payent souvent bien cher leur entêtement,
car outre qu'elles souffrent plus long-tems en attendant que le pus ronge la peau pour se donner
issue, c'est qu'au lieu d'un trou que feroit la lancette, il s'en fait quelquefois cinq ou six qui met-

tent un sein dans un pitoyable délabrement ; &
alors elles ont lieu de se repentir de leur obstination.

Mais quand une femme est soumise à son Chirurgien, il faut qu'il prenne une lancette envelopée d'une petite bande de linge, qui ne laisse de
découvert de la lame qu'autant qu'il est necessaire pour faire l'incision, laquelle ne doit être que
deux fois longue comme celle d'une saignée, pour
évacuer seulement la matiere. On ne se sert point
de tentes à ces sortes d'abscès, il suffit de l'emplâtre *H.* coupé en croix de Malte, qu'on releve
autant de fois qu'il y a de nouvelle matiere à faire
sortir. Pour moi après que l'ouverture est faite,
j'use toujours d'un pareil emplâtre, que je com-
pose avec l'onguent divin étendu sur un morceau de cuir, dont je couvre tout le sein, & je
m'en suis tres-bien trouvé. La malade se peut panser elle-même, en relevant l'emplâtre trois ou
quatre fois le jour pour l'essuyer, & le rechauffant avant que de le remettre. Trois ou quatre
emplâtres renouvellez de tems en tems, amolis-
soient les duretez, & conduisoient à une parfaite
guerison.

Fin du quatrième Livre.

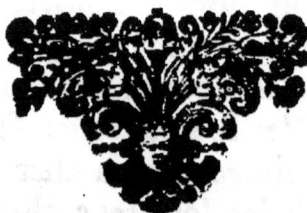

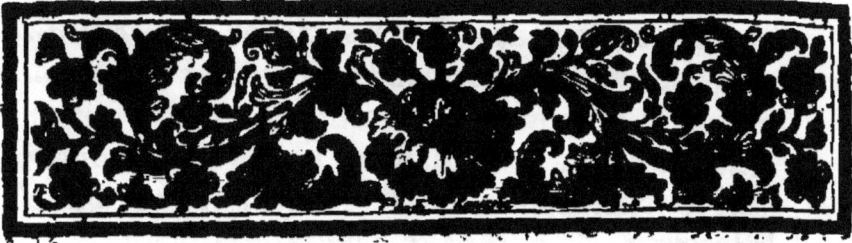

TRAITÉ GENERAL

DES

ACCOUCHEMENS.

LIVRE CINQUIE'ME.

Ce qu'il faut faire aux enfans nouveaux nez.

NOus avons jusqu'à present employé tous nos soins pour conserver la mere : dans le second Livre de ce Traité nous avons dit comment il falloit qu'elle se gouverna dans sa grossesse, pour la conduire heureusement jusqu'au moment que l'Auteur de la Nature lui a imposé pour son accouchement : dans le troisiéme nous avons montré comment il falloit la secourir dans tous les differens accouchemens, soit naturels, soit laborieux ; & dans le quatriéme nous l'avons instruite des moyens de se garantir des malheurs qui accompagnent ordinairement les couches ; ainsi nous n'avons rien oublié de ce qu'il y avoit à faire devant, durant & aprés l'accouchement.

Il faut à present secourir l'enfant qui n'en a pas moins besoin que sa mere en avoit dans le tems de ses douleurs. Par les cris qu'il jette aussi-tôt qu'il est né, il demande du secours ; il y au-roit de la cruauté à lui refuser ; & il periroit bien-tôt aprés sa naissance, si on l'abandonnoit dans le triste état où il se trouve. Il faut donc le secourir, & aprés avoir délivré sa mere, & la laissant goûter le repos dont elle a besoin aprés avoir long-tems souffert, donner toute son at-tention à l'enfant : c'est ce que nous allons mon-trer dans ce cinquiéme Livre, qui dans les qua-torze Chapitres qu'il contient, nous instruira des plus pressantes necessitez dont il a besoin d'ê-tre secouru, pour pouvoir jouir en bonne santé d'une vie qu'il vient de recevoir du Createur.

CHAPITRE PREMIER.

Comment il faut lier & couper le cordon.

UN enfant n'est pas plutôt né qu'il doit un tribut à la Chirurgie ; il faut qu'il souffre d'abord une de ses operations, sans quoi il se-roit en danger de perir peu de jours aprés sa naissance. A peine voit-il le jour, qu'il implore le secours du Chirurgien, afin qu'il lui lie & lui coupe le cordon umbilical. Le besoin que nous avons d'une telle operation en venant au monde, prouve la necessité de l'art qui nous enseigne à la pratiquer ; puisque sans elle, aussi-tôt que nous commencerions à respirer, nous serions obligez de rendre incontinent aprés les derniers sou-pirs.

Tous les Accoucheurs ne conviennent pas du tems qu'il faut faire cette ligature ; les uns veu-lent qu'on délivre la femme avant que de la faire, prétendant que si l'on differe, la matrice com-mençant à se resserrer aussi-tôt que l'enfant est forti, on a pour lors plus de peine à avoir l'arriere-faix. Ceux qui font cette ligature avant que de délivrer la mere, alleguent pour leurs raisons, que par la feparation de l'arriere-faix d'avec la matrice, l'enfant pourroit perdre beaucoup de fang, fi on n'en arrêtoit promptement le cours par cette ligature. Les raifons des uns & des autres font bonnes, mais on ne peut pas prefcrire pofitivement lequel des deux partis on doit prendre ; car fi après l'enfant forti l'Accoucheur s'apperçoit que l'arriere-faix foit détaché, il faut qu'il l'air au plutôt ; mais s'il le fent encore attaché, il faut qu'il fafle la ligature du cordon fans differer.

La raifon qui doit déterminer à ne point perdre de tems pour faire cette ligature, c'eft que l'Anatomie nous apprend que le fang eft porté de la mere à l'enfant par la veine umbilicale, & qu'il retourne de l'enfant à la mere par les arteres du même nom ; ce qui eft manifefte par le battement qu'on fent à ces arteres tout le long de ce cordon, & qui repond aux mouvemeus du cœur de l'enfant : ainfi par le retardement de la ligature, l'enfant pourroit perdre tout fon fang, parce que les arteres le portant fans cefle vers le placenta, d'où il fe peut échaper par les mêmes embouchures par où il repafloit à la mere, & n'en recevant plus de nouveau par la veine umbilicale pour remplacer celui qui fe vuideroit, il ne faudroit pas que cette iffue reftât ouverte beaucoup de tems pour le faire mourir.

Cette operation qu'on nomme *Embriouskie*, dérive d'Embryon, qui fignifie *enfant*, & de *temnin* qui veut dire *couper*, parce qu'elle confifte à faire la fection du nombril d'un enfant qui ne vient que de naître. Cette operation quoique des plus fimples de la Chirurgie, demande neanmoins toute l'application de celui qui la fait, parce qu'elle est accompagnée de circonstances essentielles qui sont tres-délicates, puisqu'on a vû mourir plusieurs enfans faute de l'avoir bien faite. Voici la maniere de s'en bien acquiter.

On prend du fil qu'on ploye en cinq ou six doubles, & de la longueur d'environ un pied, on fait un nœud à chaque bout de ces fils pour les tenir ensemble, & empêchez qu'ils ne s'entremêlent en faisant la ligature. De ces fils ainsi apprêtez on lie le cordon à deux travers de doigts prés le nombril de l'enfant ; & on fait un double nœud d'abord, puis retournant le fil de l'autre côté, on y fait encore un semblable nœud, qu'on recommence une troisiéme fois pour plus grande sureté, ensuite on coupe avec des ciseaux ce cordon à un doigt en deça de sa ligature ; ensorte qu'il ne reste de ce cordon au ventre de l'enfant, que la longueur de trois travers de doigts.

Cette ligature doit être médiocrement serrée ; car si elle l'étoit trop, elle pourroit couper le cordon, principalement quand on la fait avec du fil fin ; c'est pourquoi on prend ordinairement du gros fil. Il ne faut pas aussi qu'elle soit trop lâche, de crainte que le sang ne s'échape, ce qui causeroit la mort à l'enfant avant qu'on se fût apperçu de cet écoulement, parce qu'alors il se trouve emmaillotté : & cela n'est arrivé que trop souvent. On observe donc un milieu entre ces deux extremitez, & on examine aprés la ligature faite & le cordon coupé, s'il ne sort point de sang, ce qui prouve que l'operation est bien faite.

On trempe dans de l'huile un morceau de linge large de trois doigts, ou bien on le couvre de

beurre frais pour en enveloper circulairement
ce reste de cordon lié, puis le relevant en haut,
on le couche sur une petite compresse dont on
aura garni le ventre de l'enfant, on en met une
seconde sur le nombril, & on bande le tout avec
un linge large de quatre travers de doigts, qui fait
le tour du corps de l'enfant.

Quelquefois ce cordon venant à se dessecher,
fait que la ligature n'est pas assez serrée, & qu'il
en sort quelques gouttes de sang par les differentes impulsions de celui de ces arteres qui fait toujours des efforts pour reprendre son ancienne
route ; en ce cas il faut resserrer la ligature ; c'est
pourquoi le Chirurgien ne doit pas la premiere
fois couper les fils proche des nœuds ; au contraire il les laissera assez longs pour en faire encore quelques - uns quand la necessité le reque-
rera.

Lorsque le Chirurgien aura fait ce que nous
venons de marquer, il abandonnera le reste à la
Nature qui aura soin de separer ce cordon, ce
qu'elle acheve en sept ou huit jours ; & on doit
toujours le laisser tomber de lui-même, & ne pas
le tirer par trop d'impatience, de crainte qu'en
l'arrachant trop fort, & avant que ses arteres
soient entierement réunies & fermées, il n'y arrive une perte de sang.

Il n'y a sur cette operation que trop d'erreurs
vulgaires, auxquelles le Chirurgien ne doit faire
aucune attention. Quelques Sages-femmes prétendent qu'avant de faire la ligature de l'umbilic,
il faut repousser dans le ventre de l'enfant tout le
sang qui est dans les vaisseaux de ce cordon ; cette
pratique est pernicieuse, & on ne doit point la
suivre, vû que ce sang refroidi par l'air, étant
ordinairement grumelé, seroit capable de faire
des obstructions, & de se corrompre dans le corps

de

de l'enfant. Il y en a d'autres qui aſſurent qu'une femme aura encore autant d'enfans qu'il ſe rencontre de nœuds le long de ce cordon ; & elles ajoûtent que de ces nœuds, ceux qui ſont rouges marquent les garçons, & les blancs les filles ; mais comme ces nœuds ne ſont faits que pour la dilatation des vaiſſeaux qui ſont plus pleins de ſang en un endroit qu'en un autre, c'eſt un abus de croire qu'ils marquent le nombre des enfans qu'une femme doit avoir, puiſqu'on en voit autant au cordon du dernier enfant d'une femme accouchée à quarante-cinq ans, qu'à celui du premier enfant d'une autre accouchée à dix-huit ou vingt ans. D'autres encore veulent qu'on faſſe la ligature tout proche du ventre de l'enfant quand c'eſt une fille, & tres-éloignée quand c'eſt un garçon, parce qu'elles s'imaginent que les parties de la generation ont du rapport avec ce cordon, & qu'elles ſeront dans la ſuite proportionnées à la meſure qu'on lui donne alors ; mais on ne doit avoir aucun égard à ces ſortes d'opinions qui n'ont aucun fondement.

CHAPITRE II.

Comment l'enfant doit être nettoyé & emmailloté.

Q Uand un enfant vient au monde, il ſort d'un lieu qui n'eſt pas fort propre. Pendant les neuf mois qu'il a ſejourné dans la matrice, il s'eſt amaſſé une craſſe blanchâtre, dont tout ſon corps eſt preſque couvert, & qui mêlangée avec du ſang ſorti pendant l'accouchement, fait une ſaloperie fort dégoutante, ce qui ne rend pas un enfant agréable dans cet état.

Auſſi-tôt que la ligature de l'umbilic a été faite, on envelope l'enfant dans une couche qu'on a chauffée pour cet effet, & la Sage-femme ou la Garde, ſi c'eſt un Chirurgien qui ait fait l'accouchement, le prend & le porte auprés du feu pour l'y nettoyer de toutes les immondices qu'il a apporté en naiſſant, & pour l'emmailloter.

On prend environ une chopine de vin qu'on fait chauffer dans un poëlon, on y met un peu de beurre frais qu'on fait fondre avec le vin, & de ce vin tiede avec un morceau de linge, ou une petite éponge fine, on lave tout le corps de l'enfant ; on commence par la tête, non ſeulement parce que c'eſt le lieu où il y a plus de craſſe, où elle s'amaſſe à cauſe des cheveux, mais parce c'eſt la partie la plus ſenſible au froid, & celle qu'il faut couvrir la premiere, & auſſi-tôt qu'elle eſt décraſſée, il faut la couvrir d'un beguin & d'un bonnet de laine, avant que de ſonger à nettoyer le reſte du corps.

Cette craſſe n'eſt proprement que la bourbe où le limon des eaux dans leſquelles l'enfant nage pendant neuf mois, qui s'attachant à ſa peau, s'y épaiſſit par la chaleur du corps de l'enfant : elle n'eſt point produite par les alimens que la mere a mangé, ni cauſée par les ſemences tant de l'homme que de la femme, qui ne peuvent pas aller toucher le corps de l'enfant, puiſqu'il eſt envelopé dans ſes membranes.

Aprés avoir bien nettoyé l'enfant de toute cette craſſe, dont il y en a toujours beaucoup dans les aînes & ſous les aiſſelles, on examinera avant que de l'emmailloter toutes les parties de ſon corps, pour ſçavoir ſi elles ſont bien proportionnées, s'il n'a apporté avec lui quelque défaut naturel, & ſi les ouvertures tant de l'anus que des autres parties, ſont comme elles doivent être. Il y a beaucoup de femmes qui veulent qu'on frotte le visage & la gorge de l'enfant avec de l'huile de noix tirée sans feu, elles assurent qu'il en a pendant toute sa vie le tein plus beau, & la peau plus fine. En effet j'ai vû des enfans à qui on avoit fait cette ceremonie, qui avoient le tein fort beau ; mais je n'assurerai pas que ce secret soit immanquable.

Je n'entrerai point dans le détail de tous les linges necessaires pour emmailloter un enfant, ni de la maniere de s'en servir, il n'y a point de femmes qui n'en soit instruite ; je dirai seulement qu'on doit prendre garde de lui mettre les bras & les jambes en ligne directe ; qu'on ne doit point trop serrer ses bandes à l'endroit de la poitrine, pour lui laisser la liberté de la respiration ; que la bride de son beguin ne soit point serrée, & que sa têtiere soit droite pour ne lui pas faire pancher la tête plus d'un côté que de l'autre.

Il y a un ceremonial que les Gardes n'oublient point, & qu'elles ne manquent pas de pratiquer aussi-tôt que l'enfant est emmailloté, c'est de mettre deux pois au bas des joües, vers les angles de la bouche, & de les y appuyer, pour y former deux petits trous, qu'elles disent y demeurer toute la vie, quand on le fait au moment de la naissance, lorsque les chairs sont encore tendres ; ce qui est un trait de beauté, aux filles principalement. Mais ce qui est de plus avantageux pour les Gardes, c'est qu'elles ont la coutume de demander au pere de l'enfant un écu d'or pour lui en froter les lévres, afin qu'elles soient vermeilles pendant toute sa vie ; & de fait elles en frottent les lévres de l'enfant, & elles mettent ensuite l'écu d'or dans leur poche, qu'elles disent être un droit attaché à leur Charge.

Il faut aussi-tôt que l'enfant est accommodé le

coucher, car il a besoin de repos aprés avoir fait
autant d'efforts pour sortir de sa prison, & aprés
avoir essuyé toutes les fatigues que la Garde lui
a causé en l'emmaillotant ; il ne faut pas le coucher sur le dos, parce qu'il seroit contraint
d'avaler la pituite qui se porte à sa bouche ;
mais sur le côté, afin qu'elle puisse sortir par un
des côtez de sa bouche. Il y en a qui lui font prendre quelques cuillerées d'huile d'amandes douces,
ou de syrop de capillaires, pour aider à la pituite
de sortir ; mais cela ne fait que dégoûter l'enfant, & le procurer à vomir : il faut mieux lui
donner de tems en tems un peu de vin sucré,
tant pour la pituite, que pour fortifier son estomac, & le disposer à bien digerer la nourriture
qu'on lui donnera.

Il y en a qui veulent qu'on donne à teter à l'enfant dès le premier jour de sa naissance ; & d'autres qui prétendent qu'on doit differer quelques
jours ; cela dépend de la disposition où l'enfant
se trouve. S'il est gros & gras, qu'il soit tranquille, & qu'il ne demande rien, il faut differer ; mais s'il est foible, & qu'il cherche de la
nourriture, ce qu'on connoît par les mouvemens
de ses lévres & de sa langue, & aussi par ses cris,
il faut lui donner le teton. Il y auroit pour lors
de la cruauté à lui refuser, ou à lui retarder ce
dont il a tant de besoin.

Il s'amasse dans les intestins de l'enfant pendant qu'il est dans le ventre de sa mere, une humeur qui est de la couleur de la poix, & semblable en consistance à de la casse mondée, qu'on
appelle *meconium*, & qu'il vuide peu de tems
aprés sa naissance, Mauriceau veut que cette humeur soit une superfluité du sang qui se décharge
journellement par le canal hépatique dans les
intestins, & qu'elle y sejourne jusqu'à sa nais-

fance. Cette opinion qui a fes difficultez, a de la
peine à être reçue : d'autres en cherchent l'origine ailleurs, & difent qu'elle eft neceffaire pour
entretenir les boyaux ouverts pendant qu'ils ne
font aucune fonction. Cette idée n'eft pas mieux
fondée que l'autre ; il y a plus d'apparence que
ce font les glandes du mefentere deftinées pendant toute fa vie à feparer les impuretez du fang,
& à le verfer dans les boyaux, qui commencent à
en feparer le peu qu'elles en trouvent dans le fang
qu'il reçoit pour fa nourriture, parce qu'il a été
épuré chez la mere avant que de venir chez lui,
& à verfer ce peu d'impuretez dans les inteftins
de l'enfant où elles fejournent, & s'épaiffiffent
par la chaleur du lieu.

Je ne puis pas m'empêcher de condamner l'impatience de quelques-uns, qui ne voyant pas ce
meconium fortir auffi-tôt qu'ils le fouhaitent,
courent aux remedes pour en procurer l'évacuation. Les uns mettent de petits fuppofitoirs dans
le fondement de l'enfant, & d'autres lui font
prendre des purgatifs, comme de la caffe mondée. Ont-ils peur que le meconium fe confomme
dans les boyaux, & qu'il n'en veulle jamais fortir ? qu'ils attendent quelque tems, les excremens de la nourriture qu'il prendra le pouffe-
ront dehors malgré lui ; & s'il n'a point porté
de préjudice à l'enfant pendant plufieurs mois
qu'il a fejourné dans fes boyaux, en y demeurant
encore un jour ou deux, il ne lui fera pas plus de
mal. Enfin je trouve un pauvre enfant bien malheureux qui tombe entre les mains de gens qui
le foumettent aux remedes de fi bonne heure, &
qui lui en font prendre avec fi peu de neceffité.

CHAPITRE III.

Comment il faut couper le filet de deſſous la langue.

ON coupe le filet de deſſous la langue aux enfans en deux differentes occaſions ; l'une quand il y a un filet ſupernumeraire ; & l'autre quand celui qui y eſt naturellement, eſt ou trop gros, ou trop avancé vers la pointe de la langue.

Les enfans naiſſent ſouvent avec une petite membrane qui s'attache ſous la langue au filet naturel, & qui empêche que la langue ne puiſſe ſortir au de là des lévres, ni executer ſes mouvemens ordinaires. Les Sages-femmes ſe veulent quelquefois ingerer de déchirer cette membrane avec leurs ongles, ce qui n'eſt pas toujours exempt de fâcheuſes ſuites, parce qu'elles ne peuvent pas rompre ainſi cette pellicule qui eſt aſſez forte, ſans faire beaucoup de douleur, & ſans attirer ſouvent ſur la partie une fluxion, qui ôtant à l'enfant le moyen de teter, le priveroit bien-tôt de la vie ; c'eſt pourquoi elles ne doivent point entreprendre ni de la déchirer, ni de la couper, cette operation n'étant point de leur reſſort, mais de celui du Chirurgien, à qui il eſt tres-facile de s'en bien acquiter, en ne negligeant aucune des circonſtances eſſentielles.

Si le filet ſupernumeraire eſt petit, il pourra ne pas nuire ; mais quand il eſt grand, & qu'il va juſqu'au bout de la langue, l'enfant ne ſçauroit lancer le teton, il ne fait que chipoter ; & tous ſes efforts lui ſeront inutiles pour ſerrer le mammelon, parce que ce frein qui eſt ſous la langue le retient, & ne lui permet pas de preſſer le bout de la mammelle contre le palais pour en

tirer le lait. Cette enfant periroit donc faute de
teter, si le Chirurgien ne venoit à son secours.

Pour le secourir il faut qu'il prenne de la main
gauche une petite fourchette, & de la droite des
ciseaux, puis ayant fait tourner l'enfant du côté
du jour, on lui soulevera la langue, qu'on tient
élevée avec la fourchette, dont les deux four-
chons embrassent le filet, & avec les ciseaux on
coupe tout ce qui n'y doit pas être naturellement.
On pourroit au défaut de la fourchette, se servir de deux doigts qui feroient le même effet.
Les cris de l'enfant sont utiles dans ce moment ;
car ils font que le filet se presente plus à découvert. Aussi-tôt que cette bride est coupée, on
met dessus un peu de sel, & on y passe souvent
le doigt, non pas comme quelques-uns le disent,
afin d'empêcher qu'il ne se reprenne ; car les
mouvemens continuels de la langue s'opposent
à cette réunion ; mais afin que s'il n'étoit pas
coupé jusques dans son fond, le doigt déchira
le reste, ce qui se fait fort aisement ; & la nourrice donnant incontinent aprés à teter à son enfant, il s'appaisera aussi tôt.

La facilité avec laquelle on le voit teter, fait
juger que le filet est bien coupé, & prouve la
necessité de la Chirurgie, par le besoin que
l'homme a quelquefois de cet Art dès sa naissance. Il ne doit sortir que deux ou trois goutelettes de sang ; car si la partie saignoit beaucoup,
ce seroit une marque que la pointe des ciseaux
auroit touché à une des deux veines qui sont sous
la langue : mais en cas que ce malheur fut arrivé,
on y remediera en arrêtant le sang, soit par
poudres astringentes, soit en tenant le doigt sur
l'ouverture pendant quelque tems, ou bien en la
couvrant d'une petite compresse trempée dans
l'eau stiptique ; quand une de ces veines est ou-

verte, & qu'on s'en apperçoit, on a peu de chofe
à craindre, parce qu'il eft aifé d'en arrêter le
fang; mais fi on n'y remedioit point, le mal
pourroit devenir plus important, comme nous
l'avons vû arriver à Paris il y a quelques années.

Un des plus fameux Chirurgiens de Paris,
coupa le filet à un enfant qui avoit été attendu
avec impatience, & reçu avec joye, comme un
riche heritier; mais cette confolation ne dura
gueres de tems, l'enfant n'ayant pas long-tems
joui de la lumiere, parce que le Chirurgien ne
croyant pas avoir ouvert une des canules en lui
coupant le filet, s'en alla auffi-tôt qu'il l'eut
vû teter avec facilité; & la nourrice ayant remis fon enfant dans le berceau aprés qu'elle l'eut
fuffifamment allaité, il continua de mouvoir fes
lévres comme s'il tetoit encore, à quoi on ne fit
pas d'attention, vû qu'il y a beaucoup d'enfans
qui par habitude font ces mouvemens en dor-
mant, c'étoit neanmoins le fang qui fortoit de
la veine ouverte, qu'il avaloit à mefure qu'il le
fentoit dans fa bouche. La fortie de ce fang étant
encore excitée par le fuccement qu'il fît jufqu'à
ce qu'il n'y eût plus de fang dans fes vaiffeaux;
on ne s'en apperçut que par la pâleur & la foibleffe de l'enfant, qui mourut peu d'heures aprés.
On l'ouvrit, & on trouva qu'il avoit avalé tout
fon fang, & que fon eftomac en étoit tout rempli. Je ne cite cette obfervation que pour avertir les Chirurgiens de ne pas tomber dans une pareille inadvertance.

Si le frein ordinaire de la langue fe trouvoit trop
gros, il ne faudroit point hefiter de le couper. On
voit fouvent des enfans qui begayent à l'âge de
quatre ou cinq ans, parce que leur langue n'a pas
la liberté de fe remuer pour articuler, & prononcer

diſtinctement ; on doit pour lors donner deux ou trois petits coups de la pointe des ciſeaux en differens endroits pour la débrider ; & par ce moyen rendre à cet organe la liberté de ſe promener dans toute la bouche. On connoît que c'eſt ce filet qui la retient , quand l'enfant ne peut pas avancer la langue au dehors de ſa bouche ; & on n'a pas lieu de rien apprehender en coupant cette bride , pourvû qu'on évite de piquer les ranules.

CHAPITRE IV.

Des contuſions & meurtriſſures que l'enfant aura reçu en venant au monde.

IL n'eſt pas ſurprenant de trouver des meurtriſſures & des contuſions à un enfant qui vient de naître , quand il a été obligé de demeurer long-tems au paſſage , ou que l'accouchement a été laborieux , on devroit au contraire être étonné de ne lui en point trouver , quand par des efforts réiterez il a été contraint de forcer une barriere qui s'oppoſoit à ſa ſortie ; la délicateſſe de l'enfant , dont les chairs ſont pour lors trestendres , fait que ſon petit corps eſt plus facilement meurtrit par l'étroiteſſe du paſſage qu'il doit franchir , ou parce qu'il aura fallu le retourner dans le corps de ſa mere.

De toutes les parties du corps de l'enfant , celle qui ſouffre le plus dans l'accouchement , c'eſt la tête , parce que c'eſt elle qui doit ouvrir le paſſage à tout le reſte du corps. Il faut donc qu'elle ſe preſente la premiere , & que pouſſant contre l'orifice interne , elle le contraigne de s'ouvrir peu à peu , & de lui livrer paſſage ; mais elle trouve quelquefois tant de reſiſtance de la part de cet orifice, principalement aux femmes qui accouchent de leur premier enfant, étant déja avancées en âge, que ne pouvant l'obliger de se dilater assez tôt, elle s'alonge, & il se fait une tumeur au sommet de la tête qui entre dans cet orifice, qu'on appelle pour lors le couronnement, & y étant serrée y est meurtrie & tres contuse si elle y reste long-tems ; de maniere que l'enfant à force de pousser des pieds contre le fond de la matrice pour faire avancer la tête dans le passage, & l'ayant enfin fait sortir, il vient au monde avec une tumeur sur le haut de la tête, qui est quelquefois de la grosseur d'un œuf.

Il y a apparence que cette tumeur est causée par le sang qui étant porté par les arteres à cette partie, ne peut pas remonter par les veines, parce qu'elle est trop comprimée, ce qui la tumefie, de maniere qu'on a de la peine à sentir les os du crane, & qu'on ne pourroit pas distinguer la partie qu'on touche, si les cheveux ne faisoient connoître que c'est la tête.

Pour resoudre ces tumeurs ; aussi-tôt que l'enfant sera né on les étuvera avec du vin chaud, ou de l'eau de vie, y trempant ensuite une compresse en plusieurs doubles pour la mettre dessus. Toutes les Sages-femmes n'y mettent qu'une compresse trempée en l'huile rosat, & vin mêlez ensemble, qu'elles renouvellent souvent ; mais si la tumeur est de telle nature que le sang qui la forme ne puisse pas se resoudre, & qu'on ne puisse pas empêcher qu'elle ne vienne à supuration ; on traitera pour lors cet abscès comme on fait ceux des autres parties du corps, & on fera l'ouverture avec sa lancette aussi-tôt qu'on y sentira de la fluctuation.

Si l'enfant est meurtri en quelque autre partie de son corps, qu'il ait une jambe ou un bras tu-

mefié, en l'envelopant pareillement de compresses trempées dans du vin, dans lequel on aura fait
bouillir les herbes aromatiques, comme les roses
& les fleurs de camomille & de melilot.

Quelquefois les garçons viennent au monde
avec le scrotum plus gros & plus enflé qu'il ne
doit, ce qui peut arriver ou parce qu'il y aura de
l'eau contenue dans ses membranes, ou parce
qu'il aura été contus & pressé dans le tems de
l'accouchement ; que ce soit par l'une ou par l'autre de ces deux causes, on l'envelopera de compresses trempées dans le vin aromatique, qu'on
appliquera chaudement, aprés l'avoir bassiné de
ce même vin.

On a vû des enfans naître avec le visage tout
meurtri & livide, le nez écrasé, les lévres
bouffies, & ressembler à celui d'un mort ; cela
arrive à ceux qui ont eu long-tems la tête en
embas, arrêtée & pressée dans le passage, parce
que le sang qui y étoit porté par les arteres, étoit
obligé d'y rester ne pouvant pas remonter par
les veines qui étoient trop pressées. On leur bassinera le visage avec de l'eau de vie ou du vin
chaud, prenant garde qu'il n'en entre dans les
yeux, ce qui causeroit à l'enfant une cuisson in-
supportable.

Il est tel accouchement, que le Chirurgien
voulant retourner l'enfant dans le ventre de sa
mere, il lui aura disloqué ou rompu un bras ou
une jambe ; mais que ce soit par sa faute, ou soit
qu'il n'ait pas pû faire autrement, quand ce malheur est arrivé, il faut qu'il y remedie en remettant les parties dans leur place, & les y contenant avec bandages convenables, jusqu'à ce qu'elles y soient bien affermies.

CHAPITRE V.

Des sutures de la tête trop ouvertes.

L'Endroit le plus mol & le plus humide de la tête qui se desseche, & se referme le dernier, est appellé la fontaine de la tête ; la suture sagittale qui vient du sommet de la tête aboutir aux enfans à la racine du nez , & la suture coronale qui va d'un des côtez de la tête à l'autre, separent la fontaine de la tête en quatre parties , c'est-à-dire aux enfans seulement ; car avec le tems cette partie s'ossifie comme les autres os du crane, & aux adultes on ne connoît plus la fontaine de la tête. Il y a des enfans qui l'ont quelquefois ouverte jusqu'à trois ans, & même davantage, ce qui marque la foiblesse de leur chaleur naturelle ; car elle doit être ordinairement fermée au bout de deux ans ; ce qui se fait neanmoins un peu plutôt ou un peu plus tard , selon que les enfans sont ou plus robustes, ou plus humides.

Il n'y a point de remedes qui puissent faire avancer l'ossification de ces os, c'est un pur ouvrage de la Nature, c'est pourquoi il faut lui abandonner, & s'en rapporter à elle. Il faut se contenter de mettre sur cette partie une compresse qui la tienne chaudement ; il y en a qui se servent d'un morceau d'écarlate, prétendant qu'il est plus capable de la fortifier que le linge ; mais il n'importe dequoi on se serve, pourvû qu'on la preserve des injures externes, & particulierement du froid.

Il arrive souvent que les enfans qui sont nez avant terme, n'ayans pas encore acquis toute leur perfection, & ceux qui sont foibles & humides de leur nature, ont la fontaine de la tête,

& les futures trop ouvertes par la diftance & feparation des os les uns des autres, ce qui fait qu'elle eft toute mollaffe & fans foutient, parce que ces os n'ayant pas acquis leur fermeté naturelle, ils vacillent aifement.

Il ne faut pas entreprendre de vouloir rapprocher ces os les uns des autres en les ferrant fortement, on comprimeroit tellement le cerveau, qu'on lui ôteroit la liberté de fon mouvement, ce qui feroit que fes fonctions feroient dépravées, & qu'elles s'aboliroient entierement par la fuite; & de plus, c'eft que les os de la tête étant trop ferrez l'un contre l'autre, venant à s'offifier ainfi, feroient que la tête feroit trop petite, ce qui pourroit faire un tort confiderable à l'enfant; car on dit que les petites têtes tiennent un peu de la folie. Il faut donc fe contenter de tenir ces os fujets par un petit bandage molet, & fimplement contentif, & attendre que la Nature repare ce qu'elle n'a pas encore fait, en joignant ces futures peu à peu, ce qui affermira les os de la tête, & lui donnera la figure qu'elle doit avoir.

Aux enfans qui naiffent avec une hydrocephale, les futures de leur tête font toujours tres-écartées, & elles fe reprennent fort tard, parce qu'elles font abreuvées des eaux qui font cette maladie.

L'éthimologie d'hydrocephale vient *d'hydres*, qui veut dire *eau*, & de *cephale* qui fignifie *tête*; de maniere que c'eft une efpece d'hydropifie où la tête eft fi pleine d'eau, qu'elle en eft toute inondée.

On fait de deux fortes d'hydrocephales, fçavoir d'externes quand les eaux font fous le cuir chevelu, ou d'internes quand elles font renfermées dans le crane. Nous ne parlerons point de ces dernieres, parce qu'elles font incurables, nous nous contenterons de dire ce qu'il faut faire aux externes, parce qu'elles font guerissables.

Ces maladies qui font particulieres aux enfans, viennent de caufe interne, comme toutes les autres hydropifies ; car ce font toujours des feparations d'une lymphe qui des glandes par les vaiffeaux lymphatiques, fe dégorge dans quelque partie où une abondance exceffive de ferofitez dans les humeurs qui les produit. Elles peuvent avoir auffi une caufe externe, comme un rude accouchement dans lequel la tête de l'enfant aura été trop preffée, & fe fera allongée pour fortir, ou bien fi après l'accouchement la Sage-femme voulant faire la capable, fe fera ingerée de repaîtrir la tête du nouveau né, ce qu'elle ne doit jamais faire, parce que le cerveau reprend affez de lui-même fa figure naturelle, & que fa fubftance glanduleufe eft fi molaffe, que peu de violence fuffit pour en rompre le tiffu.

Toutes les efpeces d'hydrocephales demandent la main du Chirurgien pour donner iffue aux eaux qui font cette maladie : les Anciens appliquoient deux cauteres potentiels, l'un fur le commencement de la future fagitale, l'autre fur la pointe de la future lambdoïde : les écares étant tombez, ils laiffoient fortir la lymphe par ces deux parties ; & quand ils croyoient qu'il y avoit des eaux fous le pericrane, ils l'ouvroient à ces deux endroits, qui pouvoient tenir lieu d'égoût ; ils fe fervoient exterieurement des remedes cephaliques, & faifoient des embrocations d'huiles de camomille, de melilot & d'anis, & par ce moyen ils prétendoient guerir ces fortes de maux.

Je préfere les fcarifications aux parties declives de la tête, par où les eaux dont elle eft abreu-

vée peuvent fuinter & fortir peu à peu, mieux
que par les cauteres qu'on met trop proche des
parties fuperieures de la tête. Il y a douze ans
qu'un enfant nâquit avec une hydrocephale, je
fus appellé, & je lui fis deux petites tailles à
la partie pofterieure & inferieure de la tête, par
où toutes les eaux diftilerent goute à goute ; je
les fis en cet endroit, parce que l'enfant étant
couché, les eaux avoient la liberté de s'écouler.
Je faifois mettre par la nourrice une bonne com-
preffe fur la tête de l'enfant, trempée dans du
vin chaud, qu'on renouvelloit fouvent. Cet enfant en guerit, & il s'eft toujours bien porté
depuis.

CHAPITRE VI.

Du fondement clos en naiffant.

Quelques Auteurs difent que le fondement
peut être clos en deux manieres, ou naturellement quand l'enfant vient au monde fans y
avoir d'ouverture, ou accidentellement quand
par negligence on aura laiffé les bords ulcerez
de cette partie fe coller & fe cicatrifer enfemble.
J'ai vû des enfans avoir en naiffant le fondement
clos ; mais je n'en ai point trouvé à qui il fe fût
fermé par accident, & même je le croi impoffible, parce que les gros excremens qui fortent par
là tous les jours, l'obligeant de s'ouvrir pour
leur livrer paffage, ne donneroient pas le tems
aux côtez de l'ulcere qui s'y feroit formé, de fe
joindre enfemble ; c'eft pourquoi regardant cette
efpece de clôture comme imaginaire, je ne vous
parlerai que de celle qui eft naturelle.

On ne s'apperçoit point ordinairement le premier jour de la naiffance, que l'enfant ait ce dé-

faut ; mais le deuxiéme ou le troisiéme quand
il ne se salit point, on en doit chercher la cause.
Il faut que le Chirurgien y remedie aussi-tôt
qu'on s'en est apperçu, parce que l'enfant periroit, si on ne donnoit promptement issue aux
excremens retenus. Ces mêmes excremens facili-
tent quelquefois l'operation, car en poussant la
membrane qui leur sert de barriere, ils décou-
vrent l'endroit où on doit en faire l'ouverture.
Si cette membrane est mince, on la perce aisement ; mais si elle est épaisse & forte, comme je
l'ai vû à un enfant où la marque de l'anus ne
paroissoit presque point, on a plus de peine à y
faire le trou necessaire. On peut pour cela se servir de la lancette ou du bistouri, & l'enfoncer
jusqu'à ce qu'on voye sortir une matiere noire,
appellée meconium, que les enfans rendent immediatement aprés leur naissance. Cette ouverture se fera par deux incisions qui s'entre-croi-
seront où doit être le milieu de l'ouverture du
fondement, ce qui le disposera davantage à prendre la figure ronde de l'anus, que si on n'avoit
fait qu'une simple incision en long. Aprés qu'on
aura donné à l'enfant le tems de se vuider, on
mettra une tente de charpie enduite d'un jaune
d'œuf battu avec un peu d'huile ; on doit pro-
portionner la grosseur & la dureté de la tente, en
sorte qu'elle ne puisse faire que peu de douleur,
& qu'elle laisse la liberté à de nouveaux excremens de la pousser dehors en cas qu'il y en eût à
sortir. On mettra ensuite un plumaceau, un emplâtre & une compresse, le tout retenu par la
bande faite en T.

Il est inutile de se servir d'une tente canulée,
comme on feroit dans d'autres ouvertures, parce
qu'on ne doit point apprehender que la réunion
se fasse. Si le premier jour on n'avoit pas fait
l'ouverture

l'ouverture affez ample, ni de la figure qu'elle
doit être, il faudroit la reformer le lendemain ;
& pour perfectionner cette operation, on dé-
bridera avec la pointe du biftouri chaque pli de
la circonference de l'anus, en découpant en forme de rofette la membrane qui en faifoit la clôture, afin qu'il ne refta rien qui pût dans la fuite
l'empêcher de s'ouvrir autant que les gros excremens le demanderoient pour fortir, & de fe
fermer exactement après leur fortie.

Cette operation n'a pas befoin qu'on en prépare l'appareil avant que de la faire, parce qu'en
premier lieu on perdroit des momens qu'il faut
employer à foulager l'enfant qui fouffre, & que
le tems qui fe paffe neceffairement entre l'operation & le panfement, pour donner le moyen à
l'enfant de vuider le meconium, & les excremens retenus, eft fuffifant pour cette prépara-
tion.

S'il arrivoit, comme cela n'eft pas impoffible,
que le conduit de l'urine, tant des garçons que
des filles, fut clos & bouché d'une petite membrane qui empêcheroit la fortie de l'urine, on
y fera au plutôt une ouverture avec la pointe de
la lancette, pour donner iffue à cette urine retenue, & lui ouvrir un chemin que la Nature avoit
oublié de lui donner. On ne doit point fuivre le
confeil de ceux qui veulent qu'on y introduife
une petite tente canulée faite de plomb, afin de
tenir ce paffage ouvert jufqu'à ce que l'incifion
qu'on y a faite foit cicatrifée ; car l'urine qui
paffe continuellement par ce conduit pour fortir,
ne lui permettra pas de fe reboucher.

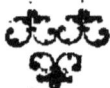

CHAPITRE VII.

Des tranchées ou douleurs de ventre des petits enfans.

UNe des premieres incommoditez qui attaquent les enfans nouveaux nez, ce font
des douleurs qu'ils reffentent dans le ventre, aufquelles on donne le nom de tranchées ; de maniere qu'ils ne font pas plus exempts de douleurs
que leurs meres, puifqu'auffi-tôt qu'ils commencent à jouir de la lumiere, il faut qu'ils s'y foumettent, ce qui juftifie cette Sentence qui dit *que
l'homme ne vient au monde que pour fouffrir.*

On s'eft efforcé de chercher la caufe de ces
douleurs ; autant d'Auteurs qui en ont parlé, ce
font autant de differens fentimens. Je vais ici
rapporter ceux qui paroiffent les plus vrai-femblables, entre lefquels on prendra celui qu'on
croira le veritable.

Les uns en attribuent la caufe à la nourriture
que la mere aura donnée à fon enfant pendant
qu'il étoit enfermé dans fon ventre. Et fi elle a
eu pendant fa groffeffe quelque appetit dépravé,
ce qui eft affez ordinaire aux femmes groffes, &
qu'elle ait mangé quelque chofe d'extraordinaire,
on ne manque pas de lui en imputer la faute.

Les autres croyent en mieux trouver la caufe
dans le changement de nourriture, difant que
pendant qu'il étoit dans la matrice, il étoit nourri
d'un fang êpuré, & qu'en étant forti on lui donne un autre aliment auquel fon eftomac a de la
peine à s'accoutumer.

D'autres prétendent que pour peu qu'il y ait
eu d'impuretez dans le fang de la mere, que l'en-

fant en aura retenu une partie ; qu'aprés sa naissance ces mêmes serositez étant separées de son sang par les glandes du mesentere, & versées dans les intestins pour être conduites dehors, elles picotent & irritent les boyaux, ce qui lui fait faire des contorsions, & crier jusqu'à ce qu'elles soient sorties.

Quelques-uns disent que c'est le changement de situation de l'enfant ; qu'étant dans le ventre de sa mere, il étoit dans un lieu chaud également, où il ne sentoit aucun froid, qu'en étant sorti il est exposé à l'air exterieur, & aux inégalitez du tems ; & que pour peu qu'il ait été frapé du froid, cela est capable de lui donner des coliques, & des douleurs dans le ventre, qu'on appelle des tranchées.

Il y en a qui croyent que ce sont des vents qui roulent dans les boyaux, ils disent que si la nourrice n'a pas assez de lait pour contenter l'appetit de l'enfant, ou si elle est de dur trait, l'enfant faisant des efforts pour en avoir, qu'il avale pour lors plus de vent que de lait, & que ce sont ces vents qui lui causent ces tranchées.

D'autres soutiennent que c'est la qualité du lait qui fait ce desordre ; que quand la nourrice est bonne, & que le lait est doux & de bonne consistance, l'enfant dort tranquillement aprés en avoir pris sa suffisance ; mais quand le lait est échauffé, acre & piquant, il cause dans l'estomac & les boyaux, des irritations & des douleurs qui tourmentent le pauvre enfant jusqu'à ce qu'on lui ait donné une autre nourrice, dont le lait lui soit plus convenable.

Je ne croi point que ce soit le méconium qui puisse causer ces tranchées, parce qu'ordinairement il est tout sorti dans les trois premiers jours, & ces douleurs continuent quelquefois des mois

entiers ; & si quelque partie de cet excrement en
étoit retenu & endurcit , comme on veut nous le
faire croire, l'enfant ne se vuideroit point, parce
qu'elle boucheroit les chemins des matieres fe-
cales, & l'on voit au contraire qu'après un accès
de tranchées, l'enfant fait une selle.

On ne doit point accuser l'enfant d'avoir des
vers , il est encore trop jeune pour en avoir ; c'est
de l'aliment dont ils sont engendrez, & à peine
a-t-il commencé d'en prendre : mais en tout cas
si c'étoient des vers , on en verroit sortir quelques-uns, & pour lors étant certain de la veritable
cause de cette maladie, on y apporteroit les remedes qui lui conviennent.

Pour bien remedier à ces sortes de douleurs
dans le ventre, il faut tâcher d'en reconnoître
la veritable cause, avant que de se déterminer sur
les remedes dont on doit se servir, parce qu'il y
a tel remede qni conviendroit à une espece de ces
douleurs, dont il ne faudroit pas se servir à une
autre. Il faut plus d'application pour guerir un
enfant qu'une grande personne ; l'un ne peut
vous instruire que par ses cris qui font voir qu'il
souffre, & l'autre par le recit qu'il fait de son
mal, peut vous indiquer le remede qu'il lui faut
faire.

Il ne faut pas pourtant abandonner l'enfant à
ses douleurs , il faut tâcher de le soulager, ce que
l'on ne peut que par des remedes appliquez exterieurement, comme par des frictions d'huile de
noix , de camomille, de rhue, de violettes, &
d'huile d'amandes douces mêlez ensemble, dans
lesquelles on trempera un linge qu'on lui mettra
chaudement sur le ventre. Il faut ne lui faire prendre par la bouche que quelque cuillerée de syrop
adoucissant ; on peut lui mettre dans l'anus un
petit suppositoire pour l'exciter d'aller à la selle,

ou lui donner quelque petit lavement fort anodin ; & fi la douleur continue, on fera une omelette avec des œufs & de l'huile de noix, qu'on
lui mettra fur le ventre, & qu'on renouvellera de
tems en tems. Mais fur tout on tiendra l'enfant
chaudement ; car la chaleur eft le meilleur remede
qu'il y ait dans ces fortes de douleurs, & qui feule
les peut guerir.

Il ne faut pas croire que tous les enfans ayent
des tranchées, la regle n'eft pas generale ; nous
en voyons qui étans nez de meres faines, & de
bon temperamment, ne demandent qu'à teter &
à dormir, ce qui prouve qu'ils ne fouffrent
point.

CHAPITRE VIII.

Du nombril que fort trop en dehors.

LOrfqu'il furvient une groffeur au nombril,
cela s'appelle l'*exomphale*, ce mot eft dérivé
de *ex* ou *extra*, qui fignifie *dehors*, & d'*omphales*
qui veut dire *ombilic*, d'autant que cette maladie
eft une élevation de l'ombilic qui fe pouffe en dehors plus qu'il ne doit.

Le mot exomphale qui convient à toute élevation de l'ombilic, fe réduit fous deux genres differens, dont l'un eft des tumeurs qui fe forment
des parties ; & l'autre refulte d'un amas d'humeurs ; & ces fortes de maladies reçoivent differens noms, par rapport à la difference des parties ou des humeurs qui les caufent. Je ne prétens pas ici traiter en general des exomphales, je me renferme à vous parler feulement de
ces petits exomphales qui viennent aux enfans
nouveaux nez, qu'il ne faut pas negliger dans
leur commencement, pour empêcher qu'elles ne

grossissent, comme elles ne manquent pas de faire quand on les abandonne.

Tous les Auteurs nous disent que ces tumeurs sont formées ou par dilatation, ou par ruption du nœud de l'ombilic ; pour moi je n'en reconnois qu'une cause, qui est la ruption, j'entens des exomphales faites de parties ; car la dilatation que les Anciens & quelques Modernes admettent, me paroît impossible à l'égard de l'ombilic, qui n'étant qu'un nœud fait en cette partie après la ligature du cordon, ne peut non plus avoir la liberté de s'allonger qu'une cicatrice de quelque playe de la peau, & pour convenir de ce que je dis, il n'y a qu'à remarquer que le nombril est fermé par la réunion des vaisseaux ombilicaux, qui après la naissance se retrécissent, & en se dessechant dégenerent en ligamens dont les extremitez étant unies avec la peau & le peritoine en cet endroit, forment ensemble un petit corps semblable à un nœud incapable de s'allonger en aucune maniere.

On ne manque jamais quand ce malheur arrive, d'en imputer la faute à l'Accoucheur, ou à la Sage-femme, disant que c'est qu'il n'a pas bien noüé le cordon ; mais soit qu'il en ait fait la ligature ou plus prés, ou plus éloignée du ventre, cela est indifferent ; la separation du cordon se fait toujours au même endroit, & c'est la Nature qui l'a fait, l'Accoucheur & la Sage femme n'y ont aucune part.

La veritable cause de cette rupture, ce sont les cris de l'enfant, causez par des tranchées & des douleurs qu'il ressent dans le ventre, ou bien si peu de tems après que le cordon est tombé, & que le nœud du nombril n'est pas encore bien affermi, il survient un rhume qui oblige l'enfant de faire beaucoup d'efforts en toussant, cela eſt capable de faire rompre ce nœud, & de cauſer une élevation qui eſt d'autant plus fâcheuſe, que ſi on la negligeoit, elle groſſiroit tous les jours, & deviendroit incurable.

Quoiqu'on y apporte toute l'attention neceſſaire, on ne peut pas répondre de guerir ces ſortes de tumeurs ; & ſi elles ſont curables, c'eſt lorſqu'on y remedie dès leur commencement, en mettant ſur l'élevation un emplâtre *contra rupturam*, une compreſſe aſſez épaiſſe, & un bon bandage circulaire qui comprime la tumeur ; & encore faut-il que l'enfant ſoit tranquille, car s'il eſt cruel, il eſt impoſſible que la rupture ſe puiſſe réunir.

Il n'y a point d'operation à faire aux exomphales de ces petits enfans, & on ne doit point en entreprendre, parce qu'elles ſont tres-dangereuſes, & que l'on n'en a point vû qui ayent réuſſi : il ne faut donc point eſperer de ſoulagement que par le bandage, auquel on mettra dans ſon milieu une petite élevation faite en forme de champignon, qui appuyant ſur l'élevation, empêche qu'elle ne groſſiſſe.

CHAPITRE IX.

Des rougeurs des aînes & des feſſes des petits enfans.

IL arrive ſouvent des rougeurs & des cuiſſons aux aînes, aux feſſes & aux cuiſſes des enfans, cauſées quelquefois par la pareſſe de la nourrice, qui ne remuera pas ſon enfant autant de fois qu'il en a beſoin, ou parce qu'elle l'aura emmailloté dans ſes couches relavées, qui ne ſeront pas blanches de leſſive, ou par l'acrimonie des

excremens, & de l'urine de l'enfant qui par leur
trop long sejour sur la peau de l'enfant encore
tendre & délicate, l'échauffent & la corrodent,
& y font des impressions qui lui faisant de la
douleur, le contraignent de se tourmenter, &
le rendent cruel.

La propreté est un grand baume pour les enfans, après le bon lait, c'est ce dont ils ont le plus
de besoin ; & il ne faut pas être surpris s'il vient
à un enfant des rougeurs en plusieurs parties de
son corps, quand la nourrice le laisse trop long-
tems croupir dans ses ordures, ce qu'elle évite-
roit par la propreté. La nourrice pour son interêt, doit le tenir propre, car lorsque l'on voit
un enfant échauffé, on ne manque point d'en accuser son lait, & c'est souvent ce qui fait qu'on
la change.

Une nourrice bien affectionnée pour son enfant, qui connoît que c'est l'acreté de son urine
qui lui cause ces rougeurs, doit par un bon regime de vivre travailler à la corriger ; c'est pourquoi il ne faut point qu'elle mange de tout ce
qui la peut échauffer, au contraire il faut qu'elle
ne prenne que des alimens rafraîchissans, & qu'-
elle use pendant quelque tems de bouillons faits
avec un morceau de veau, & les herbes rafraîchissantes : donc les deux principales attentions
que la nourrice doit avoir pour éviter les rougeurs de son enfant, c'est de faire de sa part
tout ce qui est necessaire pour ne lui donner que
de bon lait, & de le tenir proprement.

Ces deux preceptes generaux font pour empêcher qu'il ne vienne des rougeurs à l'enfant ; mais
quand elles sont venues, & qu'elles font même
accompagnées d'excoriations, il faut les guerir,
ce qui s'execute par des remedes dessicatifs qu'on
applique sur les parties affligées, comme l'eau

de plantain, l'eau vulneraire, ou l'eau de chaux
fort moderée : si ces remedes faisoient de la douleur à l'enfant, on se contentera les premiers
jours de bassiner les parties malades avec du lait
tiede, ensuite le blanc de Rhasis, ou le pompholix
étendu sur un morceau de linge y sont fort convenables. La plûpart des nourrices sont dans l'usage
de mettre dans les aînes écorchées des enfans, de
la poudre de bois remoulu, ce qui les desseche en
peu de tems. Enfin s'il y avoit de ces rougeurs
entre les cuisses, on aura soin de mettre un linge
fort doux entre deux, pour éviter qu'elles ne se
touchent, & empêcher par ce moyen que la douleur ne s'augmente.

CHAPITRE X.

Des douleurs causées par la sortie des dents.

LEs dents sont de petits os durs, blancs &
polis, qui sont articulez aux mâchoires par
gomphose, elles servent à mâcher & broyer les
alimens, & à la prononciation de certaines syl-
labes.

Les dents sont faites de la liqueur seminale de
l'œuf, comme toutes les autres parties de la premiere conformation ; on les trouve dans les cavitez des alveoles, même aux fœtus qui n'ont
pas encore neuf mois accomplis. Il est bien vrai
qu'elles n'y ont pas leur perfection, puisqu'alors
on n'y remarque que la premiere partie d'une petite table, ou cône osseuse, qui en est comme
le fondement ; mais on trouve dans chacune de
ces alveoles mêmes, une mucosité ou espece de
gelée contenue dans un sac glanduleux, où elle
tient lieu de germe, & se couvre peu à peu d'une
matiere tartareuse & fibreuse, qui s'augmentant

& fe deffechant avec l'âge, pouffe le corps de la dent au dehors, à mefure qu'elle en forme la racine qui l'enfonce dans la mâchoire, ayant pour cet effet une figure pyramidale.

Le tems n'eft pas déterminé pour la fortie des dents ; il y a des enfans qui en ont eu dès le ventre de la mere, & d'autres dès les premiers mois, d'autres à fept ou huit mois qui eft le terme ordinaire, & d'autres enfin qui n'ont commencé d'en avoir qu'à un an ou deux.

Les dents ne fortent pas toutes à la fois, ce font les incifives de la mâchoire fuperieure qui percent les premieres, parce qu'étant les plus petites de toutes, elles ont plutôt acquis leur perfection ; & qu'ayant leurs tablettes tranchantes, elles ont plutôt coupé la gencive qui couvre toutes les dents au commencement de leur generation, enfuite ce font les incifives de la mâchoire inferieure qui paroiffent, puis le canines, & enfin les molaires.

Comme la fortie des dents caufe de grandes douleurs aux enfans, & quelquefois des inflammations, des fluxions, & d'autres fâcheux accidens. La Nature les pouffe les unes aprés les autres, ou tout au plus deux à la fois, parce que fi elles fortoient toutes enfemble, les enfans ne pourroient pas fupporter les convulfions qui leur arriveroient, fans en être extrêmement malades, ou fans en mourir, comme on l'a fouvent vû dans ceux à qui il en perçoit feulement trois ou quatre en même tems.

Lorfque les dents font parvenues au nombre de vingt, les autres ne paroiffent point de plufieurs années, neanmoins on ne laiffe pas de dire que l'enfant a toutes fes dents, ce qui fe doit entendre de celles qu'il doit avoir à fon âge, dont le nombre eft pour l'ordinaire de vingt, quand il a

vingt cinq mois : c'eſt dans ce tems·là qu'il faut
ſevrer les enfans , & non pas plutôt, parce que
la nourriture du lait eſt propre non ſeulement à
la formation des dents, mais encore à humecter
les gencives, principalement lorſque les dernieres
dents ſortent ; je dis les dernieres, parce qu'ayant
leurs tablettes & leurs baſes plus larges & plus
plattes , elles percent plus difficilement que les
premieres.

Lorſque les dents ſe diſpoſent à ſortir , on attache au col des enfans un hochet, tant pour les
divertir par le bruit des grelots qui y ſont attachez , que pour les exciter à le porter à leur bouche, & à ſe procurer par ce moyen deux avantages , dont l'un eſt de rafraîchir leurs gencives qui
ſont enflammées par les irritations que cauſent
aux fibres nerveuſes les dents qui percent, à quoi
remedie le froid du criſtal qui eſt au bout du hochet ; & l'autre eſt de faciliter la ſortie d'une
dent qui eſt prête à percer ; ce qui ſe fait par l'enfant, qui ſentant de la douleur , & preſſant le
criſtal du hochet entre ces gencives , procure par
cette preſſion le moyen aux dents de les couper
plutôt.

C'eſt donc une neceſſité abſolue aux dents,
lorſqu'elles ont acquis leur perfection dans les
alveoles , de ſortir ; & pour cet effet, il faut qu'-
elles percent les gencives , ce qui ne peut pas ſe
faire ſans douleur, & ſans mettre quelquefois
l'enfant en danger de ſa vie : ce qui fait qu'on ne
doit gueres compter ſur un enfant , que quand il a
toutes ſes dents.

Il y a des ſignes certains qui marquent que les
dents veulent ſortir : l'enfant a les joues & les
genciſives rouges & enflées ; il ſent une grande
douleur , & une démangaiſon qui lui fait ſouvent
porter ſes doigts dans ſa bouche pour ſe les fro-

ter : il diftille beaucoup d'humiditez de fa bouche, qui y affluent à caufe de la douleur qu'il y
reffent. En lui donnant à teter fa nourrice fent fa
bouche beaucoup plus chaude, & il eft alteré
plus que de coutume ; il crie à chaque moment,
& a de la peine à s'endormir : en lui ouvrant la
bouche, on voit la gencive mince & blanche à
l'endroit de la dent qui fe prefente pour fortir.

Il n'y a perfonne qui puiffe mieux, dans ces
fortes d'occafions, foulager l'enfant que la nourrice, premierement en ufant d'un bon regime
de vivre, afin d'avoir du bon lait, & en quantité, pour en fournir à l'enfant autant qu'il en a
de befoin, & qui pour lors étant fort alteré, tarit
fa nourrice en peu de tems. Il ne faut point qu'-
elle mange ni poivré, ni falé, ni d'aucun ragoût,
il faut qu'elle prenne force bouillons rafraîchiffans, afin d'avoir un lait bien temperé qui puiffe
calmer l'ardeur de la fiévre, en cas qu'elle furvienne à l'enfant, ce qui arrive tres-fouvent.

Il faut que la nourrice mette fouvent fon doigt
dans la bouche de l'enfant, & qu'elle lui en frotte
les gencives, ce qui peut l'attenuer & l'amincir,
& par confequent plutôt donner jour à la dent :
l'enfant fouffre volontiers cette friction, & il
femble la demander, parce qu'elle appaife & en-
gourdi la douleur qu'il fent en cet endroit. Il y
en a qui veulent que quand la dent differe trop à
paroître, qu'avec la pointe du biftouri on faffe
une petite ouverture à la gencive à l'endroit où
on croit que la dent veut percer. Je ne confeille-
rai point cette opération, qui fouvent n'a d'utilité que pour contenter l'impatience des peres &
meres, parce que la dent n'en pouffe pas plutôt,
& qu'il peut arriver une fluxion à la gencive déja
enflammée, à laquelle on fait encore une incifion.
Tout ce que l'on peut permettre de faire, c'eft de

grater doucement avec l'ongle l'endroit où on croit que la dent veut percer.

Si les peres & les meres ont de l'impatience de voir des dents à leurs enfans, la nourrice n'en a pas moins pour son interêt particulier ; car aussi-tôt que la premiere dent a jour, elle ne manque pas d'en avertir les parens, afin d'en recevoir le present attaché à sa premiere dent.

CHAPITRE XI.

Des ulceres qui viennent dans la bouche des enfans.

IL vient souvent dans la bouche des enfans de petits ulceres blanchâtres, ausquels on a donné le nom de chancres, qui sont causez par la mau-vaise qualité du lait de la nourrice, qui étant trop échauffé ou trop acre, ulcere & excorie la membrane interieure de la bouche de l'enfant, qui est pour lors tres-délicate, & y fait de petits escarres, qui sont comme autant de petites brû-lures. Le lait d'une nourrice trop amoureuse, yvrognesse ou vieille, est capable de produire ces ulceres, & on le voit arriver tous les jours. Quel-fois aussi quoique le lait n'ait aucune mauvaise qualité de soi, il peut se corrompre dans l'es-tomac de l'enfant par quelque disposition par-ticuliere ; ou au lieu de se bien digerer, il ac-quiert une acrimonie, dont il s'éleve des vapeurs qui forment une crasse visqueuse qui s'attache dans la bouche, & y produit ces sortes d'ulceres ; de sorte qu'ils viennent souvent par le mechant lait, & sa mauvaise digestion.

De ces sortes d'ulceres ou chancres on en fait de deux sortes, les uns simples & benins, qui se

gueriffent facilement ; & d'autres rebels & malins qui ont de la peine de ceder aux remedes.

Les fimples font ceux qui font caufez de la feule
chaleur du lait de la nourrice, ou du fang & des
humeurs de l'enfant un peu trop échauffez, comme pour avoir eu quelque petit accès de fiévre ;
ceux-là font fuperficiels, & de peu de durée, ce-
dant facilement aux remedes.

Les rebels & malins font ceux qui viennent
enfuite de quelque fiévre maligne, & ceux qui
tiennent de la nature du fcorbut, lefquels font
putrides, corrofifs & ambulans, & qui n'occupent pas feulement la fuperficie de la membrane
qui revêt le dedans de la bouche & la langue,
mais qui fe communiquent aux parties internes
de la gorge, & qui y font des efcarres.

Si l'on veut guerir ces ulceres lorfqu'ils font
petits & fans aucune malignité, il faut commencer par temperer & rafraîchir le lait de la nourrice, lui faifant obferver un bon regime de vivre, & la faigner & purger s'il eft befoin ; il faut
laver la bouche de l'enfant avec de l'eau d'orge,
de plantain, fyrop de rofes feches, ou miel ro-
fat, y mêlant un peu de verjus, tant pour mieux
détacher & nettoyer les humeurs vifqueufes qui
s'attachent dans la bouche, que pour rafraîchir
ces parties qui font fort échauffées ; ce qu'on fera
par le moyen d'un linge bien doux, entortillé au
bout d'un brin de balet, qu'on trempera dans ce
remede pour en laver doucement ces ulceres,
prenant garde de ne pas faire trop de douleur,
de peur qu'en les irritant, il ne furvienne une inflammation, ce qui augmenteroit la maladie. Un
remede qui y convient fort, c'eft le jus de citron
qui nettoye & déterge ces ulceres en peu de tems ;
mais le meilleur de tous les remedes avec lequel
j'en ai gueri beaucoup, c'eft de toucher ces ulce-

res avec la pointe d'une pierre de vitriol ; elle y fait un petit escarre qui emporte tout le blanc de l'ulcere, ce qui les guerit infailliblement.

Si ces ulceres venoient de quelque malignité, pour corriger la mauvaise qualité de l'humeur, & empêcher qu'ils n'augmentent davantage, il faudra user de remedes topiques, qui fassent leur operation promptement, & presqu'en un instant, parce que ne pouvant demeurer long-tems sur ces parties, leur effet & leur vertu seroient empêchées, ou beaucoup diminuées par les humiditez de la bouche. Ces remedes doivent être de ceux qui font escarre ; c'est pourquoi on mêlera quelques goutes d'esprit de vitriol, avec un peu de miel rosat, & avec un petit linge au bout d'un petit bâton, trempé dans ce miel, on en frottera un peu rudement ces ulceres, afin que le remede puisse penetrer, & emporter tout ce qu'il y aura de corrompu : il faut ensuite laver la bouche de l'enfant avec une décoction d'orge & d'aigremoine, dans laquelle il y aura un peu de miel rosat : il faut réiterer de toucher & laver ces ulceres autant de fois qu'on le jugera à propos, & jusqu'à ce qu'on ait remarqué qu'ils n'ambulent plus. Je me suis toujours servi de ce remede, & avec un heureux succès ; car il ne m'a jamais manqué.

CHAPITRE XII.

De la galle qui vient à la téte & au visage des petits enfans.

JE ne prétens parler ici que des galles qui n'ont aucune malignité, & qui sont causées de la seule superfluité de quelques humeurs, qui pour

être simplement échauffées, sont facilement portées à la tête & au visage de l'enfant, où y étant
elles y font des pustules humides, dans lesquelles
ces humeurs séjournant, se corrompent & se
convertissent en sanie; qui ronge ensuite, & ulcere la simple superficie de la peau; après quoi
cette sanie en découle, & se desseche autour du
lieu d'où elle sort, s'endurcit & fait ces croutes
que nous appellons galles. Il se voit des enfans
qui en ont une si grande quantité à la tête, qu'ils
paroissent avoir une calotte, & le visage si couvert, qu'ils semblent avoir un masque, n'y ayant
que les yeux & le bord des lévres qui en soient
exemts.

Les sentimens sont differens sur la cause de la
galle : les uns disent que ces galles, aussi-bien que
la rougeolle & la petite verolle, sont causées de
quelques superfluitez, & du residu du sang menstruel, dont l'enfant se purge après qu'il est né,
lequel, pour ne pouvoir être bien rectifié, est
ainsi chassé au dehors, afin d'être rejetté comme
chose inutile. D'autres en attribuent la cause à la
mauvaise nourriture, prétendant que si l'enfant
prend plus de lait que son estomac n'en peut digerer; ou que si le lait n'est pas de bonne qualité, il
engendre quantité d'humeurs vicieuses & corrompues qui causent cette galle, laquelle vient le plus
souvent à la tête & au visage, parce que ce sont
ces parties qui abondent le plus en humiditez,
que tout autre partie qui soit au reste du corps,
principalement aux enfans. Enfin d'autres croyent
que l'enfant aura été formé pendant les menstrues de la mere, ou dans un tems qu'elle n'aura
pas été entierement purifiée de sa derniere couche. Toutes les femmes sont persuadées que cette
cause est la veritable, & elles n'en veulent point
admettre d'autres.

Le

Le Chirurgien connoîtra que ces galles ne font pas malignes, fi elles font fuperficielles, fi elles font humides, & de couleur jaunâtre, & fi leurs croutes étant levées, la peau paroît rouge & vermeille, fans être ulcerée profondement.

Mauriceau s'accorde avec les Auteurs, quand il dit qu'on ne doit en aucune façon empêcher le cours de ces humeurs, en voulant les repouffer au dedans, parce que leur évacuation garantit les petits enfans de plufieurs fâcheufes maladies ; & nous voyons ordinairement que ceux dont le corps est long tems purgé de telles fuperfluitez, s'en portent beaucoup mieux aprés qu'ils on jetté route cette efpece de gourme ; de forte que la galle a fes utilitez, parce que par fon moyen la Nature purge le corps de l'enfant en pouffant dehors ces excremens. C'est pourquoi on fe contentera feulement d'empêcher que l'enfant n'engendre davantage de mauvaifes humeurs ; pour lequel fujet on lui donnera une nourrice bien faine, dont le lait foit parfaitement purifié, & bien rafraîchi.

Mais on ne s'accorde pas avec lui, fur ce qu'il dit qu'il faut tenir libre le ventre de l'enfant, le faigner & le purger, afin d'empêcher que les humeurs ne fe portent trop abondamment à la tête ; car fi en voulant en detourner une partie, ces humeurs prenoient une autre route ; & fi elles fe jettoient fur quelque partie, elles feroient une maladie pire que la premiere, & qui mettroit l'enfant en danger de mourir ; c'est pourquoi dans la galle, comme dans la petite verolle, il ne faut point détourner la Nature de fon ouvrage, par des purgatifs, dans le tems qu'elle est occupée à pouffer au dehors les impuretez dont elle est accablée. On convient que les purgatifs font utiles pour faire fortir le refte des humeurs qui peuvent

être reftées ; mais c'eft après que la Nature aura
fini fon ouvrage. Mauriceau fe contredit lui-
même ; car dans le même Chapitre, il dit qu'il
faut fe contenter de donner à l'enfant une bonne
nourrice ; donc il ne faut pas les purger ?

Il faut tâcher de donner une libre iffue à la fanie
qui eft retenue fous les galles, de crainte qu'elle
ne ronge & corrode la peau, & n'y faffe des ulceres ; c'eft pourquoi on fera tomber ces croutes, en
les frottant de crême, ou de beurre frais, en mettant deffus des feuilles de poirée, qu'on rechan-
gera deux ou trois fois le jour, pour éviter la
puanteur & la corruption des humiditez qui en
fortent. On doit continuer ces remedes jufqu'à
ce que l'enfant foit tout-à-fait gueri ; & il ne le
faut point changer, parce qu'ils font beaucoup
fuppurer les galles, ils n'attirent feulement que
les humeurs fuperflues, qu'on ne doit point retenir au dedans. Après l'évacuation defquelles les
parties fe deffecheront, & fe gueriront d'elles-
mêmes.

Il faut avoir foin de tenir les mains de l'enfant
attachées, de peur qu'il ne fe gratte, & qu'il n'é-
corche ces galles, ce qui ne manqueroit pas de
faire par la démangeaifon qu'il reffent à ces parties : fi on lui laiffoit la liberté de fe gratter, il fe
mettroit le vifage tout en fang, & il exciteroit à
ces parties en les irritant, une inflammation, &
un nouveau dépôt, & en s'écorchant fouvent, il
pourroit en être marqué.

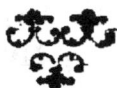

CHAPITRE XIII.

Les moyens d'empécher que les enfans ne soient louches ou bossus.

IL ne suffit pas qu'un accouchement ait été heureux, ni d'avoir reçu un enfant qui paroît en bonne santé, il faut encore tâcher qu'il ne soit point contrefait en aucune partie de son corps. Si aprés l'avoir visité attentivement, on en trouve quelqu'une qui ne soit pas dans sa conformation naturelle, il faut chercher les moyens de la corriger, ce qui est plus facile immediatement aprés la naissance, à cause que les parties étant encore molles & tendres, elles prennent la figure qu'on veut leur donner.

Un des plus grands défauts des enfans, c'est d'être louches : il y en a qui le sont naturellement, quand ils apportent ce vice en naissant ; & d'autres par accident, pour avoir été couchez dans un faux jour, où la lumiere leur venoit de côté, au lieu qu'on doit toujours situer le berceau, ensorte qu'ils ayent les pieds tournez vers les fenêtres durant le jour, & le soir à la chandelle vis-à-vis d'eux ; car ils ne manquent jamais de tourner leur vûe du côté de la lumiere, ce qui fait prendre dans une autre situation de leur lit, la mechante habitude aux muscles, de tirer le corps de l'œil inégalement.

Soit que les enfans ayent apporté ce défaut au monde, ou soit qu'ils l'ayent contracté par une mauvaise habitude, il y faut mettre ordre par des besicles qui dirigent leurs yeux, & les accoutument à regarder chaque objet au devant d'eux, en se tenant dans une situation paralelle, l'un par rapport à l'autre. Les besicles sont des instrumens faits d'ébene, creux dans leur milieu, du côté qui regarde les yeux, & percé d'un petit trou, où quelquefois on met un verre qui conserve encore ces organes, qu'on doit munir de besicles jour & nuit pendant quelques années, si on veut redresser sûrement une vûe qui aura été long-tems tournée de travers.

C'est un grand vice de conformation aux enfans que d'être bossus, c'est pourquoi il faut y donner son attention, & mettre en usage tous les moyens pour empêcher qu'ils ne le deviennent. L'épine du dos est composée de trente os, posez les uns sur les autres, qui ne tiennent ensemble que par des cartilages, & qui par consequent ont beaucoup de disposition à se courber, ou d'un côté, ou de l'autre ; c'est ce qui fait qu'on a beaucoup de peine à lui conserver cette figure droite qu'elle doit avoir pour être de belle taille.

Je n'entrerai point ici dans le détail des especes & des causes de la gibbosité, & je ne vous parlerai point de celles qui arrivent aprés la naissance, j'ai traité cette matiere dans mon Cours d'Operations où je revoi ; je me contenterai de vous faire observer que l'enfant étant dans le ventre de sa mere, il y est comme une boulle, & par consequent qu'il y a l'épine en rond, & que venant au monde il a de la disposition à être bossu ; c'est pourquoi il faut l'emmailloter de maniere qu'il soit en ligne directe, & il faut le coucher sur le dos le plus qu'on pourra, la tête gueres plus haute que le corps.

Il ne faut pas que le Chirurgien prétende rendre absolument droit un enfant qui aura de la disposition à être bossu ; il ne peut par ses soins, & par toute sa bonne conduite, qu'empêcher ce vice d'augmenter jusqu'au degré de difformité où il seroit parvenu si on n'y avoit point apporté de secours ; c'est pourquoi il ne promettra point aux parens plus qu'il ne doit accomplir, comme font les Couturieres, les Tailleurs, & les Fabricateurs de corps de baleine, ou de fer, qui pour tirer de l'argent, promettent de donner une taille aussi droite que si on l'avoit eue naturellement.

On ne peut pas prescrire positivement & en particulier le bandage, & les moyens dont on doit se servir, cela dépend de la nature de la difformité, on peut seulement dire en general, que si l'épine se jette en dehors, il faut coucher l'enfant sur un matelas un peu dur, l'y tenir sur le dos, & sans chevet, afin que la tête & l'épine soient au même niveau, & que si elle se jette à droit ou à gauche, il faut par le moyen des compresses & des bandages, comprimer doucement l'endroit qui pousse ; c'est au Chirurgien industrieux à inventer des machines capables de combatre la difformité, & de la corriger autant que faire se peut, prenant garde surtout de ne point presser les parties contenues dans la poitrine, lesquelles ne peuvent avoir trop de liberté dans leurs mouvemens si necessaires à la vie.

Pour conserver aux bras & aux jambes de l'enfant la rectitude qu'ils doivent avoir, la nourrice aura soin de l'emmailloter dans une situation bien droite, lui étandant également les bras & les jambes, & tournant ses bandes tantôt d'un côté, tantôt de l'autre, de peur que le bandant toujours d'une même maniere, les parties ne soient trop tournées d'un même côté.

Une circonstance à laquelle on ne prend pas garde, & qui est pourtant essentielle, c'est que si la nourrice s'accoutume à porter toujours son enfant sur un même bras, en lui serrant sans cesse les genoux du même côté, cela leur fait prendre

une mauvaise figure, & les rend tortues ; c'est
pourquoi pour éviter cette difformité, il faut
qu'elle le porte un jour sur un bras, & le lendemain sur l'autre.

CHAPITRE XIV.

De la nourriture & du gouvernement des enfans.

C'est une loy generale imposée par la Nature,
aux femmes, aussi-bien qu'à tous les animaux, qu'aussi-tôt qu'elle est accouchée, il se
porte à ses mammelles du lait pour nourrir l'enfant, au défaut du sang qu'elle lui donnoit lorsqu'il étoit enfermé dans ses entrailles ; il seroit
à souhaiter que ce fut la mere qui voulut être la
nourrice, mais aujourd'hui presque toutes les
femmes en ont perdu l'habitude, elles abandonnent le soin de nourrir leurs enfans à des femmes
qui n'ont de l'amitié & de la tendresse pour eux,
qu'autant que leur interêt & l'argent qu'on leur
donne les obligent d'en avoir.

Quoique l'enfant ait un besoin absolu de teter
pour se nourir aprés qu'il est sorti du ventre de
sa mere, il ne faut pas neanmoins lui presenter
le teton immediatement aprés sa naissance, il faut
differer de quelques heures, aux uns plus, aux
autres moins, selon qu'ils paroîtront en avoir un
besoin plus pressant ; car s'il est tranquille, & qu'il
ne demande rien, on peut differer jusqu'au lendemain ; mais si par ses cris il paroît affamé, & si
par les mouvemens de la langue & de ses lévres,
on voit qu'il cherche de la nourriture ; & même
en lui mettant un doigt dans la bouche, si on sent
qu'il le serré, c'est signe qu'il demande à teter.

Aux enfans chargez de flegmes & de pituite,

il ne faut pas leur donner du lait auſſi-tôt qu'aux autres, il faut à ceux-là leur donner quelques cuillerées de vin chaud & ſucré, & les coucher ſur le côté, pour laiſſer dégorger par leur bouche cette pituite dont ils ſont abreuvez, & même en differant ou donne le tems à leur eſtomac de conſommer ce qui peut y en être tombé.

Il ſéjourne pendant les derniers mois de la groſſeſſe un lait qui s'y aigrit, & qui en ſe mêlant avec le nouveau lait qui y afflue après l'accouchement, fait un méchant lait capable de faire beaucoup de mal à l'enfant qui le tete, ſi ce n'eſt par celui dont la nourrice eſt accouchée ; mais ſi c'eſt ſon propre enfant par qui elle ſe fait teter, au lieu de mal il lui fera du bien, il lui ſervira de purgatif en lui faiſant vuider le mecoconium, & les autres impuretez amaſſez dans les boyaux de l'enfant, pendant le ſéjour qu'il a fait dans le ventre de ſa mere ; ainſi ce premier lait qui ſeroit un poiſon à un autre enfant, devient ſalutaire à celui de la nouvelle accouchée. Et les femmes ſont tellement perſuadées de ce fait, qu'il n'y en a pas une qui voulût prêter ſon enfant pour dégorger de ce premier lait les mammelles d'une autre qui voudroit être nourrice, & dont l'enfant ſeroit mort. Celles-là ſont obligées de ſe ſervir d'une tetine de verre pour ſe teter elles-mêmes, ou de ſe faire teter par un petit chien juſqu'à ce que leur lait ſoit tout-à-fait épuré.

Tous les animaux dans le commencement ne donnent point à leurs petits, quoiqu'ils en ayent pluſieurs, d'autre nourriture que le lait, à plus forte raiſon celui d'une nourrice qui n'a qu'un enfant, doit ſuffire pour le nourrir pendant les trois ou quatre premiers mois. Si c'eſt la mere qui nourrit ſon enfant, il ne lui en faut pas une auſſi grande quantité pour le contenter, que quand c'eſt une

nourrice étrangere. Il y a des enfans échauffez
& affamez qui voudroient être toujours pendus
au teton, à qui il en faut·une plus grande quantité pour satisfaire leur appetit, qu'à d'autres
qui sont paisibles, & qui dorment aussi-tôt qu'ils
ont teté ; c'est pourquoi on ne peut mesurer ce
qu'il faut de lait pour la nourriture de l'enfant ;
on ne peut pas aussi prescrire combien de fois il
lui faut donner à teter chaque jour ; si on pouvoit
le regler à ne teter que de deux en deux heures
dans la journée, & une fois ou deux pendant la
nuit, cela suffiroit ; mais une mere laissera-t-elle
crier son enfant, sa tendresse maternelle ne lui
permet pas de lui rien refuser ? c'est pourquoi
elle lui en donne autant de fois qu'il lui en demande, & quelquefois trop souvent, car son estomac en étant trop chargé, & ne le pouvant
pas digerer, il est obligé de le rejetter à demi
caillé.

Il n'y a point de femmes qui ne sçachent faire
de la bouillie, mais elles ne se donnent pas toutes
la peine de faire cuire la farine dont elles la font,
qui est pourtant une circonstance essentielle, afin
qu'elle soit bonne : il faut aussi que le lait soit nouvellement trait de la vache, & ne la point faire
trop épaisse, de peur qu'elle ne charge trop l'estomac de l'enfant. Il ne faut, quand on commence
à en faire manger à l'enfant, lui en donner que
tres-peu, & une fois par jour pour y accoutumer
son estomac. On peut ensuite lui en donner le
matin & le soir, & plus ou moins, selon que son
estomac en demande, & qu'il est capable de la
digerer. Aprés que l'enfant aura mangé sa bouillie, il faut lui donner à teter, afin que le lait dé-
layant sa bouillie dans l'estomac, elle en soit plus
facilement digerée.

Autrefois les Dames de qualité ne permettoient

pas qu'on donna de la bouillie à leurs enfans ;
elles vouloient qu'ils fuffent nourris feulement
du lait de la nourrice, & elles en changeoient
jufqu'à ce qu'elles en euffent trouvé une qui en
eut fuffifamment pour le nourrir fans bouillie ; mais à prefent elles font revenues de cette
opinion, parce qu'elles ont connu qu'elle étoit
neceffaire, tant pour fatisfaire à la groffe faim
de l'enfant, que pour accoutumer fon eftomac à
une nourriture plus folide que n'eft le lait.

On ne peut pas regler le dormir d'un enfant,
il faut qu'il dorme tout autant qu'il en aura envie. Ceux qui dorment le plus, font ceux qui fe
portent le mieux ; car s'il fentoit de la douleur,
il ne feroit pas dans fon pouvoir de dormir ;
mais comme il ne peut pas toujours dormir, il
faut qu'elle faffe en forte qu'il foit éveillé dans la
journée, & de repos pendant la nuit ; car fi on
n'y prend garde, il dormiroit pendant tout le
jour, & feroit éveillé la nuit, ce qui feroit une
mechante habitude qu'il ne manqueroit pas de
contracter.

On a de coutume de bercer un enfant pour
l'endormir ; on ne condamne pas cet ufage, mais
il ne faut pas l'y accoutumer, & ne le faire que
le moins qu'on pourra ; quand on ne peut pas
s'en difpenfer, il le faut bercer doucement, &
non pas avec trop de viteffe, de crainte de faire
floquer dans fon eftomac le lait qu'il vient de teter, ce qui pourroit l'obliger à le vomir.

On a vû tant de fois des enfans étouffez par
leurs meres, ou par leurs nourrices pour les avoir
mis coucher avec elles, que c'eft avec jufte raifon qu'on leur défend de les y mettre. Une nourrice fatiguée & bien endormie, peut fe rouler fur
fon enfant, & l'étouffer fans s'en appercevoir ;
c'eft pourquoi pour éviter ce malheur, elle doit

le coucher dans un berceau placé auprés de son lit, pour le pouvoir prendre & remettre avec facilité toutes les fois qu'elle est obligée de lui donner à teter pendant la nuit.

Quand une nourrice prend son enfant pour le faire teter, elle doit être bien éveillée, & elle ne doit lui donner le teton qu'étant assise à son séant, parce que si elle lui donnoit étant couchée, elle pourroit se rendormir, & suffoquer son enfant; c'est pourquoi elle doit un peu laisser crier l'enfant, plutôt que de se presser de le faire teter étant encore toute endormie.

Je n'entrerai point dans le détail des circonstances necessaires pour emmailloter un enfant, c'est l'affaire des Gardes d'Accouchées, qui ont soin de le montrer aux nourrices, je dirai seulement qu'il faut que le linge soit bien blanc & bien sec, & qu'il faut le remuer auprés du feu, pour le preserver du froid qui lui est pernicieux. Pour ce qui est du tems qu'on doit le remuer, on sçait que c'est ordinairement deux fois par jour, & quelquefois trois, quand il s'est sali, ou que par ses cris il demande à être changé.

Il ne faut pas oublier de bien garnir la tête de l'enfant, sur tout à l'endroit de la fontaine, où les os n'étant pas encore formez, il est plus susceptible du froid; & même il faut faire attention que l'eau qu'on verse en cet endroit en baptisant les enfans, est capable de les enrumer si c'est en hyver, & qu'elle soit trop froide; c'est ce qui faisoit qu'aux Enfans de France qu'on ondoyoit aussi-tôt après être nez, on avoit soin de la faire un peu chauffer, & qu'on en versoit en petite quantité.

On prétend qu'il est avantageux à un enfant de crier, & on a raison, parce que ses cris lui tiennent lieu d'exercice, & qu'ils obligent sa poitrine

& les autres parties de s'étendre, & que les petites contorſions qu'il fait en criant, donnent de
la force & de la vigueur aux muſcles de ſes bras
& de ſes jambes, ne faiſant aucun exercice d'ailleurs ; mais il faut que ſes cris ſoient moderez,
car s'ils étoient trop violens, ils pourroient lui
cauſer des hernies & des exomphales ; c'eſt pourquoi il faut tâcher de l'appaiſer en lui donnant à
teter, en le promenant, ou en le remuant ſouvent, tant pour le nettoyer que pour le mettre à
ſon aiſe, en le délivrant d'une ſituation contrainte ou quelque partie de ſon corps ſe pût trouver,
qui le fait ſouffrir & crier.

Je me ſuis reſtraint dans ce cinquiéme Livre à
ne vous parler que des indiſpoſitions les plus preſſantes qui arrivent aux enfans nouveaux nez, &
particulierement de celles qui demandent la main
du Chirurgien ; je ne vous entretindrai point
d'une infinité d'autres maladies qui lui ſurvien-
nent pendant le cours de ſon enfance, parce qu'elles ſont du reſſort de la Medecine.

Fin du cinquiéme Livre.

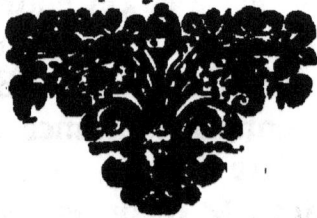

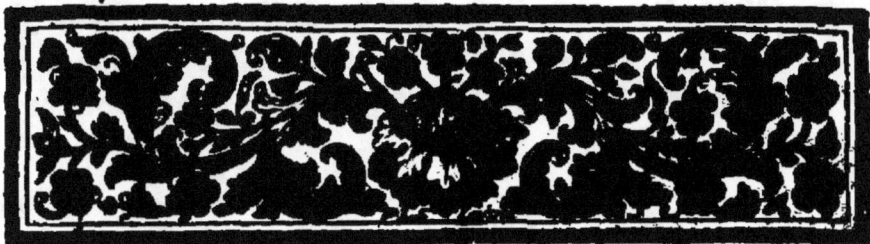

TRAITÉ GENERAL
DES
ACCOUCHEMENS.

LIVRE SIXIE'ME.

Du choix de l'Accoucheur, de la Nourrice, & de la Garde.

QUOIQUE ce fixiéme & dernier Livre ne traite d'aucune maladie, & qu'il ne parle d'aucune operation, il n'eſt pas moins utile que les cinq précedens, puiſqu'il donne à la femme qui eſt dans l'uſage de faire des enfans, des préceptes generaux ſur le choix de la perſonne qui la doit accoucher, qu'il lui enſeigne les bonnes & les mauvaiſes qualitez de la Nourrice à qui elle va confier la vie de ſon enfant, & que même ſur la Garde il lui preſcrit d'en prendre une qui ſoit dans l'uſage de gouverner des femmes en couches.

On finit ce Traité par un conſeil qu'on donne aux meres de nourrir leurs enfans ; on ſçait que ce conſeil ſera mal reçu, & qu'il ne ſera pas ſuivi, parce qu'elles s'aiment plus que leurs enfans ; mais on ſe croit obligé en conſcience de leur rapporter les raisons qui les doivent engager à les nourrir ; & on leur en donnera de si bonnes, qu'il y aura peut-être quelque mere qui se laissera persuader.

CHAPITRE PREMIER.

Des qualitez requises au Chirurgien-Accoucheur.

S I tous les Chirurgiens en general doivent être gens de bonnes mœurs, sçavans & habiles dans leur profession ; à plus forte raison ceux qui pratiquent les Accouchemens doivent-ils posseder toutes ces bonnes qualitez par préference à tous autres. On pardonne une impolitesse à un Chirurgien d'Armée, à celui qui travaille dans le Public, ou dans les Hôpitaux, mais au Chirurgien-Accoucheur on ne lui passe rien, parce qu'il exerce son Art sur des femmes qui se piquent plus de délicatesse que les hommes, & qui croyent que de la moindre faute, ou que d'une seule parole échapée mal à propos, la bienséance ou la pudeur en est offensée.

Celui qui embrasse les Accouchemens doit être bienfait de sa personne, n'ayant aucun défaut corporel, ni rien de choquant dans son visage, il faut qu'il soit fait de maniere qu'une femme puisse se mettre entre ses mains sans aucune repugnance, & que ne trouvant rien qui lui repugne, elle s'y abandonne avec toute la confiance que doit avoir une personne qui croit mettre sa santé & sa vie en de bonnes mains.

Il ne doit point être ni trop jeune, ni trop vieux, ces deux extremitez ne conviennent point à un Accoucheur, il faut qu'il soit dans la vigueur de son âge, & qu'il ait de la force pour pouvoir faire un accouchement laborieux, qui le met quelquefois tout en sueur, & qui lui donne autant de peine qu'il fait de douleur à la femme qu'il accouche. Il faut qu'il ait la main longue & menue, pour pouvoir l'introduire avec facilité lorsqu'il est question de retourner un enfant dans le ventre de la mere ; car une main grosse & courte est un défaut essentiel dans un Accoucheur.

Celui qui se jette dans les Accouchemens doit être de la Compagnie des Maîtres Chirurgiens de la Ville où il s'établit, pour deux raisons, l'une pour y apprendre la science Chirurgicale, qui doit toujours preceder celle des Accouchemens ; l'autre pour y acquerir le privilege de les pratiquer ; car il faut être Maître Chirurgien pour être en droit d'accoucher, cette operation étant du ressort de la Chirurgie.

Il n'est pas aisé de s'instruire de l'art d'Accoucher, parce qu'il n'y a point d'Ecoles publiques où on puisse l'apprendre, & que dans les Démonstrations qui se font publiquement des operations de Chirurgie ; on ne démonstre point celle là comme on fait toutes les autres. Un Maître mene ordinairement son Garçon avec lui chez ses malades ; mais lorsqu'il va faire un Accouchement, il ne peut pas le mener avec lui, parce que les femmes qui ont ordinairement de la pudeur, ne veulent point voir un visage nouveau, & ne prétendent pas que d'autres s'instruisent à leurs dépens.

Pour acquerir la theorie des Accouchemens, il faut lire les bons Auteurs qui en ont écrit, comme Guillemeau, Mauriceau, & quelques autres ; pour la pratique, on ne la peut observer qu'en cherchant toutes les occasions d'accoucher le plus que faire se pourra. L'Hôtel-Dieu de Paris est le lieu où il se fait plus d'accouchemens, parce qu'on y reçoit toutes celles qui s'y presentent, & que c'est l'endroit seul où on peut se rendre habile en peu de tems : il faut encore dans tous les cas extraornaires consulter les Experts dans cet Art, qui communiqueront des lumieres au jeune Chirurgien, qu'il ne pourroit point acquerir sans leur secours.

Quand l'Accoucheur est appellé, il ne faut pas qu'il se presente devant la femme avec un visage allongé & triste, car il paroîtroit annoncer quelque malheur ; ni avec un visage gai & enjoué, ce qui choqueroit une femme qui souffre, & qui s'attend de souffrir de plus grandes douleurs. Il faut donc qu'il ait un air serieux, qu'il écoute tranquillement le recit de l'état où elle se trouve, qu'il lui fasse esperer un accouchement heureux, & qu'il ne l'alarme point, quand même il y auroit sujet de craindre, que la suite en dût être fâcheuse.

Il ne faut point qu'un Accoucheur témoigne aucune impatience sur la durée de l'accouchement : quand il est auprés d'une femme, il doit oublier toutes les autres, & y demeurer jusqu'à ce qu'elle soit accouchée. Il ne doit point l'entretenir des autres qui sont prêtes d'accoucher, & qu'il attend, de crainte que s'il arrivoit quelque chose de fâcheux, elle ne croye qu'il ait avancé son travail, & que par inquietude il n'ait précipité l'accouchement.

Un Accoucheur ne doit point se proposer le gain, ni l'interêt pour but de ses peines, quand il est auprés d'une femme dont il n'espereroit qu'une legere recompense, il doit lui rendre service avec le même zele & la même affection, que s'il en attendoit une plus forte : & s'il quittoit une femme pour aller à une autre dont il croiroit être mieux payé, il pecheroit contre la charité, & il manqueroit aux loix du Christianisme.

Sil se trouvoit auprés d'une femme qu'il croiroit en danger de mourir par l'état dangereux où elle pourroit être, il faut qu'il dise au mari ou aux parens, le peril où elle est, & qu'il travaille à la secourir, & ne pas l'abandonner comme quelques-uns ont fait, qui par une cruauté sans exemple ont mieux aimé laisser mourir la mere & l'enfant, que de risquer leur réputation, ne voulant pas qu'il fût dit qu'une femme soit morte entre leurs mains.

Une des principales qualitez d'un Accoucheur, c'est la discretion ; il ne faut point qu'il s'entretienne des perfections ou des défauts qu'il aura remarqué à une femme en l'accouchant, parce que celle à qui il parle est en droit de croire qu'il fera ailleurs des plaisanteries sur elle, comme il en fait sur les autres ; il faut donc qu'il soit discret, & qu'il garde le silence sur tout ce qui se passe dans les accouchemens.

Enfin un Accoucheur doit être un parfait honnête homme, & se conduire suivant les regles de la Religion, qui lui doit servir de guide dans toutes ses actions ; il faut donc qu'il soit vertueux, doux, affable, & compatissant aux douleurs que les femmes souffrent en accouchant, & sur tout qu'il ne soit point interessé, se contentant du salaire honnête qu'on voudra bien lui donner.

CHAPITRE II.

Des qualitez necessaires dans une Sage-femme.

IL ne faut pas seulement que les Sages-femmes ayent toutes les bonnes qualitez qu'on demande dans un Chirurgien-Accoucheur, mais il faut encore qu'elles se défassent de plusieurs défauts attachez à leur sexe & à leur profession ; elles sont ordinairement commeres & babillardes, s'imaginans qu'on les croira plus sçavantes, & plus habiles, après qu'elles auront fait mille contes surprenant, ou qu'elles recitent plusieurs faits extraordinaires qu'elles donnent pour veritables, quoique souvent ce ne soient que des fables, qui n'ont d'autre fondement que de les avoir entendu dire à d'autres.

La jeunesse est un défaut dans une Sage femme, parce qu'elle ne peut pas avoir encore acquis cette experience en quoi consiste tout leur sçavoir faire ; car pour la theorie, elles n'en ont qu'autant qu'elles sont capables d'en avoir ; mais comme leur principal talent consiste dans la pratique, elle ne peut l'acquerir qu'après avoir fait des accouchemens pendant un tems considerable ; de sorte qu'il faut qu'elle ait au moins trente ans avant que de pouvoir passer pour habile Sage-femme.

Il faut neanmoins en excepter les filles de Sages-femmes, qui n'ont entendu parler que d'accouchemens par leurs meres ; celles-là qui ont été élevées dans cette profession, & qui ont été mises dans la pratique de bonne heure, peuvent devenir habiles avant le tems que nous venons de prescrire ; celles-là encore qui ont été Gardes d'Accouchées, & qui embrassent la profession de Sages-femmes, peuvent en moins de tems s'y perfectionner, que celles qui n'avoient point entendu parler d'accouchemens.

Pour être Sage-femme il faut être mariée ; il seroit mal à une fille de vouloir entreprendre d'accoucher les autres, elle qui doit ignorer toutes les circonstances necessaires pour faire un enfant. Et de plus c'est qu'elle trouveroit plusieurs

femmes qui ne voudroient pas s'y fier. Il y en
avoit une à S. Germain en Laye qui accouchoit,
mais il y avoit peu de femmes qui s'y voulussent
confier, & elle ne faisoit des accouchemens qu'au
défaut de sa mere.

Il y a de meilleures Sages-femmes à Paris qu'en
aucune Ville du Royaume, parce qu'il y a l'Hôtel-
Dieu où il se fait une infinité d'accouchemens, &
où elles sont reçues en apprentissage. Elles y demeurent pendant trois mois ; les premieres six
semaines elles sont à regarder les accouchemens
que fait celle qui est avant elle ; & les autres six
semaines elles font tous les accouchemens qui se
présentent pendant ce tems, & elle les fait tous en
presence de la Maîtresse Sage-femme, qui est
choisie entre les plus habiles de Paris.

Il ne suffit pas qu'elle ait fait son apprentissage à l'Hôtel-Dieu pour avoir la permission de
travailler publiquement, il faut encore qu'elle
soit reçue par les Maîtres Chirurgiens de saint
Cosme. Elle s'y trouve les jours qu'on lui a marqué, accompagnée d'une autre Sage-femme, qui
est la conductrice : & là elle y est interrogée pendant deux aprés midi par six Maîtres Chirurgiens, sur tout ce qui concerne les accouchemens;
& étant trouvée capable, il lui est permis de servir le Public, & de poser une Enseigne qui instruit de son nom & de sa demeure.

Il faut qu'une Sage-femme soit vertueuse, & se
conduise de maniere qu'elle ne donne point d'at-
teinte à sa réputation : elle doit être gratieuse
dans sa personne, n'avoir point de défaut naturel qui puisse choquer la femme qui se met entre ses mains : elle ne doit point être trop libre
en discours, & ne point rapporter de ces rebus,
de ces dictons facetieux, ni de ces mots à deux
ententes qui peuvent offenser la pudeur.

Elle ne doit point avoir trop bonne opinion d'elle-même, se croyant plus habile qu'une autre ; il faut au contraire qu'elle se méfie de sa science & de ses forces, & qu'elle appelle du secours lorsqu'elle y voit le moindre danger : il ne faut pas qu'elle croye être deshonorée pour avoir demandé du conseil ; les plus habiles en demandent souvent, & au lieu d'en être blâmée, on la loue de ne s'être pas fiée à ses propres lumieres, en exposant une femme au peril qui la menaçoit.

Une Sage-femme doit être toujours en garde sur les remedes que des filles ou des femmes lui demandent pour leur procurer leurs ordinaires ; car si c'est par une grossesse qu'elles sont arrêtées, ce qu'elles auront soin de lui taire, elle auroit grand tort de leur en donner avant que d'avoir bien examiné qu'elle est la cause qui les empêche d'être reglées.

S'il n'est pas permis de donner des remedes pour faire venir les ordinaires, qu'aprés être certain qu'il n'y a point de grossesse, il est encore plus severement défendu d'en donner pour faire avorter. C'est un crime autant punissable de mort de tuer un enfant dans le ventre de sa mere, comme si on lui ôtoit la vie aprés être venu au monde. Il y a quelques années qu'une Sage-femme se laissa gagner à force d'argent pour faire avorter une fille de qualité ; mais malheureusement la mere & l'enfant moururent du remede dont elle se servit. Elle fut mise entre les mains de la Justice, qui la condamna à mort, & la fit executer à la Croix du Tiroir.

Quand une Sage-femme est appellée par les Juges pour décider sur une grossesse, elle ne doit prononcer qu'aprés être absolument certaine de l'état où la femme se trouve ; il vaut mieux

qu'elle fasse un prognostique douteux, que d'hazarder de se tromper, comme fit une Sage-femme
du Châtelet, qui après avoir visité une Servante condamnée à être pendue, qui se disoit
grosse, assura M. le Lieutenant Criminel qu'elle
ne l'étoit point. En faisant une Anatomie publique du corps de cette fille, on lui trouva dans la
matrice un enfant de quatre mois. La Sage-femme
fut condamnée à une grosse amende, & interdite
de l'exercice de sa profession. Ces cruels exem-
dles font voir avec quelle circonspection elle doit
se gouverner, parce qu'elle ne peut pas faire de
petites fautes, & que les moindres peuvent faire
perir la mere ou l'enfant, & quelquefois tous les
deux.

Les rapports qu'une Sage-femme est obligée de
faire quand une femme grosse se sera batue, ou
qu'elle aura été maltraitée, elle les doit faire
en conscience ; elle ne doit ni augmenter, ni diminuer le mal pour faire plaisir à l'un ou à l'autre,
parce que les Juges n'ordonnent des provisions &
des dedommagemens que suivant les rapports
qu'on leur donne.

Une Sage-femme ne peut pas décider sur la virginité d'une fille, parce qu'il n'y en a pas des
signes certains ; elle doit renvoyer cette décision
aux habiles Anatomistes, qui eux-mêmes conviennent qu'ils n'en peuvent pas parler affirmativement. On a vû des filles libertines & débau-
chées, vendre leur pucelage à des quinze & vingt
personnes differentes qui tous croyoient en être
les vainqueurs. Ce n'étoit neanmoins qu'un ma-
nege avec lequel elles trompoient leurs amans.
Et puisque des Experts en l'Art ont été les dupes
de ces filles, il n'est pas impossible que des Sage-
femmes qui vont de bonne foy, ne puissent l'être
aussi.

Quand une fille malheureusement se trouve grosse, elle se met pour accoucher chez une Sage-femme qui la fait bien payer , comme de raison ; mais quand elle lui a donné l'argent dont elles sont convenues , la chose doit être étouffée comme non avenue ; la Sage-femme ne doit point prendre un empire sur cette fille, ni exiger d'elle des presens de tems en tems , sous prétexte que sçachant son secret, elle peut la perdre de réputation.

Enfin la discretion est une des principales qualitez que doit avoir une Sage-femme ; & il ne faut pas qu'elle s'entretienne , ni qu'elle fasse des histoires des circonstances arrivées dans les autres accouchemens qu'elle aura fait, ni qu'elle réponde aux questions de ces femmes curieuses, qui veulent sçavoir ce qui se passe ailleurs ; car l'Accouchée peut tirer une consequence infaillible qu'étant babillarde, dès le lendemain elle redira à sa voisine ce qui se sera passé dans son accouchement.

CHAPITRE III.

Les raisons de ceux qui prennent le parti des Sages-femmes.

CE Chapitre & les deux suivans contiennent un Plaidoyer dans les formes ; celui-ci parle en faveur des Sages-femmes ; le suivant défend la cause des Accoucheurs, & le troisiéme prononce sur le choix qu'on doit faire d'un Accoucheur ou d'une Sage-femme.

Celui qui le premier a écrit en faveur des Sages-femmes, est un Prêtre, neveu des Dames de la Marche , qui étoient Sages-femmes de l'Hôtel-

Dieu de Paris, il y a environ quarante ans, &
toutes deux habiles dans leur profession.

Ce bon Prêtre qui paroît n'avoir aucune teinture de la Medecine, mais qui parle en bon Theologien, ne prend point un ton de Maître ; il
n'employe que la voye du conseil, pour tâcher
de persuader, en rapportant tous les Passages des
Peres de l'Eglise, où il est parlé des Sages-femmes, dont il tire une consequence, que n'étant
point parlé d'hommes dans ces occasions, il n'y
avoit point pour lors d'Accoucheurs, & que les
Sages femmes seules pratiquoient les Accouchemens.

Il cite un passage de Saint Jerôme, en parlant
de l'accouchement de la Sainte Vierge, qui dit
qu'elle n'eût point de femme pour l'aider, ni
de Sage-femme pour l'accoucher, marque, dit il,
que de tous tems c'étoient des femmes, & des
Sages-femmes qui secouroient les autres.

Pour prouver qu'on ne doit se servir que de
femmes pour les accouchemens, il dit que se servant d'Accoucheurs, une femme met sa conscience en danger, en s'exposant à perdre des vertus
sur lesquelles elle doit faire une attention continuelle pour se les conserver. Il rapporte cinq
vertus qu'elle peut perdre en se servant des hommes, qui sont la pudeur, la pureté, la fidelité du
mariage, le bon exemple, & la mortification.

Pour la pudeur, il prétend qu'elle est offensée
lorsqu'une femme s'expose à la vûe, & au toucher d'un homme, en la presence duquel elle
doit toujours avoir de la retenue ; & que le moyen
de conserver la pudeur est de n'être touchée ni vûe
que par une personne de son sexe. Il cite saint
Jerôme, qui dit que la pudeur est une fleur délicate qui se ternit par le moindre attouchement,
& qui ne se conserve qu'auprès de ses semblables ;

& il n'oublie pas les éloges que S. Zenon Martyr
lui donne, qui appelle la pudeur le bonheur des
Vierges, la fidelité des femmes, la force des
veuves, la pureté des Prêtres, la richeſſe des
pauvres, le trefor des riches, l'honneur des petits, la gloire des grands, la gardienne de tous
les Etats.

Pour la pureté, il dit qu'elle eſt quelquefois
lezée quand une femme ſe laiſſe toucher par un
homme ; que cela peut faire tomber cet homme
dans quelqu'impureté, ou procurer cet inconvenient blâmable à une femme, lorſqu'elle n'eſt
pas dans les douleurs attachées à l'enfantement,
il prétend en avoir trouvé des preuves dans les
ſentimens des Peres qu'il rapporte. St Iſidore dit
qu'en touchant la chair, comme on gagne des
maladies corporelles, on en contracte auſſi de
ſpirituelles. S. Jerôme, qu'entre les perſonnes
du ſexe different, l'attouchement eſt en quelque
façon contagieux & veneneux ; Thomas à Kempis,
qu'il faut bien garder ſes ſens, & en particulier
celui du toucher, ſi on veut avoir la pureté du
corps, & la paix du cœur ; l'Abbé Rupert, que
ce ſens eſt une porte qui donne entrée à la mort &
du corps & de l'ame.

Pour la fidelité du mariage, il dit que comme
ce ſont des jeunes femmes qui ſont en état d'a-
voir des enfans ; que l'uſage d'un Accoucheur leur
eſt dangereux par la vivacité de leurs imagina-
tions, la chaleur de leurs paſſions, & la tendreſſe
de leur complexion ; que cet uſage les accoutume
à ſe laiſſer approcher & familiariſer avec les hommes étrangers, ce qui ſouvent n'eſt pas ſans danger, & peut avoir des ſuites juſqu'à donner aux
jeunes femmes quelques occaſions d'être après
cela infidelles ; que l'on a remarqué que celles
qui ne veulent que des hommes, ſont ordinaire-

ment plus libres que celles qui se servent des femmes. Que S. Chrisostome vouloit,que les femmes
fussent toujours en crainte avec tout autre homme que leur mari ; & que les Peres de l'Eglise
disent que l'immodestie volontaire , & la facilité
de montrer & laisser toucher sa chair , est une
espece d'adultere de l'esprit, & un préjugé ou
signe d'infidelité future.

Pour le bon exemple , il veut que les femmes
se le donne les unes aux autres , parce que comme
l'on fait aisement ce que l'on voit faire ; celle qui
se sera servie d'un Accoucheur, autorisera une autre de suivre son exemple. Il dit qu'il est de consequence d'éviter les Accoucheurs pour l'éducation des filles de familles , à qui on doit inspirer
la crainte de toute approche & liberté des hommes ; que ce seroit en vain qu'on leur inspireroit
cette crainte , si elles voyoient des hommes approcher de celles qui leurs doivent commander de
les fuir ; que cela produit des curiositez dans l'esprit des filles , des diminutions de crainte dans
leur cœur , des matieres de conversations secret-
tes avec leurs compagnes , & un fond d'assurance
tacite contre les reprehensions qui leur sont faites de leur communication avec les hommes. Il
ne croit pas faire tort à ce sexe , en le faisant sou-
venir qu'il est fragile , & lui disant qu'il a plus
de dangers à éviter que l'autre ; qu'il doit non-
seulement fuir le mal , mais même son ombre,
c'est à-dire, tout ce qui peut être suspect ; & il
lui conseille de prendre une maniere d'agir sure
pour le fond de sa conscience , & édifiente pour
l'exterieur & le bon exemple.

Pour la mortification , il veut qu'on éloigne les
Accoucheurs, parce qu'il établit pour constant,
qu'outre les personnes de sexe different , il y a
une correspondance naturelle qui fait que les fem-

mes n'ont point d'aversion pour les hommes, au lieu d'apprehender d'avoir avec eux quelque communication ; de façon qu'il dit qu'il est juste, & même necessaire que les femmes mariées se mortifient de cette inclination naturelle ; & que pour cet effet elles se servent de Sages-femmes dans leurs accouchemens, que par ce moyen elles auront de la pudeur, elles vivront dans la pureté, elles seront fidelles à leurs maris, elles donneront bon exemple, & elles suivront les pratiques de la mortification chretienne.

Ce petit Livre est composé de quatre Articles, dont voici les Titres : 1º. Autant qu'il est possible dans les Accouchemens, il faut se servir de Sages-femmes. 2º. Il est tres-raisonnable de se servir de femmes dans les Accouchemens. 3º. Il est de fait que la pratique des Accouchemens a été usitée de tous tems par le ministere des femmes, & que ce droit leur appartient d'antiquité. 4º. Ce sont les réponses qu'il fait aux objections que peuvent faire les partisans des Accoucheurs qu'il réduit à dix.

Après avoir répondu à ces objections, toujours en faveur des Sages-femmes, il finit en assurant qu'il n'a point fait cet Ecrit, ni par interest, ni par passion, mais par principe de conscience, en declarant devant Dieu qu'il l'a fait, premierement, pour le bien de la verité ; secondement, pour le repos & l'assurance des consciences ; troisiémement, pour le salut de plusieurs personnes ; quatriémement, par dessus tout, pour la gloire de Dieu.

Il a paru dans l'année 1708 un autre petit Livre sur la même matiere, qui a pour titre, *De l'indecence aux hommes d'accoucher les femmes*, imprimé à Trevoux, qui se vend à Paris chez Jacques Estienne, Libraire, rue S. Jacques, au coin de la rue de la Parcheminerie,

Quoique l'Auteur ne soit pas nommé, on ne doute point que ce ne soit du même Medecin de la Faculté de Paris, qui a donné au Public un Traité des Dispenses du Carême. Ce petit Livre est rempli de figures de Rhetorique qui tendent toutes à entraîner le Lecteur dans l'opinion qu'on s'y efforce de prouver.

Dans la Preface l'Auteur fait un plan du combat qu'il entreprend de livrer aux Accoucheurs : il dresse toutes les batteries qu'il croit capables de les accabler ; & il n'oublie rien de tout ce qui peut contribuer à lui faire remporter une victoire qu'il tient déja pour assurée. Cette Preface étant comme son corps de troupes avancé, qui est ordinairement ce qu'il y a de meilleur, j'ai crû devoir en donner un extrait, afin que le Lecteur fût informé de l'ordre de la bataille qui doit écraser & détruire les Accoucheurs.

Il commence par dire que quelques Dames chretiennes, pour ne se laisser pas séduire par l'usage presque établi aujourd'hui de se faire accoucher par des hommes, ont demandé à s'instruire sur cette coutume qui blessoit leur pudeur, & offensoit leur pieté, qu'elles ont proposé leurs doutes aux personnes qui les conduisoient ; & que c'est pour soulager les consciences des uns, & regler les sentimens des autres, qu'il a entrepris ce petit Ouvrage.

Ce prélude nous apprend que ce sont des Dames qui l'ont consulté, que c'est à elles à qui il va répondre ; & que c'est à ces mêmes Dames qu'il va s'efforcer de prouver qu'il leur est indécent de se faire accoucher par des hommes.

Il examine s'il fut jamais, ou s'il s'est fait depuis une profession d'Accoucheurs. Il creuse cette matiere en tâchant de faire voir que ni l'Antiquité, ni le Paganisme n'ont jamais autorifé un Art qui repugne à la Nature même. Il montre enfuite que les Hebreux étoient dans l'ufage de fe fervir de Sages-femmes : ufage auquel d'ailleurs toutes les Nations qui font venues aprés, fe font conformées.

Il effaye encore de prouver que l'Ecriture & les Peres n'ont rien établi qui excufe la pratique d'aujourd'hui ; que les Princes ne l'ont point confirmée par leurs Edits ; que les Magiftrats ne l'ont point reconnue ; qu'il ne s'eft jamais fait de Corps ni de Communauté d'Accoucheurs, comme on en voit de toutes les Profeffions que la Religion permet, & que l'utilité publique autorife : & enfin il examine les raifons de convenance qui pourroient rendre aujourd'hui tolerable une profeffion dont les Anciens n'auroient peut-être pas affez bien connu la neceffité.

Il répond auffi à tout ce que l'on dit contre les Sages-femmes fur ce fujet, touchant leur peu de capacité, leur ignorance naturelle, leur peu de genie pour la Chirurgie, & fur ce qu'on leur reproche que c'eft des hommes qu'elles tiennent le peu qu'elles fçavent des Accouchemens. Il écoute là-deffus tout ce que les Accoucheurs peuvent alleguer de plus raifonnable, & il y répond de fon mieux.

Il tire enfin cette confequence qu'on peut fe paffer d'Accoucheurs, & que les femmes feules fuffifent pour une profeffion qui leur appartient de droit, qui n'eft point au-deffus de leur portée, que l'intereft feul leur a enlevé, & dont l'injuftice des hommes les prive encore aujourd'hui.

Il conclut que l'art d'Accoucher appartient uniquement aux femmes, & que la profeffion d'Accoucheufe eft auffi ancienne que le Monde, puifque la plus fainte des anciennes Religions, qui eft celle des Juifs, en a donné l'exemple, que tous les siecles suivans l'ont adoptée, que la Religion Chretienne le veut, que les Princes & les Magistrats l'ont confirmée par leurs Edits, & par leurs Reglemens.

Aprés un aussi beau discours, & des raisons aussi spécieuses qu'il croit incontestables, l'Auteur s'applaudit par avance d'avoir remporté la victoire ; & l'on voit qu'il goûte déja la joye du triomphe, en disant que les Accoucheurs ne s'attendoient pas à une conclusion si accablante pour eux, qu'ils la trouveront dure, ruineuse, & peut-être injuste. Car dequoi, continue-t-il, n'est point capable le ressentiment de se voir déchû d'une profession qui s'accreditoit dans le monde, dont elle auroit pû avec le tems s'assujettir, & captiver la plus belle moitié.

Il paroît ensuite se radoucir en faveur des Accoucheurs, en leur disant que pour peu qu'ils puissent oublier leur interest pour écouter celui de la Religion, & se soumettre aux regles de la raison, de la modestie & de la bienséance. Ils conviendront que ce n'est point par passion qu'on les attaque, mais un conseil qu'on leur donne d'abandonner une profession que la seule necessité peut excuser en eux, & dont il ne leur est pas permis de faire un metier. On a d'ailleurs, poursuit-il, reclamé de tems en tems contre cet usage abusif, de permettre les accouchemens les plus ordinaires aux hommes ; car sans parler de la Loy naturelle qui y repugne, sans rapporter les plaintes continuelles que de sages Directeurs font contre cet abus, d'habiles Medecins s'y sont opposez ; & la verité que leurs Ecrits défendent, n'en est ni moins respectable, ni moins puissante pour avoir été negligée.

Il rapporte ici la plainte qu'un habile Medecin de la Faculté de Paris, forma contre les

Dames Françoises, qui se livrent avec trop de facilité aux yeux & aux mains des Accoucheurs. Il cite un Ecrit qu'il dit être digne d'un Medecin, ou d'un Theologien, intitulé, *Dissertation sur les Accouchemens*, par un Auteur anonime, qui est le même dont je viens de parler. Il dit que le hasard qui lui a fait recouvrer ce petit Ouvrage dans le tems qu'il travailloit à celui-ci, n'a pas peu servi à le faire continuer & à le finir, qu'il a été ravi de s'y voir heureusement prévenu dans plusieurs des faits & des raisons qu'il avoit ramassées, & que le zele de charité qui regne dans cet Ouvrage, a animé l'Auteur de celui-ci.

Il avoue cependant qu'il avoit pensé d'abord qu'il auroit suffit de réimprimer cette Dissertation sans rien écrire de nouveau là-dessus, mais qu'il a été conseillé d'achever ce qu'il avoit commencé, parce que le progrès qu'avoit fait depuis dans le monde la profession d'Accoucheur, demandoit de nouvelles reflexions, outre qu'il avoit des faits à y ajouter, qui étoient échapez à l'exactitude de l'Auteur anonime.

Il finit sa Preface en laissant aux jeunes Accouchées à reflechir sur les obligations, où elles seront doresnavant, si ce qu'on dit n'est fondé sur les principes de la Religion & de la Medecine; & si par consequent ce qu'on leur demande de leur pudeur, ne peut interesser ni leur santé, ni leur vie, esperant que sagement inspirées elles se remettront en regle, qu'elles édifieront le monde Chretien, & qu'elles rendront aux personnes de leur sexe la justice & l'ancienne confiance qu'elles leurs doivent, dont elles ne les trouveront pas indignes : & enfin il exhorte les Accoucheurs eux-mêmes de n'offrir plus aux femmes que des secours necessaires & indispensables, persuadez que la Providence recompen-

fant la pieté des meres, facilitera la naiſſance de
leurs enfans, & affranchira leur ſexe, du moins en
ce point, de la dépendance des hommes.

Aprés une Préface auſſi pathetique, l'Auteur
commence ſon Ouvrage, qu'il diviſe en huit
Chapitres, dans leſquels il s'efforce de prouver
que les hommes ne doivent point travailler aux
Accouchemens ; que cette profeſſion doit être
uniquement exercée par les femmes, comme leur
appartenant de droit, & en étant les plus capables. Voici les Titres des Chapitres.

Chapitre I. Que la profeſſion d'Accoucheur
étoit inconnue dans l'Antiquité, & qu'elle eſt
encore aujourd'hui nouvelle ſans titres & ſans
autoritez.

Chap. II. Que toutes les Nations, à commencer par le peuple Hebreu, ſe ſont ſervis de Sage-
femmes, dont la profeſſion eſt auſſi ancienne que
le monde, & autoriſée par les Loix.

Chap. III. Faits & hiſtoires qui prouvent qu'il
a été inoui dans tous les tems que des femmes
ſe ſoient ſervies d'hommes dans leurs couches,
ou en cas ſemblables.

Chap. I V. Que les maximes de la Religion
Chretienne ſont contraires à la profeſſion d'Accoucheur.

Chap. V. Que la profeſſion d'Accoucheur eſt
rarement neceſſaire.

Chap. VI. Que la coutume de ſe ſervir d'Accoucheur, eſt moins une uſage à recevoir, qu'une
entrepriſe à reprimer.

Chap. VII. Que les femmes ſont auſſi capables de pratiquer les Accouchemens que les hommes.

Chap. VIII. Où l'on répond au reſte des objections qu'on fait contre les Sage-femmes.

Pour prouver le contenu de ces Chapitres, l'Au-

teur fait flêches de tout bois, c'eſt-à-dire, qu'il
employe tout ce qu'il croit convenir à ſon ſujet;
il remonte juſqu'au commencement du Monde;
il va chercher chez les Hebreux, les Juifs, les
Romains, de quoi autoriſer ſon entrepriſe. Il
conſulte les Peres de l'Egliſe; il fait parler les
Devots, les Directeurs & les Payens. Il ſe ſert
de la Fable, du Paganiſme, & du Chriſtianiſme
à tour de rôles, & ſelon qu'il a beſoin de leur ſecours, & que les autres preuves lui manquent.

Il entreprend de perſuader aux Dames de s'expoſer plutôt à la mort, que de ſe laiſſer toucher
par un Chirurgien; il en cite des exemples, qu'il
appelle des martyrs de la pudeur; il ne prétend
pas que ce ſoit ſeulement ſur les Accouchemens
qu'elles doivent ne point ſe ſervir de Chirurgiens, mais encore ſur toutes les maladies qui
arrivent à ces parties, les aſſurant que la même
Providence qui les a miſes en cet état, les en re-
tirera. Il renvoye auſſi les Chirurgiens à la Providence, leur faiſant eſperer que de la perte qu'ils
feront en quittant la profeſſion d'Accoucheur,
comme il leur conſeille, ce ſera la Providence
qui les en recompenſera.

Il finit ſon Livre par une declaration qu'il fait,
qu'il ne prétend point attaquer la Chirurgie,
mais les Accoucheurs, qu'il appelle un genre nouveau d'Operateurs inconnu à nos Peres, une Secte
d'amphibie mal-aiſée à définir, & une profeſſion douteuſe. Il dit qu'un Accoucheur ne ſe donne plus pour Chirurgien, qu'il ſe croit au deſſus,
& qu'il lui ordonne; de ſorte que s'il faut ſaigner, operer, panſer, un autre Chirurgien que
l'Accoucheur executera, tandis que lui raiſonne-
ra, conſultera, ordonnera; qu'il ne convient pas
aux Chirurgiens d'approuver une telle conduite,
& de ſe donner de tels Maîtres, qui ſouvent en

sçavent moins qu'eux. L'Auteur ne peut souffrir
que les Accoucheurs s'ingerent de traiter des maladies qui arrivent aux femmes grosses & accouchées ; il demande à quelle école, & sous quels
Maîtres ils ont appris à traiter de ces maladies :
il dit qu'ils ne doivent point prétendre à cette
science en qualité de Chirurgiens, tandis que
leurs Confreres, plus habiles hommes qu'eux en
Chirurgie, ne s'en occupent pas. Mal à propos
donc les Accoucheurs prétendront mêler leurs interefts avec ceux de la Chirurgie ; ils ne meritent
plus sa protection, puisqu'ils en ont secoué le
joug, & qu'ils se veulent élever au-deffus d'elle.
Rien au contraire ne relevera plus la gloire & le
merite de la Chirurgie, que de faire appercevoir
que ses Eleves ceffent d'être habiles dès qu'ils s'é-
loignent de ses vûes, & qu'ils fortent de ses
regles.

CHAPITRE IV.

Les raisons de ceux qui prennent la défense des Accoucheurs.

ON prie le Lecteur d'en user ici comme il feroit en entendant plaider une cause par deux
Avocats. Il suspend son jugement jusqu'à ce
qu'il les ait entendu parler l'un & l'autre ; car
s'il décidoit après le plaidoyer du premier, il ne
manqueroit de lui donner gain de cause ; mais
souvent après que le second a parlé, on trouve
que ses raisons ont détruit celles du premier, &
on lui fait gagner son procès. Il en pourroit bien
arriver ici la même chose. On vient d'entendre
dans le Chapitre precedent plaider la cause des
Sages-femmes, il semble que le bon droit soit
de leur côté ; mais après avoir entendu dans ce

Chapitre

Chapitre les raisons des Accoucheurs, je ne doute point qu'ils ne gagnent leur procès.

De ces deux furieux ennemis declarez contre les Accoucheurs, l'un les attaque avec les armes que la Religion lui met en main ; l'autre avec ce que la Medecine a de plus fort ; le moyen de resister à des puissances aussi redoutables. Si l'on en croyoit ces deux Adversaires, leur perte seroit inévitable ; mais le service qu'ils rendent tous les jours à l'Etat, en sauvant la vie aux enfans, & conservant celle des meres, sera leur défenseur : ces enfans & ces meres feront autant de trompettes qui feront taire ceux qui déclament contre eux.

Quoique leurs actions parlent assez hautement pour eux, il n'est pas juste de les abandonner en proye à leurs aggresseurs ; ils sont attaquez, il faut les défendre ; c'est ce que j'entreprens de faire aujourd'huy. Puisqu'il a été permis à ces Ecrivains de parler en faveur des Sages-femmes, je dois aussi avoir la permission de prendre le parti des Accoucheurs mes Confreres : je le fais dans l'esperance que la diversité des opinions qui se trouvent entre eux & moi, n'alterera point l'estime que doivent avoir les uns pour les autres ceux qui travaillent à exceller dans leur profession.

J'ai crû qu'il étoit necessaire de rassurer les femmes épouvantées par deux Docteurs, l'un en Theologie, qui leur crie que leur salut est danger ; l'autre en Medecine, qui leur dit que leur vie courre des risques si elles se font accoucher par des hommes ; peut-on les laisser dans cet état d'incertitude & de crainte, il faut les tirer de cet embarras, en leur faisant connoître que la peur qu'on a voulu jetter dans leur esprit, est beaucoup plus grande que le mal n'est en effet.

Ces Auteurs ont exageré le merite des Sages-

E e

femmes, il falloit que quelqu'un fit connoître celui des Accoucheurs ; c'étoit une justice qu'on leur devoit, & qui étoit aussi due au Public, afin qu'il en jugea avec connoissance.

Je diviserai cette réponse en huit Chapitres, comme a fait l'Auteur de l'Indécence, que je suivrai les uns aprés les autres ; je n'emploirai point ce stile figuré & imperieux qu'on voit dans son Livre, je ne le pourrois pas, car il n'est pas permis à tout le monde d'être aussi sçavant, je les écrirai en Chirurgien qui fait un recit fidele & succint des faits qui sont venus à sa connoissance, avec toute la simplicité que demande un pareil sujet.

Chapitre I. Que la profession d'Accoucheur a toujours été pratiquée par les Chirurgiens, & par consequent qu'elle n'est point nouvelle, & qu'elle n'a point besoin ni de titres, ni d'autoritez.

Chap. II. Que dans toutes les Nations il y a eu des hommes & des femmes qui ont pratiqué les Accouchemens.

Chap. III. Faits & histoires qui prouvent que dans tous les tems les femmes se sont servies d'hommes dans leurs couches.

Chap. IV. Que les maximes de la Religion chretienne ne sont point contraires à la profession des Accoucheurs.

Chap. V. Que la profession d'Accoucheur est toujours necessaire.

Chap. VI. Que la coutume de se servir d'Accoucheurs est un usage à conserver, & non pas une entreprise à reprouver.

Chap. VII. Que les femmes ne sont pas aussi capables de pratiquer les Accouchemens que les hommes.

Chap. VIII. Où l'on dit son sentiment sur les objections & les réponses de l'Auteur du Livre de l'Indécence.

Les titres de ces Chapitres étant opposez à ceux du Livre de l'Indécence, & étant prouvez, détruiront tout ce que l'Auteur s'est efforcé de nous prouver dans son Livre. J'en ai fait une ample Differtation qui feroit trop longue à rapporter ici. Je vais feulement donner un extrait de chaque Chapitre, qui en fera connoître le plan, & qui ne laiffera pas de convaincre le Lecteur de la neceffité abfolue d'avoir des Accoucheurs.

On ne convient point du titre de ce Livre ; *Chap. I.* c'est aux femmes qu'il doit être adreffé ; c'est elles qu'il tâche de perfuader de ne plus fe faire accoucher par des hommes : le titre doit donc être, *de l'indécence aux femmes de fe faire accoucher par les hommes.*

L'Auteur de l'indécence s'amufe à vouloir faire de la difference entre le mot d'*Accoucheur*, & celui d'*Accoucheufe*, comme fi l'un & l'autre ne fignifioient pas la même chofe, & qu'ils ne differoient qu'en ce que l'un eft mafculin, & l'autre feminin. Il ajoûte que la profeffion d'Accoucheufe a des Statuts, & qu'elle eft autorifée par les Magiftrats, & que celle d'Accoucheur n'en a point. Il devroit avant que d'avancer cette propofition, fçavoir que l'accouchement étant une operation du reffort de la Chirurgie, il ne falloit point d'autre autorité pour l'exercer que la qualité de Maître Chirurgien ; mais qu'aux femmes qui n'avoient point de droit de faire aucune operation de Chirurgie, il leur falloit des Statuts & des Reglemens, pour leur permettre de pratiquer les Accouchemens ; & cette tolerance s'eft introduite, parce qu'il y a eu des femmes qui par une pudeur outrée aimoient mieux s'expofer d'accoucher feules, que d'avoir recours aux hommes.

On convient que la pudeur eſt une vertu naturelle aux femmes, & qu'elles ne doivent rien
faire dont elle pût être offenſée ; mais on ne
convient pas que cette même vertu ſoit bleſſée
pour avoir été accouchée par un Chirurgien, ni
que cette pratique repugne à la nature même,
comme le veulent ceux qui pouſſent la délicateſſe ſur la pudeur juſqu'à l'excès, & qui diſent
que le mariage ne ſeroit qu'un honteux commerce, ſi la neceſſité de peupler le monde n'en ex-
cuſoit l'uſage ; encore ne ſe l'accorde-t-on cet
uſage, qu'à la dérobée & dans le ſecret, comme
pour diſſimuler à la pudeur ce que la neceſſité
ordonne. Ils ajoutent qu'en croyant garder toutes les meſures, & tous les égards poſſibles pour
ne rien accorder contre la modeſtie, & pour ſe
preſerver contre la mediſance, on ne laiſſeroit pas
de pecher contre la pudeur ſi on l'exerçoit ſans neceſſité ; qu'on n'eſt pas toujours maître de ſon eſprit & de ſon cœur dans une occaſion ſi propre
à ſeduire l'un & l'autre, & à laquelle on s'expoſe
ſans neceſſité ; que quand bien même on pourroit
répondre de ſoy, on ne peut pas s'aſſurer de l'i-
magination des autres, qui ne penſeront pas toujours comme l'Accoucheur, qu'il faut convenir
que le danger eſt du moins tres-proche ; que tandis qu'on s'étudie à ſauver les dehors de l'honnê-
teté par ſes paroles & par ſes manieres ; on s'é-
chape à ſoi-même, & on ſe laiſſe veritablement
aller à des choſes peu honnêtes Que dans ces occaſions la bouche n'eſt pas toujours le fidele inter-
prete du cœur, qu'alors le ſentiment peut démen-
tir l'expreſſion ; & qu'enfin la fonction d'Accoucheur eſt conſtament meſſeante à un homme, mais
embaraſſante, pour ne rien dire de plus, à une
femme, & dangereuſe pour tous les deux.

On ne peut pas plus ingenieuſement défendre

la pudeur contre tout ce qu'en peut diminuer la pureté, ni penetrer mieux jusques dans les moindres choses qui peuvent salir l'imagination ; mais la maniere dont se passent les accouchemens, empêche que ces idées ne s'emparent de l'esprit ; & toutes les circonstances qui les accompagnent, tant de la part de l'Accoucheur que de l'Accouchée, & des assistans, détruisent ces craintes, & font voir qu'elles ne sont que frivoles & imaginaires.

Ceux qui déclament contre cet usage, & qui disent qu'une femme ne doit point s'exposer à la vûe & à la main d'un Accoucheur, font voir qu'ils n'ont jamais été presens à aucun accouchement ; ils sçauroient que la vûe n'y a aucune part, que le tout se passe sous la couverture, & qu'il n'y a que la main du Chirurgien qui va recevoir l'enfant ; & nous avons pour exemple M. Desforges l'aîné, qui étant devenu aveugle, ne laissoit pas d'accoucher aussi-bien que quand il avoit deux yeux. On pardonne ce manque de connoissance à ce bon Prêtre, qui peut ignorer ce qui s'y passe ; mais un Medecin n'est pas excusable d'avancer ce qu'il ne sçait pas : lui qui pratique la Medecine dans Paris depuis quarante ans, & qui par devotion entrepend de reprimer un abus qu'il ne connoît pas.

Personne ne met en contestation que l'art des Accouchemens ne soit aussi ancien que le monde, puisque de tous les tems on a fait des enfans ; & par consequent il a fallu accoucher ; mais on ne convient pas que ce soient les femmes qui les premieres & les seules l'ayent pratiqué. *Chap. II.*

Les deux Auteurs qui ont écrit en faveur des Sages-femmes, cherchent dans l'Antiquité la plus reculée ce qui peut leur être avantageux : ils disent que Rachel, Thamar & Ruth, furent secou-

rues dans leurs accouchemens par des femmes,
quoiqu'elles fussent les premieres Dames de leur
tems ; d'où ils concluent que n'étant point parlé
d'hommes, il n'y en avoit point pour lors qui
pratiquassent les Accouchemens ; mais cette consequence n'est pas infaillible, puisqu'il peut y
avoir eu des Accoucheurs, quoique l'histoire n'en
parle pas. En voici un exemple.

Ceux qui ont fait l'Histoire des Accouchemens
de Marie-Therese d'Autriche, Reine de France,
& femme de Louis XIV. ne parlent point qu'il
y eut eu des hommes ; & neanmoins Boucher, celebre Accoucheur, étoit dans une Garde-robbe à
côté de la chambre où elle accouchoit, pour la secourir en cas de necessité ; & même à la naissance
de Monseigneur, il examina en quel état étoit
l'enfant, sans que la Reine s'en apperçut. On usa
de cette précaution pour contenter la Reine qui
étant Espagnole, ne voulut point se servir d'Accoucheurs. Mais aujourd'hui elle ne sont plus si
scrupuleuses, puisque les Reines d'Espagne & de
Sicile s'en sont servies.

On ne peut donc pas disconvenir que de tous
tems il y ait eu des Accoucheurs & des Sages-femmes ; mais on ne peut pas refuser aux hommes le
droit d'ancienneté, puisqu'Eve étant grosse, il n'y
avoit point d'autres femmes dans le monde pour la
secourir, & que ce fut Adam son mari qui l'accoucha, non seulement de son premier enfant, mais
des autres qu'elle eût ensuite: c'est donc un homme
qui le premier a fait la fonction d'Accoucheur.

Ces Auteurs prétendent faire l'éloge des Ac-
coucheuses, en disant que Socrate étoit fils d'une
Sage-fer me ; il est vrai que Socrate a été un des
plus grands hommes de son tems ; mais cela ne
prouve pas que Phanocle sa mere ait excellé dans
sa profession. On voit tous les jours des hommes

illuſtres ſortir de pere & de mere d'un tres-petit genie. Thomas Morus, Chancelier d'Angleterre, étoit fils d'un Boucher ; le Marechal Faber , d'un Libraire de Sedan ; Jacques Amiot Grand Aumônier de France, d'un Taneur de Melun ; & ainſi de beaucoup d'autres.

L'Auteur de l'Indecence prétend par des faits *Ch. III.* hiſtoriques, prouver qu'il a été inoui dans tous les tems que les femmes ſe ſoient ſervies d'hommes dans leurs couches, il en rapporte trois : 1°. Ce qui ſe paſſoit chez les Payens. 2°. L'hiſtoire d'Agnonice chez les Atheniens. 3°. Il cite l'uſage de l'Hôtel-Dieu de Paris ; je n'employerai que ces trois mêmes faits , pour détruire la propoſition qu'il avance.

On a été ſurpris de voir qu'un Auteur auſſi devot, ait été fouillé juſques dans le Pageniſme, pour chercher des preuves de ce qu'il avançoit : Il dit que les Payens avoient aſſigné des Divinitez feminines pour préſider aux Accouchemens ; d'où il conclut que les femmes ſeules ſont en droit de les faire ; comme ſi une Loy payenne devoit être une regle pour le reſte de l'Univers. Il nomme ces Divinitez , il leur aſſigne à chacunes leurs offices ; & il admire la prévoyance des Payens , de n'avoir pas donné cet employ à des Divinitez maſculines , parce que tout ce qui reſſembloit à un homme , ne devoit point être appellé aux ſecrets des couches. On lui répond que puiſque les Romains ont nommé des Dieux mâles , pour préſider aux Accouchemens , dont on en voit encore dans le Capitole à Rome , & qu'Ovide en a parlé. On eſt en droit de dire que c'eſt aux hommes à ſecourir les femmes dans leurs couches.

Chez les Atheniens les hommes & les femmes pratiquoient également la Medecine & les Ac-

couchemens ; mais l'Areopage trouva à propos
d'en interdire la fonction aux femmes, & de la
laisser aux hommes. Une fille nommée Agnonice,
s'habilla en homme, & alla à l'Ecole d'Herophile
y apprendre l'une & l'autre de ces sciences, &
les pratiquoit dans Athenes. Elle fut découverte,
& prête à être punie pour avoir contrevenu aux
Loix. Les Dames Atheniennes coururent au Senat
pour demander sa grace, & la cassation de cette
Loy, qu'elles trouvoient trop dure. L'Areopage
leur accorda ce qu'elles demandoient ; & il leur fut
permis de pratiquer la Medecine & les Accouchemens, comme elles faisoient avant cette défense,
& non pas à l'exclusion des hommes. Cette histoire ne prouve pas ce que l'Auteur a avancé, qui
est qu'il a été inoui que de tous tems les hommes
ayent pratiqué les Accouchemens.

Ce qui se passe à l'Hôtel-Dieu de Paris le prouve encore moins, puisque le recit qu'en font ces
deux Auteurs n'est pas veritable. Ils avancent que
les Administrateurs par une prudence particuliere, n'admettent que des femmes pour y apprendre l'art d'Accoucher ; & que les hommes en sont
exclus. Il est vrai que toutes les Sages-femmes y
vont faire leur apprentissage ; mais il est vrai
aussi qu'il y entre des hommes. Portail, Mauriceau, Defrades, Dionis, & tant d'autres qui ont
excellé dans cet art, y ont travaillé, & y ont demeuré pendant un tems considerable, & la maîtresse Sage-femme est obligée d'appeller à son secours, dans les Accouchemens laborieux, le Chirurgien qui y gagne sa Maîtrise. On s'étonne de
ce qu'un Medecin qui a passé toute sa vie à Paris,
est si mal informé de ce qui s'y fait ; & puisqu'il
ignore ce qui se passe sous ses yeux, on a lieu de
douter de tous les autres faits qu'il rapporte dans
son Livre.

Si les maximes de la Religion chretienne étoient contraires à la profession des Accoucheurs, elles ne le feroient pas moins à celle des Chirurgiens; il faudroit qu'ils renonçaffent à toutes les operations de Chirurgie qu'ils font obligez de faire fur les femmes, puifqu'il eft impoffible de les faire fans voir, ni fans toucher : ces Auteurs font fi fcrupuleux & fi délicats fur ces deux fens, qu'ils prétendent qu'on ne peut voir ni toucher une femme, fans s'expofer au peché. Et ils trouvent les femmes fi dangereufes, qu'ils citent des paffages des Peres, qui défendent de les regarder. Mais les femmes d'aujourd'hui, s'écrient ces Auteurs, en font-elles quittes pour fe laiffer voir à leurs Accoucheurs, elles fe trouvent encore indignement foumifes à l'action de leurs mains; Ils ajoûtent que c'eft une honteufe pratique qui choque la pudeur chretienne. Et ils veulent qu'un attouchement fur un fexe different, foit une femence de crime.

Ils difent que de tous les fens, le toucher eft le plus dangereux, parce qu'il eft le plus feducteur; qu'il ne feduit fi puiffamment, que parce qu'il agit plus univerfellement fur le corps, parce qu'il eft le fens univerfel, le fens des fens, qui fe rencontre dans tous les autres, & qui affecte & remue tous les organes.

Aprés avoir averti les femmes de fe méfier des Accoucheurs, parce que ce font des hommes par qui une femme vertueufe doit craindre de fe laiffer voir & toucher, quoique gens fages, d'une probité connue, & au deffus du foupçon, & de la medifance : ils entreprennent de jetter de la crainte dans l'efprit des Accoucheurs, en leur confeillant de fe méfier d'eux-mêmes, fondez fur un paffage rapporté par un des Peres de l'Eglife, qui avertit les hommes de craindre les femmes jufques dans leur propre mere.

Suivant les maximes de ces Auteurs, il faudroit
que non seulement les Accoucheurs, mais encore
les Chirurgiens, renonçassent à leurs professions,
parce que ne pouvant panser les femmes sans les
voir, & sans les toucher, ils s'exposeroient à devenir criminels; mais comme ils ont outré la
matiere, & qu'ils ont poussé le scrupule jusqu'à
l'excès, laissons les dire, donnons du secours à
tous ceux qui en ont besoin, & qui nous en demandent, & soyons persuadez que les maximes
de la Religion ne sont point opposées à la profession des Accoucheurs, ni à celle des Chirurgiens.

Chap. V.   Je ne conviens point des deux propositions que
l'Auteur de l'indecence avance dans ce Chapitre,
& qui en font tout le sujet, dont la premiere est
que la profession d'Accoucheur est rarement necessaire, même inutile & dangereuse. La seconde,
que les Chirurgiens-Accoucheurs ne connoissent
point les maladies qui arrivent aux femmes grosses, ni celles qui surviennent aux Accouchées, &
par consequent qu'ils sont incapables de les en
traiter.

Il prétend qu'on ne doit appeller un Accoucheur
que dans les cas de necessité, qui sont quand une
mere ou un enfant sont en danger de perdre la
vie; & il dit que ces cas de necessité sont si rares,
qu'il n'en arrivera qu'un de mille Accouchemens.
Les femmes ne seroient pas si à plaindre qu'elles
le sont, si de mille Accouchemens il ne s'en trouvoit qu'un de mauvais; mais comme de mille il
s'en trouvera au moins huit cens qui auront besoin d'être secourus; ce cas de necessité ne sera
donc point si rare qu'il le publie. S'il avoit été
present à mille Accouchemens, il n'auroit pas
avancé une proposition aussi extraordinaire; &

il n'auroit pas entrepris de les vouloir confoler comme il fait, en leur difant qu'elles doivent fe confier à la Providence, que puifqu'elle a permis qu'elles foient en cet état de fouffrance, que la même Providence les en tirera. Sur ce principe on n'auroit pas plus befoin de Medecins que d'Accoucheurs; on n'auroit qu'à dire à un homme à l'extremité, qu'il ne faut pas qu'il s'impatiente, ni qu'il faffe des remedes, qu'il fera gueri par la même Providence qui l'a rendu malade.

Eft-il permis en confcience à cet Auteur, de fe déchaîner contre les Accoucheurs, d'entreprendre de les perdre de réputation, en les accufant d'être des ignorans; & de remplir fix pages dans fon Livre d'invectives, & de raifons, toutes plus fauffes les unes que les autres, pour leur ôter la confiance publique, & de leur fuppofer des crimes pour être en droit de faire leur procès; ne s'apperçoit-il pas qu'il manque de charité chretienne, lui qui veut perfuader qu'il n'a pris pour regle dans fon Livre, que les maximes du Chriftianifme, en s'efforçant de convaincre les Accoucheurs d'ignorance. Il devoit du moins en exempter Guillemeau Chirurgien du Roy; la Cuiffe, Boucher, Mauriceau qui en a fait un Livre eftimé de tout le monde, & qui fert d'inftruction à toutes les Sages-femmes, dont il vante tant le merite. C'eft accufer toutes les femmes qui ont de la confiance & du difcernement; & c'eft condamner le procedé de tant d'habiles Medecins, qui fur les maladies des femmes groffes & accouchées, fuivront le confeil des Accoucheurs, Et j'ai vû que Meffieurs Daquin, Fagon, & Moreau, l'un premier Medecin du Roy, l'autre de la Reine, & l'autre de Madame la Dauphine, n'ordonnoient rien dans les groffeffes de ces Princeffes que de concert avec l'Accoucheur;

d'où il faut conclure qu'il ne font pas des ignorans, comme l'Auteur de l'indecence veut nous
le perfuader : & qu'enfin la proffeffion d'Accoucheur eft toujours neceffaire.

Ch. VI. Il eft certain que la coutume de fe fervir d'Accoucheurs eft un ufage à conferver, & non pas
une entreprife à reprimer, quoique les protec-
teurs des Sages femmes déclament contre cette
coutume, en difant que rien n'a tant de pouvoir
fur l'efprit du monde, que la coutume qui en regle
les actions, & les maximes en fouveraine.

On leurs demande fi nous pouvons rien faire
de mieux, que de fuivre une coutume reçue dans
le pays où nous vivons ; fi c'eft à nous à reformer
ce que nous avons vû faire à nos peres ; & fi c'eft
à une jaune femme qui aura vû fa mere heureufement fecourue par un Accoucheur, à condamner
fon procedé ; peut-elle fe difpenfer de fuivre fon
exemple ? peut-elle s'imaginer que fa mere qui
ne lui aura donné d'ailleurs que des exemples de
fageffe & de vertu, peut avoir manqué aux de-
voirs de la bienféance & de la pudeur, en fe li-
vrant entre les mains d'un Chirurgien : c'eft donc
à nous à regler nos actions & notre conduite,
fuivant la coutume que nous trouvons établie, &
principalement lorfqu'elle eft auffi raifonnable
& auffi utile pour la patrie qu'eft celle-ci.

Il eft vrai que fi cette coutume étoit contre le
droit naturel, ce feroit moins un ufage à conferver qu'une action à reprimer ; mais avant que
d'entreprendre de la détruire, il faut faire voir
que ceux qui la fuivent font oppofez à la verité,
& dépourvûs de raifon. Les Reines, les Princeffes du Sang Royal, toutes les Dames de la premiere qualité font dans cet ufage ; les Magiftrats
confentent, & même obligent leurs femmes de

se servir de Chirurgiens dans leurs couches ; & cependant toutes ces personnes sont raisonnables : cette coutume se peut donc accorder avec la raison.

Quelle raison peut avoir l'Auteur de l'indecence, de vouloir que les Juges prononcent contre cette coutume ; personne ne les en requiert ; les femmes, qui sont les seules interessées, sont contentes ; les Chirurgiens ne les prient de rien ; les Sages-femmes ne se plaignent point ; il ne peut pas imputer aux Accoucheurs aucune malversation ; pourquoi donc vouloir qu'on fasse des reglemens, & que les Juges donnent des Arrêts quand il n'y a personne qui se plaigne ; il est le seul qui intervienne dans cette affaire, lui qui n'y a aucun interêt, parce qu'il n'est pas marié, quand il aura une femme, il la fera accoucher par telle Sage-femme qu'il jugera à propos. Il s'est donné la peine d'écrire un Livre qui a revolté toutes les femmes contre lui, pour avoir voulu s'ériger en Legislateur contre une coutume qui subsistera, & à laquelle on ne changera rien.

Il est facile de prouver que les femmes ne sont pas aussi capables de pratiquer les Accouchemens que les hommes, quoique l'Auteur de l'indecence entreprenne de le faire voir. Pour y parvenir, il dit tant de choses en faveur des femmes, & tant d'autres au desavantage des hommes, qu'il paroît se persuader à lui-même, qu'elles en sont encore plus capables ; mais il aura de la peine à faire passer cette opinion dans l'esprit du Public ; car tout ce qu'il dit est tellement exageré, qu'il n'y aura personne qui puisse s'en laisser convaincre. *Ch. VII.*

Il commence par demander d'où vient aux femmes cette prétendue incapacité, si ce seroit de la délicatesse de leurs corps, de leur peu de force,

ou de la foibleſſe de leur eſprit, ou de l'ignorance
de leur ſexe. On lui répond que ces raiſons peuvent y contribuer ; mais que quoiqu'il en ſoit, le
Public eſt perſuadé par les preuves qu'il en voit
tous les jours, qu'elles ne ſont pas ſi habiles que
les Chirurgiens ; ainſi l'Auteur doit s'adreſſer au
Public, pour le diſſuader de ce que l'experience
lui a perſuadé.

Dans tout le cours de ce Chapitre le merite des
femmes eſt exageré, & l'Auteur n'a rien oublié
de tout ce qui ſe peut dire à leur avantage. Il le
finit en diſant qu'il paroît donc prouvé qu'une
femme a plus d'eſprit, de force & de ſcience pour
pratiquer avec ſuccès les Accouchemens. Le mot
de *plus* qu'il employe eſt trop ſignificatif, il devoit ſe contenter de dire, les femmes ont *aſſez*
d'eſprit, de force & de ſcience pour pratiquer
avec ſuccès les Accouchemens. Encore faut-il entendre les ordinaires & les naturels, car pour les
difficiles & les laborieux, ils ſont au deſſus de
leur eſprit, de leur force, & de leur ſcience.

Ch. VIII   L'Auteur ſe fait ici à lui-même les objections
qu'il croit qu'on pourroit lui faire en faveur des
Accoucheurs ; il les réduit à ſept, quoiqu'on en
pourroit faire plus de cent. Il n'a choiſi que celles
qui lui devoient fournir les traits picquants qu'il
meditoit de lancer contre les Accoucheurs, pour
parvenir au but qu'il s'étoit propoſé, qui eſt de
relever le merite des Sages-femmes, & de détruire celui des Accoucheurs. Les voici,

1°. Il demande s'il n'eſt pas vrai-ſemblable
qu'un Accoucheur, déja exercé dans l'art d'Accoucher, mettra moins les femmes en danger, &
qu'il ſera plus habile qu'une Sage-femme.

2°. Mais d'où viennent donc tant de malheurs
entre les mains des Sages-femmes ; pourquoi tant

d'ignorance & d'imperitie, ne font-ce point de fuffifans motifs pour donner droit aux hommes d'entreprendre les Accouchemens, préferable-ment aux Sages-femmes.

3°. On ajoute qu'on eft fait aux Accoucheurs, & que le monde n'y trouve point à redire.

4°. Perfonne n'ignore combien de chofes on peut fe permettre pour la fanté, & les égards qu'on lui doit exemptent bien des inconveniens.

5°. On demande en quoi la pudeur a plus à fouffrir quand une femme eft accouchée par un homme, que quand une femme, une fille, une Religieufe fe livre à un Chirurgien pour fouffrir quelque operation à des parties fecrettes.

6°. Le progrès que l'art d'Accoucher a fait en-tre les mains des hommes, le fuccès qu'il a déja dans le Public, les Livres & les Traitez que les Accoucheurs ont mis au jour, que les femmes non lettrées n'étoient pas capables de faire, prouve la neceffité, & donne la préference aux Accou-cheurs.

7°. Les Accoucheurs effayeront fans doute d'in-tereffer les Chirurgiens dans leur caufe, préten-dant qu'elle a fes principes & fes lumieres qui éclairent, & qui inftruifent ceux qui s'y font rendus habiles.

Les réponfes qu'il fait à toutes ces objections, font fi foibles, qu'elles ne meritent pas être rap-portées ici ; & au lieu de nous perfuader en fa-veur des Sages-femmes, comme il le prétendoit, elles nous prouvent la neceffité qu'il y a d'avoir des Accoucheurs.

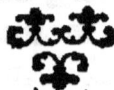

CHAPITRE V.

Lequel doit être preferé ou le Chirurgien, ou la Sage-femme.

DAns l'un des deux Chapitres precedens, on a rapporté les raisons de ceux qui prennent le parti des Sages-femmes ; & dans l'autre celles de ceux qui défendent les Chirurgiens · Accoucheurs ; il s'agit à present de décider, & de donner la préference à l'un ou à l'autre. Si on en fait les Juges ces deux Auteurs anonimes qui ont écrit en faveur des Sages-femmes, les Accoucheurs perdront leur procès ; si d'un autre côté on écoute les raisons des Chirurgiens, les Accoucheurs auront surement la préference ; c'est pourquoi ce n'est point à l'un ni à l'autre des parties à conclure, ne pouvant pas être Juge dans sa propre cause ; c'est aux femmes interessées à prononcer, c'est-à-dire, à celles qui sont dans l'usage de faire des enfans.

Les Princesses, & toutes les Dames de qualité, choisissent des Accoucheurs, les bonnes Bourgeoises suivent leurs exemples, & l'on entend dire aux femmes des artisans & du menu peuple, que si elles avoient le moyen de les payer, qu'elles les prefereroient aux Sages-femmes. Ce parti que presque toutes les femmes prennent aujourd'hui, fait voir qu'elles croyent leur vie plus en sureté entre les mains d'un Accoucheur, qu'entre celles d'une Sage-femme.

Quantité de meres ont voulu insinuer à leurs filles, étant mariées & grosses, de les imiter, & de se servir de Sages-femmes, leur representant qu'elles s'en sont bien trouvées ; que ce sont elles qui les ont reçues au monde, & que puisqu'elles

n'en

n'en font pas mortes, il ne leur en arrivera pas
pis qu'à elles-mêmes ; & qu'enfin si par malheur
leur accouchement étoit laborieux, on appelleroit
des Accoucheurs pour les fecourir. Ces raifons
à la verité pouvoient en perfuader quelques-unes;
mais beaucoup d'autres fe fervant des mêmes raifons, répondoient que pouvant fe trouver dans
leurs accouchemens des difficultez qui demanderoient le fecours du Chirurgien, elles aimoient
mieux l'avoir prefent pour y remedier, que de
s'expofer qu'on lui annonça que la Sage-femme
demandoit du fecours ; qu'alors la peur les faifif-
fant, elles fe croiroient en danger de mort ; qu'-
elles évitoient cet inconvenient, qu'elles avoient
l'efprit en repos, & qu'elles fe croyent en fureté
entre les mains d'un Accoucheur.

Par les fentimens où toutes les femmes fe trouvent aujourd'hui, il paroît que la Differtation
fur les Accouchemens, que ce bon Prêtre donna
au Public il y a plus de trente ans, n'a pas produit le fruit qu'il en efperoit. Il paroît encore
que le Livre de l'indecence qui contenoit de fortes raifons qui avoient échapé à l'Auteur anonime, n'a pas arrêté le progrès de cette mechante
coutume, de fe faire accoucher par des hommes.
En effet que pouvoit-il attendre d'un Livre plein
d'invectives contre les Chirurgiens de Paris,
eux qui ont élevé la Chirurgie au degré de perfection où elle eft, & dont les Livres qui fortent
de leurs mains, font traduits dans toutes les lan-
gues de l'Europe. S'il fe croyoit obligé en confcience, comme il le dit, d'écrire en faveur des
Sages-femmes, il le pouvoit, mais avec douceur
& charité, & ne pas croire que pour relever leur
merite, il fallut déclamer & fe déchaîner contre
les Chirurgiens, en les traitans d'ignorans, &
dire qu'à peine fçavent ils placer une incifion.

Tout bien confideré, nous conclurons ce Chapitre en difant que Paris eft le lieu où font les plus habiles Chirurgiens, non feulement de la France, mais encore de toute l'Europe ; qu'il eft auffi l'endroit où les Sages-femmes peuvent devenir capables d'exercer leur profeffion, par un Hôtel-Dieu où elles y font leur apprentiffage, & par l'Ecole de S. Cofme où elles font inftruites, & reçues Maîtreffes, avant que de pouvoir travailler pour le Public ; c'eft pourquoi nous laiffons la liberté aux femmes de choifir un Chirurgien ou une Sage-femme pour les accoucher.

CHAPITRE VI.

Toutes les meres devroient nourrir leurs enfans.

C'Eft beaucoup entreprendre que de vouloir perfuader aux meres qu'elles font obligées de nourrir leurs enfans. Tant d'autres ont écrit fur cette matiere, qui n'y ont rien gagné, que je ne croi pas y pouvoir reuffir. Elles en ont tellement perdu l'habitude, que les Medecins n'ont plus la peine de le défendre à celles qu'ils trouvoient trop délicates, & qui s'obftinoient à vouloir être nourrices ; mais comme ceci eft un Traité general des Accouchemens, & que la nourriture des enfans en eft une dépendance, je n'ai pas pû me difpenfer d'en parler. Faffe le Ciel que quelques-unes fe laiffant toucher des raifons que je vais rapporter, elles puiffent fervir d'exemples aux autres, & que toutes les femmes ne fe contentant pas d'être meres, elles veuillent encore être meres-nourrices.

Toutes les femmes font deftinées à être meres,

la Nature en les formant leur a donné tous les organes neceſſaires pour produire des enfans, elles doivent donc toutes en avoir, puiſque c'eſt une loy impoſée par l'Auteur de la Nature, dont elles ne peuvent pas s'écarter; pour en être perſuadé, il n'y a qu'à obſerver ce qui ſe paſſe chez toutes les femmes.

Auſſi-tôt qu'une femme eſt parvenue à l'âge de pouvoir être mere, la Nature forme en elle plus de ſang qu'il ne lui en faut pour ſa conſervation. Ce ſang ſuperflu eſt deſtiné pour la nourriture des enfans qu'elle doit avoir; c'eſt pourquoi il ſe porte tous les mois à la matrice, lieu deſtiné pour la production des enfans; quand il n'y en trouve point, il s'échape, & ſort dehors pendant quelques jours, c'eſt ce qu'on appelle les ordinaires; mais lorſqu'il y a un germe, ce ſang ſert à le developer & le nourrir pendant les neuf mois qu'il ſejourne dans la matrice; & l'enfant n'en eſt par plutôt ſorti, que ce ſang, ou le chyle qui forme ce même ſang, ſe porte aux mammelles, où étant fait lait, il eſt deſtiné pour nourrir l'enfant, juſqu'à ce qu'il puiſſe être nourri par des alimens plus ſolides; d'où il faut conclure qu'une mere qui met ſon enfant en nourrice, le prive de ce qui lui appartient de droit naturel, en lui refuſant ſon lait, qui n'eſt fait que pour lui.

Il eſt tellement vrai que ce lait appartient à l'enfant qui vient de naître, que ſi on le laiſſoit en liberté coucher auprés de ſa mere, par un inſtinct naturel il en chercheroit les mammelles, qu'il en teteroit le lait comme font tous les animaux, qui auſſi-tôt qu'ils ſont nez cherchent les tetons de leurs meres, & les ſuccent, ſans qu'il ſoit beſoin de leur preſenter.

Il eſt encore tellement vrai que ce lait n'eſt

fait que pour lui, c'eſt que ſi on faiſoit teter ce
premier lait par un autre enfant, il l'incommoderoit, & en ſeroit malade, pendant que l'enfant
nouveau né s'en accommode & s'en nourrit;
de ſorte que ce qui eſt bon à l'un, devient un
poiſon pour l'autre; & cela eſt ſi vrai, qu'on ne
trouve point de meres qui veuillent prêter ſon
enfant pour teter ce premier lait; & que celles
dont le ſein eſt engorgé, & dont l'enfant ſera
mort, ſont obligées de ſe faire teter par leurs
Gardes, ou par de petits chiens.

Il eſt encore vrai de dire que le lait de la mere
convient mieux à ſon enfant qu'aucun autre,
c'eſt qu'avec une moindre quantité du lait de ſa
mere, il s'élevera mieux qu'avec une plus grande
de celui d'une autre; de ſorte qu'avec un demi-
ſeptier du lait maternel par jour, l'enfant ſe por-
tera mieux qu'avec une pinte de celui d'une nourrice étrangere, quelque bonne qu'elle ſoit.

Ce qui prouve encore que le lait de la mere eſt
fait pour l'enfant, c'eſt que leur eſtomac s'en accommode, & s'en nourrit; on ne leur voit point
jetter le lait maternel, comme ils ſont ſouvent
celui d'une nourrice étrangere. Il y a tant de differentes qualitez dans les laits, & ſouvent ſi oppoſez les uns aux autres, que tous les eſtomacs
ne peuvent pas s'en accommoder. On voit des
enfans languir entre les mains de certaines nourrices, quoiqu'en apparence tres-bonnes, pendant
que d'autres ſe portent bien avec des nourrices
moins excellentes; cela dépend des bonnes ou
mauvaiſes qualitez du lait. Il en eſt comme des
plantes qui dans un terrain viennent à merveille,
& qui periſſent dans un autre. Mais ſans faire
courre le riſque à leurs enfans de trouver un bon
ou un mauvais lait, les meres ne devroient pas
leur refuſer ce qui leur conviendroit le mieux,

& qui leur appartient naturellement.

Si l'on fouille dans l'Antiquité la plus éloignée, on trouvera que toutes les meres nourrissoient leurs enfans. Eve a nourri les siens, les femmes des premiers habitans du monde ne se servoient point de nourrices. On crut en donner une à Moïse, mais c'étoit sa mere, qui aprés l'avoir exposé sur les eaux ne le perdoit point de vûe, & qui s'offrit de le nourrir à la Princesse qui le fit retirer du naufrage. Chez les Nations les plus barbares & les plus éloignées, les meres allaitoient leurs enfans; & chez les Chinois une femme étoit deshonorée qui refusoit de le faire, disant que celles-là tenoient plutôt du caractere d'une maîtresse ou d'une courtisanne, que celui d'une honnête femme.

Dans les Ecrits des Peres de l'Eglise il est souvent parlé de l'obligation aux meres de remplir ce devoir; on y donne des louanges à celles qui s'en acquittent, & on blâment celles qui prétendent s'en dispenser: il y en a qui les appellent des marâtres, des inhumaines, & des impies. Et on y ajoute qu'un enfant qui n'a point succé le lait de celle qui la mis au monde, ressemble aux enfans trouvez qui n'aiment & ne distinguent plus leurs meres, parce qu'ils ont pris des idées étrangeres dans un lait étranger. Et un Auteur moderne a traité ces meres d'adulteres, parce qu'elles font une espece d'infidelité; car si, selon lui, dans l'adultere ordinaire, la femme donne à ses enfans un autre que son mari pour pere, dans celui-ci elle donne aux enfans de son mari une autre qu'elle pour mere; ce sont donc dans l'un des enfans d'emprunt, & dans l'autre des meres empruntées

La sainte Vierge qui doit servir de modele à toutes les femmes chretiennes, a allaité le Sauveur du Monde, les Reines, les Princesses, & les Dames du premier rang, anciennement nourrissoient leurs enfans, elles s'y croyoient engagées par les loix divines & humaines. Ces mêmes loix n'ont point changé aujourd'hui. Elles devroient suivre de si bons exemples, & ne pas priver leurs enfans d'un lait que la Nature leur a destiné.

Ce n'est qu'après la naissance d'un enfant qu'une mere peut lui donner des marques de sa tendresse maternel ; car avant qu'il voye le jour qu'a-t-elle fait pour lui, elle s'est prêtée à son mari, & souvent par un autre motif que par celui de faire un enfant. Elle l'a porté pendant neuf mois dans ses entrailles, où elle la nourri de son sang par une disposition naturelle qu'elle étoit obligée de suivre, & qu'elle ne pouvoit pas changer ; elle n'a donc rien fait pour lui jusqu'au moment de sa naissance, & ce n'est qu'après qu'il est né qu'elle peut lui donner des preuves de cet amour maternel qu'il attend d'elle. Or que peut-elle faire de mieux que de lui continuer sa même nourriture, en lui donnant ce lait que la Nature envoye à ses mammelles, qui est destiné pour lui, & qui de droit naturel lui appartient.

Si elle lui refuse ce lait, & qu'elle le mette entre les mains d'une nourrice étrangere, l'enfant ne lui a aucune obligation, & elle le livre à une infinité de fâcheux inconveniens qui en peuvent arriver : est-on sure de trouver un lait qui ait de la convenance avec celui dont on le prive ; & il y a tant de differentes qualitez dans le lait, qu'il est rare d'en trouver dont l'estomac de l'enfant s'accommode aussi bien que de celui qui est fait du même sang dont il a été nourri dans le ventre de sa mere ; de là viennent tant de tranchées, de coliques, de chaleurs, de cris, de rougeurs, qui font maigrir l'enfant, & qui le jettent dans une langueur qui le fait perir, & dont la mere devient la meurtriere.

Si la tendreſſe maternelle, & ſi les inconveniens où une mere expoſe ſon enfant en lui donnant une nourrice, ne ſont pas aſſez puiſſans pour la perſuader de le nourrir elle-même, peut-être qu'en lui faiſant entre-voir les maladies & les infirmitez qui lui en peuvent arriver, cela pourra l'y déterminer ; c'eſt ce qui m'oblige à lui repreſenter une partie des malheurs qui lui peuvent ſurvenir quand elle refuſe ſon lait à ſon enfant.

Quand une femme prend la reſolution de ne point nourrir ſon enfant, elle entreprend de changer le cours des liqueurs ; elle s'oppoſe aux volontez du Createur, qui a impoſé la loy à la Nature, & elle condamne la Providence ; de là tant d'incommoditez fâcheuſes, tant de maladies, tant de rhumatiſmes, & tant d'abſcès, de ſchires & de cancers ; parce que le plus ſubtil du lait ayant pris ſon cours par ailleurs, le plus groſ-ſier ſe grumelle, & cauſe ces cruelles maladies ; & quand heureuſement pour la mere ces maux ne ſurviendroient pas, que de ſoins ne faut-il pas qu'elle ait pour les éviter ; il faut que continuel-lement attentive ſur elle-même, elle ſoit en garde contre une infinité d'accidens qui peuvent ſur-venir ; & enfin les incommoditez de nourrir un enfant ne ſont point comparables aux malheurs qu'elle ſe prépare, quand elle veut s'en diſpenſer.

On remarque que les meres qui nourriſſent leurs enfans, ne font pas des enfans ſi ſouvent que celles qui ne les nourriſſent pas. Les femmes ont ordinairement un enfant tous les ans, & les nourrices ſont deux ou trois ans ſans devenir groſſes, quoiqu'elles ne ſoient pas ſeparées de leurs maris. Ce ſeroit encore une raiſon qui de-

vroit induire lec meres d'être nourrices, parce
que l'on compte beaucoup plus de maladies qui
attaquent les femmes groſſes, qu'il n'y en a qui
menacent les nourrices : En un mot on voit ſouvent mourir des femmes groſſes ou accouchées,
mais rarement des nourrices.

Si une mere ſe veut faire aimer de ſon enfant,
il faut qu'elle le nourrice ; en ſuccant ſon lait, il
en prendra les mêmes inclinations ; deſorte que
la mere ſera ſure que ſon enfant n'en aura que de
bonnes quand il n'y aura qu'elle qui l'aura nourri ;
& la mere l'ayant allaité par tendreſſe maternelle,
l'enfant l'en aimera toute ſa vie par reconnoiſ-
ſance.

On demande à laquelle un enfant doit être plus
redevable ou à ſa mere, ou à ſa nourrice ; on ne
balance point ſur la déciſion. On prétend qu'il
doit davantage à ſa nourrice qu'à ſa mere, parce
qu'elle ne la nourri que pendant les neuf mois
de ſa groſſeſſe, & encore ne pouvoit-elle pas s'en
diſpenſer, & que ſa nourrice l'a élevé & alimenté
pendant des années entieres. L'action que fit ce
jeune Romain, prouve qu'il étoit dans ce ſentiment, car revenant de l'Armée, ſa mere & ſa
nourrice allerent au devant de lui : il embraſſa ſa
nourrice la premiere, & lui fit un plus gros preſent qu'à ſa mere.

Il ne faut pas s'étonner ſi la nourrice s'empare
de l'amitié de l'enfant preferablement à ſa mere ;
il n'y a qu'à examiner la difference dont elle agiſ-
ſent envers lui. La mere auſſi-tôt qu'il eſt né le
met en nourrice, & ne le voit que rarement. La
nourrice en a ſoin jour & nuit ; elle le nettoye,
le berce, le chante, & lui donne ſes neceſſitez ;
auſſi-tôt qu'il crie, elle lui découvre ſon ſein, &
lui mettant ſon mammelon dans la bouche, elle lui
donne de quoi contenter ſa faim ; dès qu'il com-

mence à avoir de la connoiſſance, il la diſtingue
des autres femmes, il rit & il gazouille avec
elle, il ne ſe trouve point mieux qu'entre les bras
de ſa nourrice qui le careſſe & qui le baiſe mille
fois dans un jour ; il entend ſa voix, & ne pouvant parler, il lui répond par ſes geſtes, & par
les ris. Enfin c'eſt un amour des plus tendres, que
la mere poſſederoit tout entier ſi elle avoit voulu
ſe donner la peine de le nourrir.

Si les meres étoient bien perſuadées de l'effet
que produit un lait étranger ſur un jeune enfant,
elles ne s'expoſeroient pas à tous les inconveniens
malheureux qui en peuvent arriver. Toutes celles
qui ſe louent pour nourrices, ſont ordinairement des payſannes ou femmes de baſſe condition, que le beſoin oblige de prendre ce parti.
On veut croire qu'il y a beaucoup de ces femmes-
là qui ſont vertueuſes, mais comme il s'en trouve dont les mœurs ne ſont pas bien reglez, &
qui ont plus de vices que de vertus, une mere en
mettant ſon enfant en nourrice, riſque de lui en
donner une de ces dernieres ; il ne faut pas qu'-
elle s'aſſure ſur les informations qu'elle en aura
fait faire, car tous les jours on y eſt trompé.

S'il eſt vrai, comme on n'en doute pas, & comme l'experience le fait voir, que l'enfant tete
avec le lait les bonnes & les mauvaiſes qualitez
de la nourrice ; & ſi par hazard une mere croyant
donner une bonne nourrice à ſon enfant, elle lui
en donne une vicieuſe, n'en eſt-elle pas reſpon-
ſable devant Dieu ? cet enfant qui auroit été honnête homme ſi ſa mere l'avoit allaité, devient
quelquefois un emporté, un ſcelerat, un débau-
ché, un vicieux, parce qu'il aura ſuccé avec le
lait de ſa nourrice, tous ſes vices & tous ſes défauts. Si la nourrice aime le vin, l'enfant ſera
un yvrogne ; ſi elle eſt bilieuſe & prête à ſe met-

tre en colere, il fera prompt & violent ; fi elle eft libertine & débauchée, il ne le fera pas moins. Et c'eft fur cet article qu'une mere doit faire attention, principalement quand c'eft une fille, afin qu'elle ne reffemble pas à fa nourrice.

On voit fouvent dans une famille de plufieurs enfans, qu'il y en a qui meurent jeunes, & d'autres qui vivent long-tems, que les uns font infirmes, qui menent une vie languiffante, pendant que d'autres fe portent fort bien. Il n'en faut pas chercher d'autre caufe que dans les differens laits dont ils ont été allaitez, fi la mere les avoit tous nourris, ils auroient tous une même fanté. Mais l'impreffion que fait un mauvais lait fur un enfant, ne fe contente pas d'attaquer le corps & la fanté, elle paffe encore jufqu'à l'efprit, & aux mœurs, d'où vient fouvent tant de defunion dans les familles entre freres & fœurs ; ce font les differens laits qui forment ces differens fentimens ; car s'ils n'avoient teté qu'un même lait, le même efprit & l'union regneroient dans la famille, comme je l'ai obfervé dans celle d'un Officier du Roy, dont la mere avoit fept enfans qu'elle avoit tous nourris de fon lait, ils jouiffoient, & jouiffent encore d'une fanté parfaite, & vivent dans une union fans pareille.

Je finis ce Chapitre en avertiffant les meres qu'il eft arrivé que des nourrices ont rapporté des enfans contrefaits & eftropiez, pour n'en avoir pas eu affez de foin, ou pour les avoir laiffé tomber ; que d'autres ont étouffé des enfans pour les avoir couchez avec elles, & que d'autres n'ont point fait de fcrupule de fubftituer leurs enfans propres à la place du nourriffon qu'on leur avoit donné ; d'où je conclus que pour éviter ce malheur, toutes les meres devroient nourrir leurs enfans.

CHAPITRE VII.

Qualitez d'une bonne Nourrice.

J'Ai prouvé par de bonnes raisons dans le Chapitre precedent, que toutes les meres étoient obligées de nourrir leurs enfans, mais cette regle n'est pas si generale qu'elle ne reçoive quelqu'exception. Il est de certains cas où elles ne le doivent, ou ne le peuvent pas faire : il en est de même que de l'abstinence de la viande & du jeûne que la Loy commande aux Chretiens de pratiquer, il survient quelquefois des indispositions qui les ont empêché, & comme c'est aux Directeurs & aux Medecins à prononcer sur ces dispenses, je n'entrerai point dans le détail des maladies qui empêchent un Chretien de jeûner, ni de celles qui dégagent une mere de l'obligation de nourrir son enfant ; je suppose donc qu'elle en a une cause legitime, & qu'il lui faut une nourrice, je vais dans ce Chapitre lui marquer les qualitez que doit avoir une bonne nourrice, afin que lui donnant telle que je la dépeint, elle donne à son enfant un bon lait, qui supplée au défaut du sien, que la Providence n'a pas permis qu'elle pût lui donner.

L'âge le plus convenable d'une Nourrice, est depuis vingt-deux ans jusqu'à trente ; pour nourrir les Princes, on n'en vouloit point ni au dessous, ni au dessus de cet âge, parce que c'est le tems où une femme est dans sa force & sa vigueur ; son lait doit être entre deux & trois mois, parce que plus jeune il peut n'être pas encore épuré, & la nourrice peut n'être pas encore nette des vuidanges de ses couches, & plus âgée elle pourroit ne pas nourrir l'enfant jusqu'au tems qu'il le faudroit sevrer.

Beaucoup de Dames font difficulté de choifir une Nourrice qui le feroit de fon premier enfant, parce qu'elles prétendent que n'en ayant point encore élevé, elles ignorent la maniere dont il les faut gouverner ; & de plus c'eft qu'on veut qu'elles ayent fait quelques nourritures ; ce qui prouve la bonté de leur lait. Et de deux Nourrices dont l'une aura nourri fon enfant, & l'autre l'enfant d'autrui, on doit preferer la derniere, parce qu'on eft fure que fon lait eft convenu à un enfant étranger, & qu'on ne peut pas répondre que le lait de celle qui n'a nourrit que fes enfans, foit propre à d'autres.

Les meilleurs nourrices font celles qui font d'un temperament fanguin, & qui ont les cheveux noirs, ou d'un châtain brun ; les mauvaifes font celles qui font d'un temperament bilieux ou melancolique, qui ont les cheveux blonds ou roux, & qui ont des taches de roufleurs répandues fur le vifage. Il faut qu'une bonne Nourrice foit d'une conftitution forte & robufte, pour refifter aux veilles & aux fatiques d'une nourriture, qu'elle foit plutôt graffe que maigre, qu'elle ait bon appetit, & qu'elle ne foit point délicate fur le boire & fur le manger ; qu'elle foit gaye & de bonne humeur, ayant toujours le mot pour rire ; qu'elle ne foit point fujette à aucune incommodité ; qu'elle n'ait ni menftrues, ni fleurs blanches ; qu'elle ne fente point mauvais ni de la bouche, ni des aifselles, ni des pieds ; qu'elle n'ait point de dents gâtées, & qu'elle les ait toutes ; qu'elle ait la peau blanche & nettes, fans galles ni gratelles ; enfin qu'elle ait tous les fignes d'une bonne fanté.

Il y a des Dames qui veulent que les Nourrices qu'elles choififfent ayent quelque traits de beauté, plutôt que de laideur ; qu'elles foient gratieu-

fes dans leur parler, n'en voulant point de tout
à fait groſſieres ; qu'elles ſoient bien-faites dans
leurs tailles, n'étant ni trop grandes, ni trop petites, ni boſſues, ni boiteuſes, & qu'elles n'ayent
pas même l'accent de leurs pays, parce qu'elles
pourroient le communiquer au nourriſſon lorſqu'il commenceroit à parler.

Il ne ſuffit pas qu'une femme ait toutes ces bonnes qualitez pour être parfaitement bonne nourrice, mais il faut encore que celles des mammelles & du lait y répondent, & qu'elles les accompagnent, parce qu'elles en ſont les principales.

Pour former une belle gorge, il faut que les
mammelles ſoient rondes, dures, fermes, attachées à la poitrine, mediocrement élevées, & non
pendantes ; mais ce ne ſont pas celles-là qui font
une bonne nourrice, il faut au contraire qu'elles
ne ſoient pas ſi fermes, ni ſi attachées à la poitrine, qu'elles s'avancent en dehors en forme de
poire, qu'elles n'ayent beſoin d'être ſoutenues,
& qu'elles ſoient raiſonnablement groſſes pour
contenir plus de lait. Un petit ſein & charnu ne
peut pas faire une bonne Nourrice, car il eſt impoſſible qu'une petite bouteille puiſſe contenir autant de liqueur qu'une groſſe, il faut que le mammellon ne ſoit point trop gros, parce qu'il em-
pliroit trop la bouche de l'enfant ; il faut qu'il ait
la figure & la groſſeur d'une noiſette, & qu'il
ſoit percé de pluſieurs petits trous pour laiſſer
échaper facilement le lait, afin que l'enfant n'ait
pas beaucoup de peine à le ſuccer.

Tous les laits ne ſont pas également bons, quand
il eſt ſereux, il s'échape trop facilement, & ne
nourrit pas aſſez l'enfant ; s'il eſt trop épais, il
a de la peine à ſortir, & il eſt difficile à digerer ;
s'il eſt acre, il donne des tranchées à l'enfant ; s'il

eft jaune, c'eft qu'il y a trop de bile ; s'il eft chaud, il donne des échauboulures à l'enfant, & ainfi des autres qualitez qu'il peut avoir. Il faut qu'il foit de bonne confiftance, blanc, doux, & un peu fucré ; & qu'en ayant fait tirer fur fa main, on ne le fente point trop échauffé, & qu'il ne s'y attache point trop, ni qu'il ne s'en écoule point avec trop de facilité ; & il faut auffi que l'enfant ayant commencé à teter, en le retirant du teron, on voye fortir le lait du mammellon par plufieurs rayons, comme feroit l'eau d'un arrofoir.

Aprés avoir trouvé dans une Nourrice toutes ces bonnes qualitez dont nous venons de parler, il en eft encore une qui eft la principale, c'eft qu'-elle foit de bonne vie & de bonnes mœurs ; car s'il eft vrai qu'elle puiffe communiquer fes vices à l'enfant, il faut tâcher d'en trouver une qui n'en ait aucun, & qui foit au contraire fage, prudente, fociable & joyeufe. Il ne faut point qu'elle foit ni emportée, ni querelleufe, & qu'-elle n'aime point trop ni le vin, ni les hommes ; & pour cet effet il faut s'en informer avant que de la retenir : & voici comme on en ufoit à l'é-gard des Nourrices pour les Enfans de France.

De toutes les Nourrices qui fe prefentoient deux mois ou fix femaines avant que la Reine dût accoucher, on en choififfoit les quatre meilleures, dont on retenoit les noms & les demeures : en-fuite le premier Medecin envoyoit une perfonne de confiance pour en faire les informations des vie & mœurs. Cette perfonne s'adreffoit au Curé, dont il prenoit un Certificat qu'elle étoit de la Religion Catholique, qu'elle fervoit bien Dieu, & qu'elle frequentoit les Sacremens. Il en prenoit un autre de fon Chirurgien ordinaire, qui affu-roit qu'il n'avoit point connu qu'il y eut aucunes maladies contagieufes, comme écrouelles, épilepfie dans toute fa famille. Il affembloit enfuite fes voifins, qui lui certifioient qu'elle étoit de bonne conduite, & qu'elle avoit toujours bien vêcu avec fon mari & fes voifins. Sur ces bons témoignages on les mettoit chez la Gouvernante des Nourrices, où elles avoient chacune une chambre, & nourriffoient chacune leur enfans en attendant que la Reine accoucha. Elle n'étoit pas plutôt accouchée que les Medecins alloient vifiter ces Nourrices, & ils choififfoient des quatre celle qui pour lors étoit la meilleure, & les trois autres reftoient chez la Gouvernante, pour n'en pas manquer, en cas qu'on fût dans la neceffité d'en changer.

Je trouve à propos d'agiter ici deux queftions, lefquelles on n'a point encore décidées pofitivement ; la premiere eft de fçavoir, s'il eft plus avantageux pour l'enfant, que la Nourrice ait fes ordinaires, ou qu'elle ne les ait point : la feconde, s'il eft plus à propos qu'une femme vive avec fon mari, ou qu'elle en foit feparée pendant qu'elle eft Nourrice.

C'eft le fentiment de toutes les Dames, que les femmes ne doivent point être reglées pendant qu'elles font nourrices, c'eft ce qui fait qu'elles les changent auffitôt qu'il leur paroît quelque chofe, prétendant que ce fang qui s'échape tous les mois, eft autant de nourriture dérobée à l'enfant. Ce fentiment eft vrai-femblable, mais il n'eft pas toujours vrai, puifqu'il faut faire une diftinction, fi dans le tems qu'une Nourrice à fes ordinaires, fon lait diminue, & qu'il foit jaune, acre & fereux, il faut la changer ; mais fi elle a autant de lait, & que la qualité en foit auffi bonne, il faut la continuer, parce que cet évacuation qui s'eft faite de ce fang, n'en marque que la plenitude, & non pas la mauvaife qualité ; il n'eſt pas ſurprenant qu'une payſanne ou la femme d'un artiſan, qui ſe trouve dans une bonne maiſon où elle eſt bien nourrie, ne faſſe plus de ſang que ſi elle étoit chez elle réduite à un tres-petit ordinaire ; de ſorte que ſe ſang qu'elle fait de plus, doit neceſſairement s'évacuer par les voyes ordinaires, quand d'ailleurs il en reſte ſuffiſamment pour nourrir l'enfant.

Chez toutes les Dames du premier rang, on a ſoin de ſeparer la Nourrice de ſon mari ; on lui donne une Gouvernante qui la garde à vûe, pour empêcher que le mari n'en approche, dans la crainte qu'elle ne devienne groſſe, & qu'elle ne donne du mauvais lait à l'enfant. Cette précaution eſt un bien ſi la Nourrice eſt d'un temperament tranquille, & indifferente aux careſſes des hommes ; mais c'eſt un mal ſi elle eſt d'une complexion amoureuſe, & ſenſible aux plaiſirs de l'amour ; car quand cette paſſion s'eſt emparée de ſon cœur, & qu'elle a de l'ardeur de revoir ſon mari, elle devient inquiette, de méchante humeur, elle dort peu, & elle n'a plus tant d'appetit, & par conſequent ſon lait diminue, & le peu qu'elle en a devient ſereux & échauffé, ce qui oblige de les changer. Et on a vû des Nourrices des Princes avoir tant de fureur de revoir leurs maris, qu'elles preferoient d'en ſortir aux égards qu'elles devoient avoir pour leurs fortunes. On demande s'il ne faudroit pas mieux laiſſer la liberté aux Nourrices de voir leurs maris, tant pour le repos des Nourrices, que pour le bien de l'enfant. On prétend que cela remettroit le calme dans les humeurs de la Nourrice, qu'elle en ſeroit plus tranquille, & qu'elle attendroit avec moins d'impatience le tems de ſevrer ſon nourriſſon ; & on dit auſſi que ſon lait en ſeroit meilleur, parce que les particules de la ſemence retenue pendant

le tems

le tems qu'elle ne voit point son mari, ne se mê-
leroient point avec son lait, étant évacuée d'ailleurs, ce qui ne rendroit point son lait acre &
échauffé, comme il arrive de tems en tems. On
cite mille exemples de meres qui ont nourri tous
leurs enfans, & dont les maris ne se separoient
point d'elles, & qui cependant ont fait de tres-
belles nourritures.

On étoit autrefois si rigide sur la separation
des maris, qu'on ne pardonnoit pas à une Nourrice qui auroit seulement parlé à son mari. En
voici un exemple, une des premieres Nourrices
du Dauphin, qui a été depuis Louis XIV. Roy
de France, étoit de Poissy ; la Cour étoit pour
lors au Château neuf de S. Germain. Louis XIII
ravi d'avoir un fils, l'alloit voir tous les jours,
& s'entretenoit avec la Nourrice, qui lui contoit
plusieurs avantures amoureuses, arrivées entre
les Dames de Poissy & les Mousquetaires qui y
étoient en quartier, ce qui fût cause que le Roy
en fit quelques reprimendes à leur Commandant,
en lui ordonnant de mieux veiller sur leur conduite. Le mari de la Nourrice impatient de voir
sa femme, rodoit autour du Château, la Nourrice qui l'apperçut descendit un moment pour lui
parler sur une des terrasses du Jardin ; le Mous-
quetaire qui étoit en sentinelle sur cette terrasse
l'apperçut, & ne laissa pas perdre cette occasion
de se vanger des discours qu'elle avoit tenue au
Roy sur leurs avantures, il l'a dénonça, & elle
fut changée.

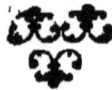

CHAPITRE VIII.

Du choix d'une Garde d'Accouchées.

LA fonction de Garde d'Accouchées n'est pas un métier où il faille faire apprentissage pour l'apprendre, c'est proprement une routine qui s'acquiert à force de garder des femmes en couches; de sorte que celles qui doivent être les plus habiles, sont celles qui en ont le plus gardé.

Cet emploi quoiqu'il ne paroisse pas beaucoup difficile, n'y ayant qu'à executer ce que l'Accoucheur ou la Sage-femme ordonnent, demande neanmoins un certain sçavoir-faire pour s'en bien acquitter. Une jeune personne ne doit point embrasser cette fonction, parce qu'elle ne pourroit s'attirer cette confiance necessaire; il faut qu'une femme soit dans la force de son âge, & qu'elle ait au moins trente ans pour pouvoir avoir acquis l'experience du monde; il ne faut pas qu'elle soit trop âgée, car elle ne pourroit résister aux fatigues qu'il faut essuyer dans cet emploi, ni veiller l'Accouchée dans les maladies qui lui peuvent survenir.

Il faut qu'une Garde ait un exterieur gratieux, qu'elle ait de l'esprit & de la politesse pour entretenir agreablement l'Accouchée dans le tems qu'elle se trouve seule avec elle, & pour faire les honneurs des visites que reçoit l'Accouchée, & dont la Garde est la maîtresse des ceremonies; il ne faut pas qu'elle soit babillarde, & rapporteuse de tout ce qui se passe dans le domestique, principalement de ce qui pourroit fâcher l'Accouchée; il faut qu'elle soit fidelle sur le recit qu'elle fait à l'Accoucheur ou au Medecin, de ce qui s'est passé depuis leur derniere visite, & qu'elle ſoit exacte à executer ce qu'ils auront ordonné ; car il y en a qui prevenues d'une bonne opinion d'elles-mêmes, ſe donnent la liberté de traiter les Accouchées à leur mode, ce qui eſt un grand défaut dans une Garde, quand elle ſe croit plus habile que les autres, parce que ſouvent les pauvres Accouchées en ſouffrent, & ſont les victimes de leur ignorance.

Il ne faut point encore qu'elle croye toutes les erreurs populaires qui ſe ſont répandues ſur les Accouchemens, elle ne doit point en entretenir l'Accouchée, de crainte que cela ne faſſe quelque impreſſion fâcheuſe ſur ſon eſprit. Elle doit être ſobr. ſur le boire & le manger, & ſur tout éviter de ſe prendre de vin, parce qu'étant trop endormie, elle manqueroit au ſervice qu'elle doit rendre à l'Accouchée aux heures reglées.

Il eſt du devoir de la Garde d'être chez la femme groſſe quelques jours avant qu'elle accouche, d'examiner s'il ne manque rien aux linges neceſſaires tant pour la mere que pour l'enfant, de tenir prêt tout ce qui convient à l'accouchement, & pendant que la femme eſt en travail, d'être à portée pour donner tout ce qu'on lui demande.

C'eſt la Garde qui doit nettoyer l'enfant auſſitôt qu'il eſt venu au monde, & l'emmaillotter de maniere qu'aucune des parties de ſon corps ne ſoient gênées ou incommodées ; c'eſt elle qui doit veiller la nuit juſqu'à ce qu'il ait été baptiſé, dans la crainte qu'il ne lui arrive quelque accident avant que d'avoir reçu ce Sacrement ; elle doit en avoir auſſi un tres grand ſoin juſqu'à ce qu'il ait été mis entre les mains de ſa Nourrice.

Il faut enſuite qu'elle donne tous ſes ſoins à l'Accouchée avec une exactitude continuelle, qu'elle n'employe dans les lavemens qu'elle lui don-

nera, ni dans les décoctions dont elle baffinera
les parties, aucuns remedes extraordinaires, parce
que les plus fimples font les meilleurs ; & que
s'il en falloit quelqu'un de particulier, elle ne
le feroit que de l'avis du Medecin & de l'Accoucheur ; il ne faut point qu'elle faffe la Char-
latane en voulant perfuader à l'Accouchée qu'elle
a des remedes pour raffermir le fein, pour effa-
cer les rides du ventre, & pour retrecir les parties
trop dilatées par l'accouchement, ce font tous
fecrets qui ne tendent qu'à tirer de l'argent, &
qui ne produifent aucun des effets qu'elles promettent, la Nature a donné à ces parties des refforts capables de les dilater pour laiffer fortir
l'enfant, & de les refferrer lorfqu'il eft forti.

Les principales fonctions de la Garde, font de
donner tous les jours à l'Accouchée un lavement
fait avec une décoction d'herbes émollientes,
quelque cuillerée d'huile d'amandes douces, &
un peu de miel, s'il convient d'en donner, de
baffiner deux fois le jour les parties avec une décoction d'orge & de cerfeuil, de changer de
chauffois autant de fois qu'il font falis, de ne
point trop ferrer fes bandages, pour vouloir la
rendre de belle taille, de lui donner fa nourriture
à heures reglées, de ne la point trop preffer de
manger, de ne la point laiffer parler beaucoup,
de ne point permettre qu'elle forte de fon lit
avant que les neuf jours foient paffez, de ne point
recevoir fes vifites que le plus tard qu'elle pourra,
& d'empêcher que les femmes qui ont de la poudre parfumée, ou qui fentent quelque odeur,
n'approchent de fon lit.

Avec une pareille conduite une couche ne peut
pas manquer d'être heureufe ; & lorfque l'Accouchée a rétablit fes forces, & qu'elle eft en
état de fortir, elle doit aller à l'Eglife pour en

remercier Dieu , & faire la ceremonie de s'y faire relever par un Prêtre : c'est l'usage que la Garde l'y accompagne, qu'elle y porte un cierge & un pain, sur lequel le Prêtre jette de l'Eau benîte, & y donne la benediction. Ensuite la Garde ayant reçu son salaire, elle prie Dieu que dans un an elle puisse lui rendre le même service.

Je finis en faisant observer que les Dames chétiennes les plus regulieres, ne doivent point approcher de leurs maris avant que d'avoir été rendre ce devoir à Dieu & à l'Eglise. Et comme la Loy ancienne ne permettoit point aux femmes accouchées d'aller au Temple qu'aprés les quarante jours expirez, qui étoit le terme marqué pour leur purification. Ce terme paroissoit trop long aux maris & aux femmes qui s'aimoient d'un amour mutuel ; & c'étoit à la verité mettre leur continence à une rude épreuve ; l'Eglise comme une bonne mere, n'oblige plus les femmes d'observer cette Loy, elle ne leur marque point le tems, & aujourd'hui elle les y reçoit lorsqu'elles s'y presentent.

Fin du sixième & dernier Livre.

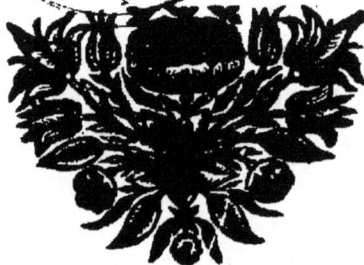

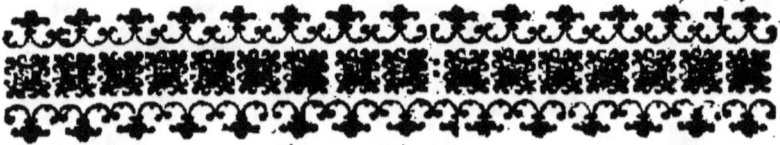

TABLE
ALPHABETIQUE DES MATIERES.

A

D

E

F

G

H

I

L

M

N

O

P

S

Fin de la Table des Matieres.

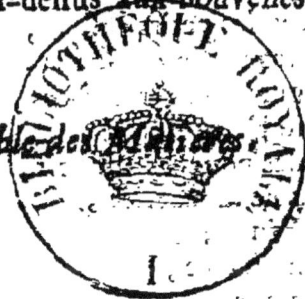